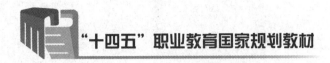

"十四五"职业教育国家规划教材

食品营养与健康

（第三版）

王尔茂 马丽萍 主 编

尹 逸 李 源 副主编

苏新国 主 审

科学出版社

北 京

内 容 简 介

本书旨在普及营养健康知识，培养学生健康素养和营养健康指导的职业能力，主要内容包括：中国居民营养健康概述、营养学基础、食物的营养与安全、居民膳食指导、公民健康素养、慢性病与传染病预防等。实训项目涵盖公共营养师和健康管理师主要职业功能中的基本工作内容，包括健康监测、食品营养评价、膳食调查和评价、膳食指导、营养与健康指导干预等。

本书可作为高等职业教育专科食品类、保健食品质量与管理、健康管理、餐饮类、公共服务类相关专业的专业课教材，亦可用作高等院校健康教育课程的教材，还可作为健康中国合理膳食行动、健康知识普及行动的科普读物。

图书在版编目（CIP）数据

食品营养与健康/王尔茂，马丽萍主编. —3 版. —北京：科学出版社，2020.7

"十四五"职业教育国家规划教材

ISBN 978-7-03-065636-0

Ⅰ. ①食… Ⅱ. ①王… ②马… Ⅲ. ①食品营养-关系-健康-高等职业教育-教材 Ⅳ. ①R151.4

中国版本图书馆 CIP 数据核字（2020）第 117745 号

责任编辑：沈力匀 / 责任校对：马英菊
责任印制：吕春珉 / 封面设计：耕者设计工作室

科学出版社 出版
北京东黄城根北街 16 号
邮政编码：100717
http://www.sciencep.com

天津市新科印刷有限公司 印刷
科学出版社发行　各地新华书店经销

*

2010 年 8 月第 一 版　　2024 年 1 月第二十三次印刷
2015 年 8 月第 二 版　　开本：787×1092　1/16
2020 年 7 月第 三 版　　印张：16 3/4
　　　　　　　　　　　　字数：400 000
定价：59.00 元
（如有印装质量问题，我社负责调换〈新科〉）
销售部电话 010-62136230　编辑部电话 010-62130750（VB04）

版权所有，侵权必究

第三版前言

为贯彻习近平总书记关于教育的重要论述，认真落实《关于推动现代职业教育高质量发展的意见》《国家职业教育改革实施方案》，积极实施"三教"改革，建设职业教育"金课"，全面提高人才培养质量，我们根据营养健康相关领域和营养指导员职业岗位的实际需求，对照健康中国建设的最新政策及标准规范，对本书上一版教材中各教学项目的内容进行了更新，增加了部分实训项目，以满足各职业院校相关课程建设与改革的需要。

本书是以《"健康中国 2030"规划纲要》《国民营养计划（2017—2030 年）》为指引，以《中国居民膳食指南》《中国公民健康素养——基本知识与技能（2015 年版）》等国家营养健康政策文件、标准规范为基础，对接《公共营养师（2021 年版）》《健康管理师（试行）》国家职业标准基本工作要求编写而成。旨在积极推进健康中国合理膳食行动和健康知识普及行动，倡导文明健康生活方式，培养学生营养健康素养和基本技能、营养健康指导的职业能力，践行"吃动平衡、三减三健"等行动，普及营养健康知识，践行"吃动平衡、三减三健"行动，培养学生营养健康素养和基本技能、营养健康指导的职业能力，实现健康知识普及行动的目标，为提升国民营养健康素养水平而服务。

本书内容涵盖了《健康中国行动（2019—2030 年）》中 15 个重大行动，可分为基础知识、应用能力和技能实训三个串联式部分。基础知识部分包括中国居民营养健康概述、营养学基础、食物的营养与安全；应用能力部分包括居民膳食指导、公民健康素养、慢性病与传染病预防；技能实训部分设计了健康监测、食品营养评价、膳食调查和评价、膳食指导、健康基本技能、营养健康指导与干预等实训项目。

全书内容如按工作项目/任务也可分为食品营养、膳食指导、健康素养三大并联式部分。食品营养部分侧重营养知识教育，膳食指导部分侧重应用能力培养，健康素养部分则侧重健康生活方式养成。

各校可根据专业面向和学习者的实际需求，确定所学内容。新增的实训项目，可以满足不同层次、对象与地域学生的学习需求。

本书由王尔茂、马丽萍任主编，尹逸、李源任副主编，参编人员还有董丽梅、陈新俊、焦昌娅。教材编写得到了广东食品药品职业学院、广东生态工程职业学院、广东环境保护工程职业学院、广东茂名健康职业学院、汤臣倍健股份有限公司等单位的支持。

本书由广东农工商职业技术学院苏新国教授担任主审。

本书配套的线上学习资源为由马丽萍、王尔茂主持建设的广东省精品资源共享课程"食品营养与健康"，网址：https://mooc1-1.chaoxing.com/course/85910202.html。

在编写过程中，除书中所列主要参考文献外，还参考了国家卫生健康委员会、世界卫生组织（WHO）等政府和组织机构网站发布的许多电子文献资料，在此一并致谢。

由于编者水平有限，书中的错误和不足之处敬请读者批评指正。

第一版前言

为认真贯彻落实教育部《关于全面提高高等职业教育教学质量的若干意见》中提出"加大课程建设与改革的力度,增强学生的职业能力"的要求,适应中国职业教育课程改革的趋势,我们根据食品行业各技术领域和职业岗位(群)的任职要求,以"工学结合"为切入点,以真实生产任务或/和工作过程为导向,以相关职业资格标准基本工作要求为依据,重新构建了职业技术(技能)和职业素质基础知识培养两个课程系统。在不断总结近年来课程建设与改革经验的基础上,组织开发、编写了高等职业教育食品类专业教材系列,以满足各院校食品类专业建设和相关课程改革的需要,提高课程教学质量。

本书是食品营养与卫生学习领域系列课程教材之一,其参照《国家职业资格标准——公共营养师(试行)》基本工作要求,结合《中国公民健康素养——基本知识与技能(试行)》要点而编写的,旨在介绍食品营养与健康的基本知识与技能。能较好地把"公共营养师(三级、四级)"的主要工作内容与食品加工生产、销售、餐饮和服务等职业岗位要求有机结合,突出科学性和职业性;把膳食指导的相关知识和技能与公民健康素养教育紧密联系在一起,注重教材的实用性和科普性。

全书内容由基础知识、应用能力和技能实训三个部分组成。基础知识部分包括绪言、营养基础知识、食物的营养与安全;应用能力部分有中国居民膳食指南、膳食指导与食谱编制、人体健康基本素养;技能实训部分有膳食调查和评价、人体营养状况测定和评价、膳食指导和评估、食品营养评估、营养咨询和教育、社区营养管理和干预等方面的项目。各学校可根据教学实际需要,灵活选用教学内容及实训项目,部分章节亦可作为选修内容。

本书由广东食品药品职业学院王尔茂、苏新国担任主编,广东食品药品职业学院马丽萍、厦门海洋职业技术学院吴云辉担任副主编,参编人员还有:佛山职业技术学院郑琳、山西轻工职业技术学院李珍、广东环境保护工程职业学院余权、太原市江南餐饮集团有限公司赵守祥。

本书由太原市江南餐饮集团有限公司副总裁杨章平和深圳市百家味食品有限公司董事长唐周城、香格里拉饭店管理集团区域食品安全经理陆绮担任主审,经教育部高职高专食品类专业教学指导委员会组织审定。在编写过程中,得到中国轻工职业技能鉴定指导中心、广州市天河区科学技术局的悉心指导,以及科学出版社的大力支持,同时还得到广州市天河区科普项目"食品·健康(食品营养与安全)科普园建设"(穗天科〔2008〕7号)资助,谨此表示感谢。

本书是山西省高等职业教育教学研究与实践项目"食品类专业教材开发研究与实践"(晋教高〔2007〕19号)的成果之一。

由于编者水平有限,书中的错误和不足之处敬请读者批评指正。

目 录

第三版前言

第一版前言

项目 1　中国居民营养健康概述 ··· 1
　1.1　中国居民营养健康现状 ··· 1
　1.2　中国居民的营养健康素养 ·· 8
　1.3　中国营养与健康管理 ··· 10
　　实训　健康素养的自我测评 ··· 16

项目 2　营养学基础 ·· 17
　2.1　膳食营养素参考摄入量（DRIs） ·· 18
　2.2　能量 ·· 21
　2.3　蛋白质与氨基酸 ··· 24
　2.4　脂类 ·· 27
　2.5　碳水化合物 ··· 33
　2.6　常量元素与微量元素 ··· 35
　2.7　维生素 ··· 43
　2.8　水和其他膳食成分 ·· 51
　2.9　食物的消化吸收 ··· 53
　2.10　不同人群的生理特点与营养 ··· 57
　　实训　人群健康监测：人体测量方法 ····································· 61

项目 3　食物的营养与安全 ··· 66
　3.1　食物营养评价 ·· 66
　3.2　食品营养标签 ·· 70
　3.3　食品安全知识 ·· 75
　3.4　植物性食物的营养与安全 ··· 80
　3.5　动物性食物的营养与安全 ··· 86
　3.6　其他食品的营养与安全 ·· 91
　3.7　特殊食品 ·· 93
　　实训　食品营养标签的解读与制作 ·· 102

项目 4　居民膳食指导 ·· 106
　4.1　中国居民一般人群膳食指南 ·· 107
　4.2　中国居民平衡膳食模式及实践 ··· 118
　4.3　中国居民特定人群膳食指南 ·· 128
　4.4　营养配餐与食谱编制 ··· 153
　4.5　食物的合理烹调 ··· 162

实训 4.1　膳食调查与评价 164
　　实训 4.2　大学生一日食谱设计 169
项目 5　公民健康素养 172
　5.1　健康理念与健康教育 172
　5.2　健康生活方式 176
　5.3　科学健身 195
　5.4　心理健康 200
　5.5　妇幼、青少年和老年人健康 203
　　实训 5.1　普通人群健身运动方案制定 208
　　实训 5.2　心理健康测试与放松训练 212
　　实训 5.3　健康教育服务活动 213
项目 6　慢性病与传染病预防 215
　6.1　慢性病的预防 215
　6.2　传染病的预防 240
　6.3　职业病的预防 250
　　实训 6.1　成年人健康基本生理指标的测定 252
　　实训 6.2　超重与肥胖人群体重管理方案制定 254
　　实训 6.3　糖尿病患者膳食营养指导 256
主要参考文献 259

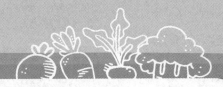

项目1　中国居民营养健康概述

1.1　中国居民营养健康现状
1.2　中国居民的营养健康素养
1.3　中国营养与健康管理
实训　健康素养的自我测评

知识目标

1．了解中国居民营养健康状况监测要求；
2．了解中国居民营养健康状况；
3．了解中国的营养健康政策。

推进健康中国建设

能力目标

1．确立科学营养健康观；
2．能不断提升自我的营养健康素养水平。

课外拓展

1．学习《"健康中国2030"规划纲要》；
2．学习《国民营养计划（2017—2030年）》；
3．查阅"中国居民慢性病与营养监测"的相关资料。

1.1　中国居民营养健康现状

《中华人民共和国基本医疗卫生与健康促进法》规定：国家建立疾病和健康危险因素监测、调查和风险评估制度，建立营养状况监测制度。国家组织居民健康状况调查和统计，开展体质监测。

1.1.1　中国居民营养与健康状况监测

国民营养与健康状况是反映一个国家或地区经济与社会发展、卫生保健水平和人口素质的重要指标，也是公共卫生及疾病预防工作不可缺少的信息基础。中国于1959年、1982年、1992年、2002年、2010—2013年和2015—2017年共开展了六次全国性的营养调查/监测，在反映我国城乡居民膳食营养摄入、膳食结构、营养状况的流行病学特点及变化规律方面发挥了重要作用。

2022年，在31个省（自治区、直辖市）又确定200个监测点，开展新一轮的覆盖全生命周期人群（0～5岁儿童、6～17岁儿童青少年、18岁及以上成人、孕妇、乳母）的营养与健康监测工作。

1. 监测目标

收集中国居民的膳食营养与健康相关信息，分析居民膳食营养与健康现况、存在的问题及其影响因素，为政府定期发布我国居民营养与健康状况提供相关数据。

为贯彻落实《健康中国行动（2019—2030 年）》、2015 年联合国可持续发展目标和《国民营养计划（2017—2030）》等策略，提供中国居民营养与健康相关信息，建立和完善新时期我国居民营养与健康监测体系。

2. 监测内容与方法

1）询问调查

询问调查包括家庭基本情况表、个人营养与健康表、身体活动表。家庭基本情况表包括家庭成员基本情况、年收入等，个人营养与健康表包括饮食行为、主要疾病患病状况、吸烟、饮酒、家族史等信息，身体活动表收集居民身体活动和静态行为等信息。

2）膳食调查

膳食调查方法包括家庭食用油和调味品称重、24h 膳食回顾调查、食物频率调查。

（1）家庭食用油和调味品称重。采用称重记录法调查家庭连续 3 d（2 个工作日和 1 个休息日）各种食用油、盐、味精等调味品的消费量。

（2）24h 膳食回顾调查。通过询问被调查人，了解和记录在连续 3 个 24 h 内在家（或幼儿园及食堂）、在外进食的所有食物，包括主食、副食、零食、水果、饮料等。

（3）食物频率调查。通过统一问卷收集不同年龄居民过去一段时间（一年、一个月或一周）的食物摄入情况、摄入频次和每次消费量。

3）医学体检

（1）0～17 岁儿童青少年。2 岁以下儿童身长、2～17 岁儿童青少年身高、0～17 岁儿童青少年体重、0～5 岁儿童头围、6～17 岁儿童青少年腰围、血压和心率。

（2）18 岁及以上成人、孕妇和乳母。18 岁及以上一般成人需测量身高、体重、腰围、颈围、握力和血压；孕妇测量身高、体重、血压和心率；乳母测量身高、体重、腰围、血压和心率。

4）实验室检测

（1）0～5 岁儿童。检测全血血红蛋白。

（2）6～17 岁儿童青少年。均检测全血血红蛋白，血清血脂四项（TC、TG、HDL-C、LDL-C）、空腹血糖、高敏 C-反应蛋白、铁蛋白、维生素 A、维生素 D、转铁蛋白受体等指标。

（3）18 岁及以上成人。均检测全血血红蛋白，血清血脂四项（TC、TG、HDL-C、LDL-C）、空腹血糖、血肌酐、血尿酸、高敏 C-反应蛋白、铁蛋白、白蛋白、转铁蛋白受体、维生素 D，糖化血红蛋白等。

（4）孕妇。均检测全血血红蛋白，血清血脂四项（TC、TG、HDL-C、LDL-C）、空腹血糖、血肌酐、血尿酸、高敏 C-反应蛋白、维生素 B_{12}、叶酸、铁蛋白、白蛋白、转铁蛋白受体、维生素 A、维生素 D、游离三碘甲状腺原氨酸、游离四碘甲状腺原氨酸、促甲状腺激素、抗甲状腺过氧化物酶抗体、抗甲状腺球蛋白抗体等指标。

（5）乳母。均检测全血血红蛋白，血脂四项（TC、TG、HDL-C、LDL-C）、空腹血糖、血肌酐、血尿酸、高敏 C-反应蛋白、维生素 B_{12}、叶酸、铁蛋白、白蛋白、转铁蛋白受体、维生素 A、维生素 D 等指标。

1.1.2 中国居民营养与健康状况

1. 中国居民膳食营养与食物摄入状况

1）中国居民食物组成有所变化

历次中国营养调查或检测数据显示（表 1-1），随着居民收入水平的提高、食品种类的丰富，居民膳食结构中植物性食物特别是谷类食物的消费量在下降，动物性食物特别是畜肉类食品的消费量在不断提高。

表 1-1 中国居民各类食物摄入量及变化　　　　单位：g/标准人日

	谷类	薯类	蔬菜	水果	畜禽鱼蛋	奶	食用油
1982 年	498.0	163.0	298.0	28.0	64.3	9.0	18.0
1992 年	439.9	86.6	310.3	49.2	98.4	14.9	29.5
2002 年	365.3	49.1	276.2	45.0	127.2	26.5	41.6
2010—2012 年	337.3	35.8	269.4	40.7	135.2	24.7	42.1
2015—2017 年	305.8	41.9	—		132.7	25.9	—

（1）谷薯类食物消费量逐年减少。《中国居民营养与慢性病状况报告（2020）》显示，中国居民平均每标准人日摄入谷类 305.8g，薯类 41.9g，在谷类食物中，大米 168.5g/d、面粉 121g/d，约占 93%；其他谷类为 16.3g/d，杂豆类为 4.0g/d，摄入量较低。较 1982 年的谷类食物摄入量下降了近 200g/d，薯类下降约 121g/d。谷类食物提供的能量占膳食总能量的比例从 1982 年的 71.2%，下降到 2015～2017 年的 51.5%

（2）蔬菜水果、全谷物、奶类、大豆和坚果摄入不足。《中国居民营养与慢性病状况报告（2020）》显示，中国居民平均每标准人日新鲜蔬菜、水果、其他谷类（全谷物）、奶类、大豆及坚果类的平均摄入量为 265.9g、38.1g、16.3g、25.9g、10.3g 和 3.6g，均低于中国居民膳食指南的建议摄入量。

2000～2018 年的调查数据显示，中国成年居民蔬菜消费以浅色蔬菜为主，且深色蔬菜和浅色蔬菜摄入量分别从 85.2g/d、237.2g/d 下降到 55.9g/d 和 193.2g/d。

2018 年中国成年居民水果摄入量接近 50g/d，虽与 1992 年的 49.2g/d 的水平相当，但不同年龄组成年居民水果每日消费量不足 100g 的人群比例均在 80% 以上。

调查数据显示，中国成年居民大豆及制品摄入量从 2000 年的 14.5g/d 下降到 2018 年的 12.8g/d，消费量达到膳食指南推荐量的人群比例均低于 30%。全谷类和杂豆消费量基本呈上升趋势，2018 年成人全谷物和杂豆摄入量近 30g/d，但仅有 16.9%～21.6% 的成年居民其他谷物和杂豆的日均摄入量达到 50g 以上。

2017 年中国成年居民日均奶类及制品消费量 27.9g，不及膳食指南推荐摄入量的 1/10，农村居民摄入量更低。

（3）畜禽类、水产品摄入量逐渐增加。《中国居民营养与慢性病状况报告（2020）》

显示，居民平均每标准人日畜、禽、鱼、蛋类食物的摄入总量为132.7g，其中鱼虾类为24.3g，畜肉72.0g（猪肉约64.3g），禽肉13.0g、蛋类23.4g。畜肉占动物性食物总量的比例达54%，其中猪肉摄入比例占畜肉类的85.7%；禽类所占比例最少，为10%。从2000~2018年，中国成人居民畜、禽、鱼、蛋类食物的摄入量保持相对稳定水平。

（4）油、食盐、糖的摄入量。2015年监测数据显示，中国家庭每标准人日烹调油和盐摄入量分别为43.2g和9.3g，居民烹调油摄入量<30g/d的人群比例为42.9%，烹调用盐摄入量<5g/d的人群比例为23.3%，城市居民的达标率均高于农村居民。

中国城市居民糖摄入水平及其风险评估报告显示，3岁及以上城市居民每标准人日糖平均摄入量为9.1g，各年龄组糖平均摄入量女性均高于男性，且随年龄增长总体呈下降趋势。添加糖摄入量<25g/d的比例均在70%以上，<50g/d的比例均在90%以上。

2）中国居民膳食营养素摄入状况

（1）能量及宏量营养素摄入量。2015~2017年中国居民营养与健康状况监测数据显示：中国居民平均每标准人日能量摄入量为8 391kJ（2 007.4kcal），城市为8 117kJ（1 940.0kcal）、农村为8 595kJ（2 054.3kcal），农村高于城市。三大营养素摄入量为蛋白质60.4g、脂肪79.1g，均是城市高于农村；碳水化合物266.7g，农村高于城市。

中国城乡居民的能量需要得到满足，三大宏量营养素摄入基本充足。与2002年、2012年居民能量及宏量营养素摄入量数据比较，居民的能量、蛋白质、碳水化合物摄入量呈下降趋势；脂肪摄入量趋于平稳，其中城市居民有下降趋势，农村居民呈上升趋势。

（2）主要维生素及矿物质摄入量。2015~2017年中国居民平均每标准人日摄入视黄醇当量432.9μg、维生素E 37.4mg、硫胺素0.8mg、核黄素0.7mg、烟酸14.4mg、叶酸7.1μg、维生素C 80.3mg；其中视黄醇当量、叶酸、维生素C为城市高于农村，维生素E为农村高于城市。与2012年数据比较，视黄醇当量、维生素E摄入量有所下降，城乡差距略缩小；全国居民合计膳食维生素B_1摄入不足的比例下降5.7%，城市膳食维生素B_2摄入不足的比例下降3.1%，农村膳食维生素A摄入不足的比例下降3.7%。

2015~2017年中国居民每标准人日摄入钙356.3mg、铁21.0mg、锌10.3mg、钾1 547.2mg、硒41.6μg、镁264.9mg、钠6 046.0mg；其中钙、钾、硒摄入为城市高于农村，钠摄入量为农村高于城市。有97.2%的居民存在膳食钙摄入不足风险，44.5%的膳食锌摄入量达到或超过荐摄入量（RNI）标准，70.8%的人群膳食铁摄入量达到或超过RNI。与2012年数据比较，中国居民钙摄入量略有下降；城市居民下降11.6mg，农村居民则增高6.7mg。铁、锌摄入量比2002年略有下降，与2012年持平。钠摄入量略低于2002年，比2012年略上升。对比不同年份调查，居民钙、锌和铁膳食摄入不足的风险相近。

2015~2017年中国居民膳食纤维摄入量为10.4g，城市和农村分别为10.8g、10.1g。与2012年的摄入量10.8g相比，全国、城市、农村均有所下降，城乡差距变小。

中国居民平均钠摄入过高值得关注，缺铁性贫血仍然是我国公共卫生关注的重点，居民维生素A和钙缺乏有待改善，居民摄入奶类、大豆及制品等富含钙的食物处于很低水平，而且城乡差异不容忽视。

3）中国居民膳食结构

（1）膳食能量的食物来源。中国大多数人群膳食结构仍保持植物性为主，谷类食物仍是能量的主要食物来源，占比为 51.5%，薯类和杂豆为 2.4%，动物性食物为 17.2%，烹调油为 18.4%，糖及糖果为 0.5%，酒精为 0.6%，其他为 7.5%。与 2015 年发布的结果比较，居民能量来源于动物性食物的比例增加 2.2 个百分点，农村居民能量来源于烹调油的比例增加 2.4 个百分点。

（2）蛋白质的食物来源。中国居民平均每标准人日蛋白质来源于粮谷类、动物性食物和大豆的比例分别是 46.9%、35.2%、5.9%，其他约 12.0%。与 2015 年发布的结果比较，蛋白质来源于动物性食物的比例增加了 4.5 个百分点。

（3）脂肪的食物来源。中国居民平均每标准人日脂肪来源于植物性食物和动物性食物的比例分别为 61.4%、38.6%。其中脂肪来源于植物油、动物油脂和畜禽肉类的比例分别为 47.7%、5.7% 和 24.3%。与 2015 年发布的结果比较，脂肪来源于动物性食物的比例增加了 4.5 个百分点。

（4）能量的三大营养素来源。中国居民平均每标准人日能量来源于碳水化合物、脂肪和蛋白质的比例分别为 53.4%、34.6% 和 12.0%，其中城市居民分别为 50.6%、36.4% 和 13.0%，农村居民分别为 55.3%、33.2% 和 11.5%。

2. 中国居民体格状况与营养不良

1）体格状况

（1）身高。《中国居民营养与慢性病状况报告（2020）》显示，中国 18 岁及以上男女平均身高分别为 167.8cm、156.3cm。18～44 岁男性和女性的平均身高分别为 169.7cm 和 158.0cm，比 2002 年分别增加 2.2cm 和 1.6cm，居民膳食质量和人群体质明显提高。

近 30 年来，中国儿童青少年生长发育水平持续改善，6～17 岁男孩和女孩各年龄组身高均有增加，平均每 10 年身高增加 3cm。农村儿童身高增长幅度为男生 4cm、女生 3cm，大于城市儿童男生 3cm、女生 2cm 的身高增长幅度。

中国城乡 6 岁及以下儿童各月龄组的身高均有增长，农村增长幅度高于城市。

（2）体重。《中国居民营养与慢性病状况报告（2020 年）》显示，中国 18 岁及以上居民男性和女性的平均体重分别为 69.6kg、59.0kg，与 2015 年发布的平均体重结果相比男性增加 3.4kg，女性增加 1.7kg。城乡 6～17 岁儿童青少年各年龄组体重都有所增加，男女童各年龄组平均分别增加 1.4kg 和 0.6kg。

2）营养不足

《中国居民营养与慢性病状况报告（2020 年）》显示，中国 18 岁及以上居民低体重营养不良率为 4.2%，较 2015 年发布的结果下降 1.8 个百分点。6～17 岁儿童青少年生长迟缓率为 1.7%，较 2015 年发布的结果下降 1.5 个百分点；6～17 岁儿童青少年消瘦率为 8.7%，相比无明显变化。

《中国儿童发展纲要（2011—2020 年）》统计监测报告显示，2020 年中国婴儿死亡率为 5.4‰，5 岁以下儿童死亡率为 7.5‰，分别比 2010 年下降 7.7 个和 8.9 个千分点。中国儿童低出生体重发生率为 3.25%，实现"低于 4%"的目标。5 岁以下儿童贫血患病率、生长迟缓率和低体重率分别为 4.51%、0.99% 和 1.19%，分别比 2010 年下降 0.87 个、0.13

个和 0.36 个百分点，均实现预期目标。

3）贫血及微量营养素缺乏

《中国居民营养与慢性病状况报告（2020年）》显示，中国 18 岁及以上居民贫血率为 8.7%，12～17 岁儿童青少年贫血率为 6.6%，6～11 岁儿童贫血率为 4.4%，均较 2015 年发布的结果有所下降；6 月龄～6 岁儿童贫血率为 21.2%。孕妇贫血率为 13.6%，与 2015 年发布的结果相比均有显著下降。乳母贫血率为 17.2%，相比增加 6.7 个百分点。

营养不良

中国 18 岁及以上居民血清维生素 A 缺乏率为 0.5%，边缘缺乏率为 4.1%；6～17 岁儿童青少年维生素 A 缺乏率为 1.0%，边缘缺乏率为 14.7%；孕妇维生素 A 缺乏率为 0.9%，边缘缺乏率为 8.7%。18 岁及以上居民低血清铁蛋白率为 13.3%，6～17 岁儿童青少年低血清铁蛋白率为 11.2%，孕妇低血清铁蛋白率为 54.4%。

4）超重肥胖

中国 18 岁及以上居民男性和女性的超重率和肥胖率分别为 34.3% 和 16.4%，成年居民超重或肥胖已经达到 50.7%。2000—2018 年，成人肥胖率上升速度大于超重率的增长，农村人群超重和肥胖率的增幅高于城市人群。

6～17 岁儿童青少年超重率、肥胖率分别达到 11.1% 和 7.9%，均较 2015 年发布的结果上升 0.3～0.4 个百分点。6 岁以下儿童超重率、肥胖率分别达到 6.8% 和 3.6%。

3. 中国居民重要慢性病监测状况

慢性病是严重威胁我国居民健康的一类疾病，心脑血管疾病、癌症、慢性呼吸系统疾病、糖尿病等慢性病导致的负担占总疾病负担的 70% 以上。

1）中国居民重点慢性病患病情况

《中国居民营养与慢性病状况报告（2020 年）》显示，中国慢性病患病/发病仍呈上升趋势，高血压、糖尿病、高胆固醇血症、慢性阻塞性肺疾病患病率和癌症发病率与 2015 年相比有所上升。

国际癌症研究机构（IARC）数据显示，2020 年中国癌症新发病例 457 万，前十种癌症的依次是肺癌、结直肠癌、胃癌、乳腺癌、肝癌、食管癌、甲状腺癌、胰腺癌、前列腺癌、宫颈癌，占新发癌症数的 78%。男性新发癌症病例数 248 万，占总数的 54%，以肺癌、胃癌、结直肠癌、肝癌发病数最多；女性新发癌症病例数 209 万，占总数的 46%，以乳腺癌、肺癌、结直肠癌发病人数最多。中国的癌症 5 年相对生存率在近十年已经从 30.9% 上升到 40.5%，提高了将近 10 个百分点，但与发达国家相比还是有不少差距。

《中国心血管健康与疾病报告 2021》显示，中国心血管病患病率处于持续上升阶段。推算心血管病现患人数 3.3 亿，其中高血压 2.45 亿。2018 年中国成年居民高血压患者的患病知晓率、治疗率和控制率分别为 41.0%、34.9% 和 11.0%。

研究显示，我国成人糖尿病患病率从 2013 年的 10.9% 增加到 2018 年的 12.4%，但 2018 年糖尿病知晓率仅为 36.7%，治疗率为 32.9%，治疗控制率为 50.1%，总体水平较低。糖尿病前期患病率也在增高，2018 年达到 38.1%，提示人群存在潜在风险。

2018 年 "中国成人肺部健康研究" 调查显示，中国 20 岁及以上成人慢阻肺患病率为 8.6%，40 岁以上人群患病率高达 13.7%，估算全国患者近 1 亿。

2）中国居民重点慢性病死亡情况

随着生活质量和保健水平不断提高，2021年中国人均期望寿命已达到78.2岁，人均预期寿命比1949年的35岁翻了1倍多。

《中国居民营养与慢性病状况报告（2020年）》显示，2019年中国居民慢性病死亡率为685.0/10万，占总死亡人数的88.5%，男性高于女性，农村高于城市，其中心脑血管病、癌症、慢性呼吸系统疾病死亡比例为80.7%。中国居民慢性病前10位死因分别是心脑血管疾病、癌症、慢性呼吸系统疾病、内分泌营养代谢疾病、消化系统疾病、神经系统疾病、泌尿生殖系统疾病、精神障碍、肌肉骨骼和结缔组织疾病、血液造血免疫疾病。男性消化系统疾病位次高于女性，而女性的内分泌营养代谢疾病位次高于男性。

2019年中国居民心脑血管疾病死亡率为364.6/10万，每年约死亡509.3万人。其中脑卒中约死亡240.0万人，缺血性心脏病约死亡205.7万人。

2020年中国癌症死亡人数300万，死亡人数前十的依次是肺癌、肝癌、胃癌、食管癌、结直肠癌、胰腺癌、乳腺癌、神经系统癌症、白血病、宫颈癌，占癌症死亡总数的83%。男性以肺癌、肝癌、胃癌、食管癌死亡数最多，女性以肺癌、结直肠癌、胃癌、乳腺癌死亡数最多。

2019年，中国居民慢性呼吸系统疾病约死亡95.3万人，糖尿病约死亡26.7万人。

2021年，中国居民因心脑血管疾病、癌症、慢性呼吸系统疾病和糖尿病这四类重大慢性病过早死亡率为15.3%。与2015年18.5%相比下降超过了3个百分点。

4. 中国居民慢性病危险因素情况

慢性病危险因素主要包括吸烟、饮酒、不健康饮食、身体活动不足、睡眠障碍等个人行为和生活方式方面的危险因素。

《中国吸烟危害健康报告2020》显示，中国现有吸烟人数超过3亿，15岁以上人群吸烟率为26.6%，其中男性吸烟率高达50.5%。非吸烟者中暴露于二手烟的比例为68.1%。2017年，中国吸烟导致的死亡人数为260万。

我国居民饮酒率与酒精摄入量仍较高。2015—2017年中国居民营养与健康监测结果显示，成年男性居民的饮酒率为64.5%，女性为23.1%。饮酒者日均酒精摄入量男性为30.0g，女性为12.3g。其中，男性和女性饮酒者中过量饮酒的比例分别为56.8%和27.8%。

全国范围的调查结果显示，中国3岁及以上城市居民糖每天平均摄入量为9.1g。但含糖饮料消费人群比例及其消费量均呈快速上升趋势。高糖摄入已成为儿童肥胖、糖尿病高发的主要危险因素。

《2020年全民健身活动状况调查公报》显示，2020年7岁及以上居民中每周参加1次及以上体育锻炼人数比例为67.5%，与2014年相比增长18.5个百分点。经常参加体育锻炼人数比例为37.2%，其中城镇为40.1%，乡村为32.7%，增加3.3个百分点。

中国居民身体活动不足率成人为22.3%，6~17岁儿童青少年为86.0%。平均每天业余静态行为时间成人为3.2h，6~17岁儿童青少年为2.1h。在能量摄入不变情况下，身体活动量降低是造成人群超重肥胖率持续增高的主要危险因素。

1.2 中国居民的营养健康素养

1.2.1 中国居民健康素养水平的评价

1. 健康素养的概念

健康素养是指个人获取和理解基本健康信息和服务,并运用这些信息和服务做出正确决策,以维护和促进自身健康的能力。健康素养是健康的重要决定因素,是经济社会发展的综合反映,受政治、经济、文化、教育、卫生发展水平等多种因素的影响。提升公众健康素养是应对慢性非传染性疾病、新发再发传染性疾病的主要策略,是提高公众健康水平的根本途径。

提升中国居民健康素养,提高广大人民群众发现和解决自身健康问题的能力,是提升人民群众健康水平的重要策略和措施,也是推进健康中国建设的重要内容。居民健康素养水平已纳入多项国家级规划,成为《"健康中国2030"规划纲要》的主要指标之一。

提高居民健康素养是一项综合性社会工程,需要社会各界共同参与。

2. 中国居民健康素养水平的监测评价指标体系

1)中国居民健康素养水平监测评价指标体系的划分

(1)健康素养水平的概念。健康素养水平是指具备基本健康素养的人在总人群中所占的比例。判定具备基本健康素养水平的标准是,问卷得分达到总分80%及以上,被判定具备基本健康素养。

(2)三个方面健康素养水平。依据《中国公民健康素养——基本知识与技能》,结合健康教育知-信-行(KABP)理论,将健康素养水平划分为三个方面,即基本健康知识和理念素养、健康生活方式与行为素养、基本技能素养。

(3)六类健康问题素养水平。依据《中国公民健康素养——基本知识与技能》,结合主要公共卫生问题,将健康素养划分为六类健康问题素养,即科学健康观、传染病防治素养、慢性病防治素养、安全与急救素养、基本医疗素养和健康信息素养。

2)中国居民健康素养水平评价指标体系

中国居民健康素养水平评价指标划分为三个一级维度、六个二级维度和20个三级维度。

(1)基本健康知识和理念素养。①基本健康知识:传染病相关知识、慢性病相关知识、保健与康复、安全与急救、政策法规、环境与职业。②基本理念:对健康的理解、健康相关态度、生理卫生常识。

(2)健康生活方式与行为素养。①生活方式与习惯:营养与膳食、运动、成瘾行为、心理调节、个人卫生习惯。②卫生服务利用:利用基本公共卫生服务的能力、就医行为(寻医、遵医)。

(3)基本技能素养。①认知技能:获取信息能力、理解沟通能力。②操作技能:自我保健技能、应急技能。

3. 中国居民及重点人群健康素养监测统计调查制度

2022 年国家统计局发布《中国居民及重点人群健康素养监测统计调查制度》，开展全国居民、老年人、职业人群等重点人群健康素养监测工作，了解我国城乡居民及相关重点人群健康素养水平和变化趋势，分析我国城乡居民及相关重点人群健康素养影响因素，确定优先工作领域，评价卫生健康政策、健康教育工作效果，为制定卫生健康相关政策提供科学依据。

（1）全国居民健康素养监测调查。调查对象为非集体居住的 15~69 岁城乡常住居民。主要调查内容包括调查对象基本人口学信息、健康素养状况、自报健康状况等。其中健康素养可划分为三个方面健康素养，以及为六类健康问题素养。《调查问卷》（卫健统 115 表）调查采用入户问卷调查的方式，问卷由调查对象自填完成，如调查对象不能独立完成填写，则采用面对面询问方式调查。

（2）中国老年人健康素养调查。调查对象为非集体居住的 60 岁及以上城乡常住居民。主要调查内容包括调查对象基本人口学信息、老年健康素养状况、健康信息获取渠道、个人健康行为方式和健康状况等。其中健康素养可划分为三个方面，即老年健康的基本理念、基本知识和基本技能；着重考察与老年健康密切相关的六类健康问题，即科学老龄观、内在能力和老年综合征、健康生活方式、信息获取及自我保健、卫生服务利用及慢病管理、安全与急救。《调查问卷》（卫健统 116 表）调查采用计算机辅助面访系统，由经过培训的调查人员进行一对一询问调查。

（3）全国重点人群职业健康素养监测调查。调查对象为第二产业 18 个行业领域内从事生产制造的生产工人及相关人员，含劳务派遣人员等。调查内容包括调查对象基本人口学信息、职业健康素养状况和自报健康状况等。其中职业健康素养可划分为三个方面，即健康知识和理念、健康工作方式和基本技能。《调查个人问卷》（卫健统 117 表）调查采用网络问卷调查方式。

4. 中国居民健康素养的监测情况

2008 年，卫生部开展了首次中国居民健康素养调查，全面测评了中国居民所应具备的基本健康知识和技能等健康素养内容，发布首个《中国居民健康素养调查报告》。

从 2012 年起，每年开展覆盖全国的健康素养监测，通过连续监测获得中国城乡居民健康素养水平数据及动态变化趋势。

1.2.2　中国居民健康素养监测的主要结果

1. 中国居民健康素养水平

中国居民健康素养水平从 2012 年的 8.8% 已经上升到 2021 年的 25.4%，总体呈现稳步提升态势。提前实现了《健康中国行动（2019—2030 年）》提出的 2022 年 22% 的目标，并为实现 2030 年 30% 的目标奠定良好的基础。

2021 年，中国城市居民健康素养水平为 30.70%，农村居民为 22.02%，较 2020 年分别增长 2.62 和 2.00 个百分点。东、中、西部地区居民健康素养水平分别为 30.40%、23.83% 和 19.42%，较 2020 年分别增长 1.34、2.82 和 2.70 个百分点。

2. 三个方面健康素养水平

城乡居民基本知识和理念素养水平为 37.66%，健康生活方式与行为素养水平为 28.05%，基本技能素养水平为 24.28%，较 2020 年分别提升 0.51、1.61、1.16 个百分点。

3. 中国居民六类健康问题素养水平

6 类健康问题素养水平由高到低依次为：安全与急救素养 56.41%、科学健康观素养 50.01%、健康信息素养 35.93%、传染病防治素养 27.60%、慢性病防治素养 26.67% 和基本医疗素养 26.05%。其中基本医疗素养、安全与急救素养和传染病防治素养均较 2020 年分别提升 2.61、1.18、0.83 个百分点，而科学健康观素养、健康信息素养和慢性病防治素养与 2020 年基本持平。

1.3 中国营养与健康管理

1.3.1 营养改善工作管理办法

营养改善工作，是指为改善居民营养状况而开展的预防和控制营养缺乏、营养过剩和营养相关疾病等工作。

为促进营养改善工作，提高居民营养质量与健康水平，中国于 2010 年颁布实施了《营养改善工作管理办法》（卫疾控发〔2010〕73 号）（以下简称《办法》），标志着中国营养政策法规工作迈出了一大步，为促进营养工作顺利开展，继续推进营养立法奠定了坚实基础。《办法》共七章三十六条，包括总则、营养监测、营养教育、营养指导、营养干预、奖励、附则。

1. 营养改善工作的核心与实施

营养改善工作应当以平衡膳食、合理营养、适量运动为中心，贯彻科学宣传、专业指导、个人自愿、社会参与的原则。把营养改善工作纳入公共卫生范围，采取综合措施，普及营养知识，倡导营养理念，改善营养状况。

中华人民共和国国家卫生健康委员会（简称国家卫健委）根据公共卫生问题、人群营养状况和经济社会发展水平，制订中国营养改善工作计划、营养标准和指南，并定期发布中国居民营养状况报告。县级以上人民政府卫生行政部门应根据中国营养改善工作计划，结合本行政区域的实际情况，制定相关营养改善工作方案并组织实施。

中国疾病预防控制中心营养与食品安全所负责中国营养改善工作的技术指导。地方各级疾病预防控制机构应当设立负责营养工作的科室，合理配置营养专业技术人员，负责本行政区域营养改善工作的技术指导。医院应当加强临床营养工作，有条件的应当建立临床营养科室。

2. 营养改善工作的主要内容

1）营养监测

国家建立营养监测制度，对居民膳食状况、营养改善效果及营养相关疾病进行监测。县级以上疾病预防控制机构应当按照国家营养监测计划和省级营养监测方案，开展营养监测工作，收集、分析和报告营养监测信息，开展相关的流行病学调查、现场采样、实验室检测和评价。

对发现的人群营养问题，应当及时向当地人民政府卫生行政部门报告。组织医学、食品、营养等方面的专家对存在的人群营养问题进行分析、评价、研究，根据具体情况向公众提出相应的意见和建议。

2）营养教育

营养教育是通过改变人们的饮食行为而达到改善营养状况目的的一种有计划活动。通过组织开展多种形式的营养宣传教育，推广《中国居民膳食指南》等科学实用、通俗易懂的营养与健康知识，帮助居民形成符合营养要求的饮食习惯及健康的生活方式，提高改善膳食营养的能力。

开展营养教育工作的主体单位有疾病预防控制机构、医疗机构、大专院校、科研院所、营养学会等。在鼓励新闻、出版、文化、广播、电影、电视等媒体开展营养宣传教育的同时，还应把宣教工作重点放在学校、企业、事业单位和机关。在医疗机构、妇幼保健机构、妇产医院、儿童医院等单位，有针对性地解答患者的问题，开展对孕产妇、儿童患者的营养知识宣传教育。餐饮服务单位、集体供餐单位应当结合经营业务，对从事餐饮工作的人员加强岗位营养业务培训，并定期进行检查、考核。

营养宣传教育应当科学、准确，并接受营养专业部门的指导。严禁用虚假和不实的营养信息误导和欺骗公众。

3）营养指导

营养指导工作应面向公众，以预防营养相关疾病为目标，重点是营养缺乏与营养过剩的人群。营养缺乏亦称营养不足，是指机体从食物中获得的能量、营养素不能满足身体需要，从而影响生长、发育或生理功能的现象。营养过剩亦称营养过度，是指机体从食物中获得的能量、营养素超过了身体需要，导致超重、肥胖等现象。

营养过剩与缺乏可以通过膳食调查、体格测量及相关的生理、生化指标的检测来发现。根据营养监测发现的主要营养问题，报同级卫生行政部门同意后，方可实施营养指导工作。营养指导工作的具体内容包括：有关营养知识的咨询，营养状况的评价，膳食搭配和摄入量的建议，强化食品和营养素补充剂选择的建议，食物营养标签的使用，社会及媒体的营养与健康课堂，其他营养指导服务。

疾病预防控制机构可以开展营养改善示范单位试点工作，可以是综合营养改善，也可以是单项营养改善。要求有总体规划安排、具体目标要求、相应的措施和经费保证。

4）营养干预

营养干预可对微量营养素缺乏、营养不良及急性感染（如腹泻、疟疾、艾滋病毒/艾滋病和结核）产生积极影响。干预的主要措施如行为干预（重点是纠正个人行为规范和习惯）、食品中营养素添加、营养补充剂。在某一特定地区开展的营养干预被归类为"境况健康行动"。其他与健康相关的干预措施（如驱虫）也会对营养产生影响。

营养干预应当从实际出发，结合经费、当地资源、食品供应等条件，因地制宜，循序渐进。根据营养监测发现的问题，制订营养干预计划，报同级人民政府批准后实施。

中国政府提出，要对重点区域、重点人群实施营养干预，重视解决微量营养素缺乏、部分人群油脂摄入过多等问题。营养干预要纳入地震、水灾、旱灾等自然灾害和突发公共卫生事件的应急预案。

疾病预防控制机构应当加强对中小学校学生食堂和学生营养配餐单位的指导、营养促进工作，如合理搭配膳食，引导学生养成正确的饮食习惯，改善中小学生生长发育和营养状况等。鼓励社会力量资助贫困地区中小学校改善学生营养状况。

医疗机构应当加强临床营养工作，改善患者饮食和营养，发挥营养干预对促进患者辅助治疗和康复的作用。

知识链接　　　　　　　　　　　　　**临　床　营　养**

临床营养又称治疗营养，是指为治疗或缓解疾病，增强治疗的临床效果，而根据营养学原理采取的膳食营养措施。所采用的膳食称治疗膳食，按其功用分为治疗膳和实验膳。治疗膳食是指针对特定病种和不同病情而编制的各种食谱，其基本形式有三种：①一般治疗膳。分普通饭、软饭、半流质膳、流质膳。②鼻饲与管饲膳。③要素膳。

1.3.2 《"健康中国2030"规划纲要》

健康是促进人的全面发展的必然要求，是经济社会发展的基础条件。实现国民健康长寿，是国家富强、民族振兴的重要标志，也是全国各族人民的共同愿望。为推进健康中国建设，提高人民健康水平，2016年，中共中央、国务院印发了《"健康中国2030"规划纲要》（简称《纲要》），作为推进健康中国建设的宏伟蓝图和行动纲领。

《"健康中国2030"规划纲要》

1. 总体战略

1）指导思想

《纲要》的指导思想为，以提高人民健康水平为核心，以体制机制改革创新为动力，以普及健康生活、优化健康服务、完善健康保障、建设健康环境、发展健康产业为重点，把健康融入所有政策，加快转变健康领域发展方式，全方位、全周期维护和保障人民健康，大幅提高健康水平，显著改善健康公平，为实现"两个一百年"奋斗目标和中华民族伟大复兴的中国梦提供坚实健康基础。

2）遵循原则

《纲要》遵循的原则为健康优先、改革创新、科学发展、公平公正。

3）战略主题

"共建共享、全民健康"，是建设健康中国的战略主题。共建共享是建设健康中国的基本路径，全民健康是建设健康中国的根本目的。

核心是以人民健康为中心，坚持以基层为重点，以改革创新为动力，预防为主，中西医并重，把健康融入所有政策，人民共建共享的卫生与健康工作方针，针对生活行为方式、生产生活环境以及医疗卫生服务等健康影响因素，坚持政府主导与调动社会、个人的积极性相结合，推动人人参与、人人尽力、人人享有，落实预防为主，推行健康生活方式，减少疾病发生，强化早诊断、早治疗、早康复，实现全民健康。

4）战略目标

到2030年，促进全民健康的制度体系更加完善，健康领域发展更加协调，健康生活方式得到普及，健康服务质量和健康保障水平不断提高，健康产业繁荣发展，基本实现健康公平，主要健康指标进入高收入国家行列。

到 2050 年，建成与社会主义现代化国家相适应的健康国家。

到 2030 年具体实现以下目标：人民健康水平持续提升；主要健康危险因素得到有效控制；健康服务能力大幅提升；健康产业规模显著扩大；促进健康的制度体系更加完善。

2．战略任务

《纲要》坚持以人民健康为中心，站在大健康、大卫生的高度，紧紧围绕健康影响因素，以人的健康为中心，按照从内部到外部、从主体到环境的顺序，依次针对个人生活与行为方式、医疗卫生服务与保障、生产与生活环境等健康影响因素，提出五个方面的战略任务：

（1）普及健康生活。从健康促进的源头入手，强调个人健康责任，通过加强健康教育，提高全民健康素养，广泛开展全民健身运动，塑造自主自律的健康行为，引导群众形成合理膳食、适量运动、戒烟限酒、心理平衡的健康生活方式。

（2）优化健康服务。以妇女、儿童、老年人、贫困人口、残疾人等人群为重点，从疾病的预防和治疗两个层面采取措施，强化覆盖全民的公共卫生服务，加大慢性病和重大传染病防控力度，实施健康扶贫工程，创新医疗卫生服务供给模式，发挥中医治未病的独特优势，为群众提供更优质的健康服务。

（3）完善健康保障。通过健全全民医疗保障体系，深化公立医院、药品、医疗器械流通体制改革，降低虚高价格，切实减轻群众看病负担，改善就医感受。加强各类医保制度整合衔接，改进医保管理服务体系，实现保障能力长期可持续。

（4）建设健康环境。针对影响健康的环境问题，开展大气、水、土壤等污染防治，加强食品药品安全监管，强化安全生产和职业病防治，促进道路交通安全，深入开展爱国卫生运动，建设健康城市和健康村镇，提高突发事件应急能力，最大限度地减少外界因素对健康的影响。

（5）发展健康产业。区分基本和非基本，优化多元办医格局，推动非公立医疗机构向高水平、规模化方向发展。加强供给侧结构性改革，支持发展健康医疗旅游等健康服务新业态，积极发展健身休闲运动产业，提升医药产业发展水平，不断满足群众日益增长的多层次多样化健康需求。

1.3.3 《国民营养计划（2017—2030 年）》

营养是人类维持生命、生长发育和健康的重要物质基础，国民营养事关国民素质提高和经济社会发展。近年来，中国人民生活水平不断提高，营养供给能力显著增强，国民营养健康状况明显改善。但仍面临居民营养不足与过剩并存、营养相关疾病多发、营养健康生活方式尚未普及等问题，成为影响国民健康的重要因素。为贯彻落实《"健康中国 2030"规划纲要》，提高国民营养健康水平，国务院办公厅印发了《国民营养计划（2017—2030 年）》。

《国民营养计划（2017—2030）》

1．总体要求

（1）指导思想。坚持以人民健康为中心，以普及营养健康知识、优化营养健康服务、完善营养健康制度、建设营养健康环境、发展营养健康产业为重点，立足现状，着眼长远，关注国民生命全周期、健康全过程的营养健康，将营养融入所有健康政策，不断满足人民群众营养健康需求，提高全民健康水平，为建设健康中国奠定坚实基础。

（2）基本原则。坚持政府引导；坚持科学发展；坚持创新融合；坚持共建共享。

（3）主要目标。到2030年，营养法规标准体系更加健全，营养工作体系更加完善，食物营养健康产业持续健康发展，传统食养服务更加丰富，"互联网＋营养健康"的智能化应用普遍推广，居民营养健康素养进一步提高，营养健康状况显著改善。实现以下目标：

进一步降低重点人群贫血率。5岁以下儿童贫血率和孕妇贫血率控制在10%以下。

5岁以下儿童生长迟缓率下降至5%以下；0～6个月婴儿纯母乳喂养率在2020年的基础上提高10%。

进一步缩小城乡学生身高差别；学生肥胖率上升趋势得到有效控制。

进一步提高住院病人营养筛查率和营养不良住院病人的营养治疗比例。

居民营养健康知识知晓率在2020年的基础上继续提高10%。

全国人均每日食盐摄入量降低20%，居民超重、肥胖的增长速度明显放缓。

2. 完善实施策略

（1）完善营养法规政策标准体系。推动营养立法和政策研究，完善标准体系。

（2）加强营养能力建设。包括加强营养科研能力和加强营养人才培养。

（3）强化营养和食品安全监测与评估。定期开展人群营养状况监测，加强食物成分监测工作，开展综合评价与评估工作，强化碘营养监测与碘缺乏病防治。

（4）发展食物营养健康产业。加大力度推进营养型优质食用农产品生产，规范指导满足不同需求的食物营养健康产业发展，开展健康烹调模式与营养均衡配餐的示范推广，强化营养主食、双蛋白工程等重大项目实施力度，加快食品加工营养化转型。

（5）大力发展传统食养服务。加强传统食养指导，开展传统养生食材监测评价，推进传统食养产品的研发以及产业升级换代。

（6）加强营养健康基础数据共享利用。大力推动营养健康数据互通共享，全面深化数据分析和智能应用，大力开展信息惠民服务。

（7）普及营养健康知识。提升营养健康科普信息供给和传播能力，推动营养健康科普宣教活动常态化。

3. 开展重大行动

（1）生命早期1 000天营养健康行动。开展孕前和孕产期营养评价与膳食指导，实施妇幼人群营养干预计划，提高母乳喂养率，培养科学喂养行为，提高婴幼儿食品质量与安全水平，推动产业健康发展。

（2）学生营养改善行动。指导学生营养就餐，学生超重、肥胖干预，开展学生营养健康教育。

（3）老年人群营养改善行动。开展老年人群营养状况监测和评价，建立满足不同老年人群需求的营养改善措施，促进"健康老龄化"，建立老年人群营养健康管理与照护制度。

（4）临床营养行动。建立、完善临床营养工作制度，开展住院患者营养筛查、评价、诊断和治疗，推动营养相关慢性病的营养防治，推动特殊医学用途配方食品和治疗膳食的规范化应用。

（5）贫困地区营养干预行动。将营养干预纳入健康扶贫工作，因地制宜开展营养和膳食指导，实施贫困地区重点人群营养干预，加强贫困地区食源性疾病监测与防控，减少因食源性疾病导致的营养缺乏。

（6）吃动平衡行动。推广健康生活方式，提高运动人群营养支持能力和效果，推进体医融合发展。

4．加强组织实施

《国民营养计划（2017—2030年）》强调，要从强化组织领导、保障经费投入、广泛宣传动员、加强国际合作等方面保障工作实施和目标实现。地方各级政府要将国民营养计划实施情况纳入政府绩效考评，确保取得实效。

1.3.4 《健康中国行动（2019—2030年）》

2019年，国务院印发了《国务院关于实施健康中国行动的意见》《健康中国行动（2019—2030年）》，明确了健康中国行动的指导思想、基本原则和总体目标，围绕疾病预防和健康促进两大核心，从干预健康影响因素、维护全生命周期健康和防控重大疾病三方面提出实施15个重大专项行动，并对组织实施做出部署。

1．总体目标

到2022年，覆盖经济社会各相关领域的健康促进政策体系基本建立，全民健康素养水平稳步提高，健康生活方式加快推广，心脑血管疾病、癌症、慢性呼吸系统疾病、糖尿病等重大慢性病发病率上升趋势得到遏制，重点传染病、严重精神障碍、地方病、职业病得到有效防控，致残和死亡风险逐步降低，重点人群健康状况显著改善。

到2030年，全民健康素养水平大幅提升，健康生活方式基本普及，居民主要健康影响因素得到有效控制，因重大慢性病导致的过早死亡率明显降低，人均健康预期寿命得到较大提高，居民主要健康指标水平进入高收入国家行列，健康公平基本实现，实现《"健康中国2030"规划纲要》有关目标。

2．重大行动

（1）全方位干预健康影响因素。包括六项行动：健康知识普及行动、合理膳食行动、全民健身行动、控烟行动、心理健康促进行动、健康环境促进行动。

（2）维护全生命周期健康。四项行动为：妇幼健康促进行动、中小学健康促进行动、职业健康保护行动、老年健康促进行动。

（3）防控重大疾病。五项行动分别是：心脑血管疾病防治行动、癌症防治行动、慢性呼吸系统疾病防治行动、糖尿病防治行动、传染病及地方病防治行动。

3．保障实施

（1）加强组织领导。国家层面成立健康中国行动推进委员会，制定印发《健康中国行动（2019—2030年）》，细化上述15个专项行动的目标、指标、任务和职责分工，统筹指导各地区各相关部门加强协作，研究疾病的综合防治策略，做好监测考核。

（2）开展监测评估。监测评估工作由推进委员会统筹领导，各专项行动工作组负责具体组织实施。在推进委员会的领导下，各专项行动工作组围绕行动提出的目标指标和行动举措，健全指标体系，制定监测评估工作方案。以现有统计数据为基础，完善监测评估体系，依托互联网和大数据，发挥第三方组织作用，对主要倡导性指标和预期性指标、重点任务的实施进度和效果进行年度监测评估。

（3）建立绩效考核评价机制。建立督导制度，每年开展一次专项督导。针对主要指标和重要任务，制定考核评价办法，强化对约束性指标的年度考核。

（4）健全支撑体系。在推进委员会的领导下，从相关领域遴选专家，成立国家专家咨询委员会，各省（区、市）成立省级专家咨询委员会，为行动实施提供技术支撑，及时提出行动调整建议，并完善相关指南和技术规范。医疗保障制度要坚持保基本原则，合理确定基本医保待遇标准，使保障水平与经济社会发展水平相适应。

（5）加强宣传引导。设立健康中国行动专题网站，大力宣传实施行动、促进全民健康的重大意义、目标任务和重大举措。

实训　健康素养的自我测评

【实训目标】
（1）了解健康素养水平的监测评价指标体系。
（2）能正确分析评价自我的健康素养水平。

【实训准备】
（1）尽可能使用当年度的《全国居民健康素养监测调查问卷》（国家标准问卷）。
（2）准备答卷用的电脑/手机，或文具。

【实训步骤】
任务1　完成《全国居民健康素养监测调查问卷》全部题目

调查问卷主要内容包括：基本健康知识和理念、健康生活方式与行为、基本技能三个方面。每个年度的题目会有所不同，尽可能选择当年度《居民健康素养调查问卷》。

任务2　写出《自我健康素养报告》

对未能正确回答的题目进行分析，找到提升健康素养水平的方向。

思考题

1. 如何理解中国目前存在的居民营养健康问题？
2. 《国民营养计划（2017—2030年）》提出的15个专项行动有哪些具体内容？
3. 《健康中国行动（2019—2030年）》中个人和社会倡导性指标有哪些？

项目2　营养学基础

2.1　膳食营养素参考摄入量（DRIs）	2.7　维生素
2.2　能量	2.8　水和其他膳食成分
2.3　蛋白质与氨基酸	2.9　食物的消化吸收
2.4　脂类	2.10　不同人群的生理特点与营养
2.5　碳水化合物	实训　人群健康监测：人体测量方法
2.6　常量元素与微量元素	

知识目标

1. 理解营养学基本概念的内涵；
2. 理解能量、营养素及营养成分与人体健康的关系；
3. 了解中国居民膳食营养素参考摄入量（DRIs）；
4. 理解各营养素食物来源的知识；
5. 了解食物的消化与吸收过程；
6. 知晓不同人群的生理特点与营养。

营养素故事
（志愿军与夜盲症）

能力目标

1. 会通过 DRIs 表确定居民的能量需要量、营养素参考摄入量；
2. 能正确计算食物的能量；
3. 能够根据营养需求选择富含某类营养素的食物；
4. 能够进行标准化的体格测量，并进行体重判定。

课外拓展

1. 熟悉并查阅中国居民膳食营养素参考摄入量表；
2. 探究、讨论各种微量营养素与人体健康的关系；
3. 根据体格测量数据及饮食习惯，初步分析评价自我的营养状况。

　　食物是人类赖以生存的物质基础，是人类能量和营养素的来源，人们每天必须摄入一定数量的食物来维持自己的生命与健康，以保证身体正常生长、发育及从事各项活动。

　　食品是在市场上出售的经过加工制作的食物。根据《中华人民共和国食品安全法》的定义，食品是指各种供人食用或者饮用的成品和原料及按照传统既是食品又是药品的物品，但是不包括以治疗为目的的物品。食品的作用一是为人体提供必要的营养素，满足人体的营养需要，这是主要的作用；二是满足人们的不同嗜好和要求，如色、香、味、形态、质地等；三是对人体产生特殊的生理反应，如兴奋、镇静和过敏。

营养就是人从外界摄取食物，经过消化吸收和代谢，利用食物中身体需要的物质以维持生命活动的整个过程。食物营养是指食物中所含的能被人体摄取以维持生命活动的物质及其特性的总称。

营养素是指食物中具有特定生理作用，能维持机体生长、发育、活动、繁殖及正常代谢所需的物质，包括蛋白质、脂肪、碳水化合物、矿物质、维生素共五大类。食物中的营养成分则为食物中的营养素和除营养素以外的具有营养和(或)生理功能的其他食物成分。缺少这些物质，将导致机体发生相应的生化或生理学的不良变化。目前中国营养学会推荐的营养素或膳食成分达67个，这些营养素须通过食物摄入才能满足人体需要。

蛋白质、脂肪、碳水化合物是人体内含量及需要量相对较多的营养素，故称宏量营养素。它们都属于在体内代谢过程中能够产生能量的营养素，因此又称为产能营养素。

矿物质（包括常量元素和微量元素）、维生素（包括脂溶性维生素和水溶性维生素）等，因需要量小，故称微量营养素。水是人体必需的营养成分。膳食其他成分包括膳食纤维和植物化学物，也都有重要的生理功能或一定保健作用。

营养素的基本功能主要有三个方面：构成机体组织，促进生长与组织修复；调节生理功能；提供能量。作为能量来源的主要是蛋白质、脂肪、碳水化合物这三大类营养素；促进生长与组织修复的主要是蛋白质、矿物质和维生素；调节生理功能的主要是蛋白质、维生素和矿物质，其作用包括维持物质代谢的动态平衡和内环境的稳态。

正常人体需要的各种营养素都需从饮食中获得，一种食物不可能包含所有的营养素，人体需要从多种食物中才能获取足够和平衡的各种营养素，因此必须科学地安排每天的膳食以提供数量及质量适宜的营养素。

2.1 膳食营养素参考摄入量（DRIs）

2.1.1 膳食营养素参考摄入量的基本概念

膳食营养素参考摄入量（DRIs）是评价膳食营养素供给量能否满足人体需要、是否存在过量摄入风险及有利于预防某些慢性非传染性疾病的一组参考值。

WS/T 578《中国居民膳食营养素参考摄入量》中的DRIs包括平均需要量（EAR）、推荐摄入量（RNI）、适宜摄入量（AI）、可耐受最高摄入量（UL）以及建议摄入量（PI）、宏量营养素可接受范围（AMDR）等内容。

制定DRIs的目的是指导居民合理摄取食物，获得人体必需的营养，同时预防营养素摄入过量或不足引起对健康的危害。对于提出国家的食物与营养发展纲要，制定相关食物营养政策和标准，具有重要作用。DRIs可用于评价不同人群的营养调查结果，改善公众的膳食结构和实施营养干预，指导食品生产企业研发营养食品。

DRIs是应用于健康人的膳食营养标准，它不是一种应用于患有急性或慢性病的人的营养治疗标准，也不是为患有营养缺乏病的人设计的营养补充标准。

1. 平均需要量

EAR是指群体中各个体营养素需要量的平均值。该指标仅可以满足某一特定群体中

50%个体需要量的摄入水平,但不能满足群体中另外 50%个体对该营养素的需要。EAR 是制定 RNI 的基础。

2. 推荐摄入量

RNI 是可以满足某一特定性别、年龄及生理状况群体中绝大多数(97%~98%)个体需要的营养素摄入量。RNI 的主要用途是作为个体每天摄入该营养素的目标值,相当于传统使用的每天膳食中营养素供给量(RDA)。长期摄入 RNI 水平,可以满足身体对该营养素的需要,保持健康和维持组织中有适当的储备。但个体摄入量低于 RNI 时,并不一定表明该个体未达到适宜营养状态。

RNI 是根据某一特定人群中体重在正常范围内的个体需要量而设定的。对个别身高、体重超过此参考范围较多的个体,可能需要按每千克体重的需要量调整其 RNI。

群体的能量推荐摄入量直接等同于该群体的能量 EAR,而不是像蛋白质等其他营养素那样等于 EAR 加 2 倍标准差。所以能量的推荐摄入量不用 RNI 表示,而直接使用能量需要量(EER)来描述。

能量需要量(EER)是指能长期保持良好的健康状态、维持良好的体型、机体构成及理想活动水平的个体或群体,达到能量平衡时所需要的膳食能量摄入量。

EER 的制定需考虑性别、年龄、体重、身高和体力活动的不同。成年人 EER 的定义为:一定年龄、性别、体重、身高和身体活动水平的健康群体中,维持能量平衡所需要摄入的膳食能量。儿童 EER 的定义为:一定年龄、体重、身高、性别(3 岁以上儿童)的个体,维持能量平衡和正常生长发育所需要的膳食能量摄入量。孕妇的 EER 包括胎儿组织沉积所需要的能量;对于乳母,EER 还需要加上泌乳的能量需要量。

3. 适宜摄入量

AI 是营养素的一个安全摄入水平,是通过观察或实验获得的健康人群某种营养素的摄入量。在个体需要量的研究资料不足而不能求得 RNI 时,可设定 AI 来代替 RNI。AI 的主要用途是作为个体营养素摄入量的目标,同时用作限制过多摄入的标准。

AI 与 RNI 的相似之处是二者都用作个体营养素摄入量的目标,能够满足目标人群中几乎所有个体的需要。AI 和 RNI 的区别在于 AI 的准确性远远不如 RNI,有时可能明显地高于 RNI。如长期摄入超过 AI,则有可能产生毒副作用。

4. 可耐受最高摄入量

UL 是平均每天可以摄入营养素的最高限量。此量对一般人群中的几乎所有个体都不至于造成损害。UL 并不是一个建议的摄入水平,在制定个体和群体膳食时,应使营养素摄入量低于 UL。当摄入量超过 UL 而进一步增加时,损害健康的危险性随之增大。

目前有些营养素还没有足够的资料来制定 UL,所以对没有 UL 的营养素并不意味着过多摄入这些营养素没有潜在的危险。

5. 宏量营养素可接受范围

AMDR 是指脂肪、蛋白质和碳水化合物理想的摄入量范围,该范围可以提供这些必需营养素的需要,并且有利于降低慢性病的发生危险,常用占能量摄入量的百分比表示。

AMDR 一般是针对碳水化合物和脂肪而设定的摄入量范围,其下限(L-AMDR)为预防营养缺乏,其上限(U-AMDR)可能降低非传染性慢性病(NCD)的风险。

6. 建议摄入量

膳食营养素摄入量过高或过低导致的慢性病一般涉及肥胖、高血压、血脂异常、脑中风、心肌梗塞及某些癌症。预防非传染性慢性病的建议摄入量(PI-NCD)是以非传染性慢性病的一级预防为目标,提出的必需营养素的每天摄入量。当慢性非传染性疾病易感人群某些营养素的摄入量接近或达到 PI 时,可以降低他们发生 NCD 的风险。

7. 特定建议值

SPL 专用于营养素以外的其他食物成分,是指一个人每天膳食中这些食物成分的摄入量达到这个建议水平时,有利于维护人体健康。

2.1.2 DRIs 的应用

DRIs 的主要用途是供营养专业人员对不同人群或个体进行膳食评价和膳食计划,也可以应用于营养政策和标准的制定,以及营养食品研发等领域。

1. 在评价和计划膳食中的应用

在膳食评价工作中,用 DRIs 作为一个尺度,来衡量人们实际摄入营养素的量是否适宜;在膳食计划工作中,用 DRIs 作为适宜的营养状况目标,建议人们如何合理摄取食物来达到这个目标。

需要指出的是,将 DRIs 实际应用到饮食改善时,应当把计划当作是几年或更长时间实施的工作。而且不应该局限于以一种营养素或膳食成分的计划实现慢性病的预防,而要充分考虑与此慢性病相关联的其他危险因素,从综合角度制定预防措施。

2. 在其他领域的应用

1)在制定营养政策、标准和营养管理中的应用

《中国居民膳食营养素参考摄入量》是制定《中国食物与营养发展纲要》等规范性文件的营养学基本依据,《中国居民膳食指南和平衡膳食宝塔》就是 DRIs 在食物消费领域的体现。

许多食品标准涉及人体每天需要摄入的营养素,如《婴儿配方食品》《婴幼儿罐装辅助食品》《食品营养强化剂使用标准》《预包装食品营养标签通则》《特殊医学用途配方食品通则》等,都需要 DRIs 的基本标准数据。

2)在临床营养中的应用

DRIs 的适用对象主要是健康的个体及以健康人为主构成的人群。另外,也适用于那些患有轻度高血压、脂质异常、高血糖等疾病,但还能正常生活,没有必要实施特定的膳食限制或膳食治疗的病人。其中 AMDR、PI 和 SPL 对于某些疾病危险人群的膳食指导尤为重要。

3)在研发和评审营养食品中的应用

满足不同人群的营养素需要已经成为食品企业在研发、生产、销售过程中的重要目标,因此《中国居民膳食营养素参考摄入量》也成为食品企业的研发依据,以及国家有关部门对食品研发生产等活动进行审批的依据。

2.2 能量

膳食能量是指膳食中的蛋白质、脂肪和碳水化合物等营养素在人体代谢中产生的能量，能量是营养的基础，是食物的第一营养属性。人体需要能量来维持生命活动，机体的生长发育和一切活动都需要能量，适当的能量可以保持良好的健康状况。

太阳是所有食物能量最基本来源，植物通过吸收太阳能合成碳水化合物、脂类及利用氮合成蛋白质；动物则食用植物间接地利用其中的太阳能。宏量营养素碳水化合物、脂类和蛋白质，是食物中的三大产能营养素。

2.2.1 人体的能量需要

能量沉积量（ER）又称能量需要量（EER），是满足机体总能量消耗所需的能量，为能长期保持良好健康状态，维持良好体形、机体构成及理想活动水平的人或人群，达到能量平衡时所需要的膳食能量摄入量。

总能量消耗（TEE）即24h消耗的总能量，包括基础代谢、身体活动、食物热效应、生长发育、妊娠营养储备、孕妇泌乳等所消耗的能量。

人体能量代谢不仅受体力活动、营养条件、环境因素及生理状态、疾病等情况的影响，而且受中枢神经系统调节与控制。其中，体力活动是影响能量需要最重要的因素。

1. 基础能量消耗（BEE）

基础能量消耗是指基础代谢消耗的能量，即无任何身体活动和紧张的思维活动，全身肌肉放松时所需的能量消耗。此时能量消耗仅用于维持体温、心跳、呼吸、各器官组织和细胞功能等最基本的生命活动状态。占人体总能量消耗的60%～70%。

基础代谢的能量消耗取决于性别、体型与机体的结构，以及年龄的差别。男性基础代谢率（BMR）一般高于女性，但妇女在妊娠期时的BMR相应增加。体型影响体表面积，体表面积越大，机体向外界环境散热越大，基础代谢越高。对于群体而言，平均体重对基础代谢的影响要远大于身高。婴幼儿生长发育快，基础代谢率高，随年龄的增长基础代谢率逐渐下降。青壮年期基础代谢率较稳定，40岁以后有所降低。此外，内分泌、应激状态、季节、营养状态、体力活动强度、睡眠、情绪等因素都可能影响基础代谢。

> **知识链接　　　　　　　基础代谢的测定**
>
> 测定前空腹12～14h、睡醒静卧、室温保持26～30℃、无任何体力活动和紧张的思维活动、全身肌肉松弛、消化系统处于静止状态下进行测定，实际上是机体用于维持体温、心跳、呼吸、各器官组织和细胞基本功能等最基本的生命活动的能量消耗。
>
> 在基础状态下，单位时间内代谢所消耗的能量，即为基础代谢率（BMR）。单位为$kJ/(m^2 \cdot h)$、$kJ/(kg \cdot h)$、MJ/d。

2. 身体活动水平（PAL）

身体活动水平是总能量消耗（TEE）与基础能量消耗（BEE）的比值，用以表示身体活动强度。计算公式为

$$身体活动水平(PAL) = \frac{总能量消耗(TEE)}{基础能量消耗(BEE)}$$

身体活动水平是个体（人群）能量需要量的重要参数，它涵盖了职业和工作强度及工作以外的体力活动强度，如家务活动、社会活动及身体锻炼等信息。

人体能量需要量的不同主要由身体活动水平的不同所致，如静态或轻体力活动者，其身体活动的能量消耗约为基础代谢的 1/3，而重体力活动者如运动员，其总能量消耗可达到基础代谢的 2 倍或以上。

中国人群成年人的 PAL，根据生活方式及习惯性体力活动也划分为轻体力、中体力及重体力活动水平三个等级，见表 2-1。

表 2-1 中国人群成人的 PAL 分级表

PAL 等级	生活方式	从事的职业或人群
轻体力（Ⅰ）	静态生活方式/坐位工作，有时需走动或站立，但很少有重体力的休闲活动	办公室职员、学生、精密仪器机械师、实验室助理、教师、司机等
中体力（Ⅱ）	主要是站着或走着工作	家庭主妇、销售人员、装配线工人、服务员、机械师、交易员等
重体力（Ⅲ）	重体力职业工作或重体力休闲活动方式	建筑工人、农民、林业工人、矿工、运动员等

3. 食物热效应

食物热效应（TEF）也称食物特殊动力作用（SDA），是指人体摄食过程中引起的额外能量消耗，是人体在摄食后对营养素的一系列消化、吸收、合成、代谢转化过程中所消耗的能量。

摄食不同的营养素增加的 TEF 也有差异，如蛋白质为 20%～30%，碳水化合物一般为 5%～10%，脂肪为 0～5%。一般成年人摄入混合膳食食物热效应的能量消耗，相当于基础代谢的 10%。

4. 生长发育及孕妇、乳母对能量的需求

婴幼儿和青少年的生长发育需要能量，主要包括两方面：一是合成新组织所需的能量；二是储存在这些新组织中的能量。婴儿能量摄入必须和生长速度相适应，能量不足，生长便会减慢甚至停止。

怀孕期间，胎儿、胎盘的增长和母体组织（如子宫、乳房等）的增加需要额外的能量，此外也需要额外的能量维持这些增加组织的代谢。

哺乳期的能量附加量也由乳汁中含有的能量和产生乳汁所需的能量两部分组成。

2.2.2 能量食物来源及参考量需要

1. 能量的食物来源

人类主要从动物性或植物性食物中摄取的可食碳水化合物、脂肪和蛋白质在分解代谢过程中获取能量，此外膳食纤维、乙醇、有机酸、糖醇类也

WS/T 578.1—2017
《中国居民膳食营养素参考摄入量 第 1 部分：宏量营养素》

能为机体提供一定的能量。粮谷类和薯类含碳水化合物较多,是人们最经济的能量来源。

常见食物的能量含量以油脂类为最高;肉类、炸薯片、巧克力、曲奇饼干、方便面等含脂肪多的食物,糖次之;谷物、薯类及杂豆类能量适中,水产品、奶类能量密度更低些;蔬菜水果类属于低能量的食物。

2. 能量的计算

能量的单位以千焦(kJ)或焦耳(J)标示,当以营养学过去习惯使用的千卡(kcal)标示食品能量值时,应同时标示千焦(kJ)。二者的单位换算关系为

$$1kJ=1\,000J=0.239kcal,\quad 1MJ=1\,000kJ=239kcal\,(1kcal≈4.184kJ)$$

膳食能量的计算公式为

$$膳食能量=各产能营养素量×相应的能量折算系数$$

每1g产能营养素在体内氧化所产生的食物能量值称为产能营养素折算系数。表2-2给出了食物中产能营养素或营养成分的折算系数。

表2-2 食物中产能营养素(成分)的能量折算系数

成分	折算系数/(kJ/g)(kcal/g)	成分	折算系数/(kJ/g)(kcal/g)
蛋白质	17(4)	糖醇	10(2)(赤藓糖醇为0)
脂肪	37(9)	乙醇(酒精)	29(7)
碳水化合物	17(4)	有机酸	13(3)
膳食纤维*	8(2)	—	—

* 包括膳食纤维的单体成分,如不消化的低聚糖、不消化淀粉、抗性糊精等,也按照8kJ/g折算。

3. 能量的平均需要量

健康人从食物中摄取的能量和所消耗的能量保持平衡状态,否则就会引起体重增加或减轻。在正常情况下,人体的能量需要与其食欲相适应,当正常食欲得到满足时,其能量需要一般也可以满足。成年人的体重是评定膳食能量摄入适当与否的重要标志,如能量摄入量过多或不足时,则体重将增加或减轻,导致人体肥胖或消瘦。

膳食能量的推荐摄入量不用RNI表示,而是采用能量需要量(EER)的概念,对于成年人是指一定年龄、性别、体重、身高和身体活动水平的健康群体中,维持能量平衡所需要摄入的膳食能量。对于儿童、孕妇和乳母,还需要分别加上正常生长发育、胎儿组织沉积、泌乳的能量需要量。

对于一个群体,膳食能量摄入水平是指在这一群体中的营养状态与健康状态良好者的需要量。膳食能量摄入的推荐量,并非指每天的一个死板的量,而是指在一定期间内的平均摄入量,一般是指一周内计算。

成年人膳食中各产能营养素供能百分比分别为:碳水化合物50%~65%,脂肪20%~30%,蛋白质10%~15%。年龄越小,脂肪供能占总能量的比重越应适当增加。

能量参考摄入量是根据各个人群参考体重和身体活动水平制定的,在计算个体的能量需要时要考虑体重及相关身体活动水平值。

中国居民成年人(18~49岁)膳食EER(kcal/d)为:轻体力活动水平男2250、女1800,中体力活动水平男2600、女2100,重体力活动水平男3000、女2400。

4. 能量与人体健康

能量平衡与人体健康的关系极为密切。长期摄入过多能量，将导致超重、肥胖及相关的慢性病，如糖尿病、血脂异常、心脑血管病、某些退行性疾病等。

相反，由饥饿或疾病等原因造成的能量摄入不足，机体会动用体内的能量储备甚至消耗自身的组织以满足生命活动所需。长期的能量摄入不足则导致生长发育迟缓、消瘦、活力消失，甚至死亡。

2.3 蛋白质与氨基酸

蛋白质是以氨基酸为基本单位，通过肽键连接起来的一类含氮大分子有机化合物。蛋白质是一切生命的物质基础。各种动物和植物，身体中每一个细胞都含有蛋白质。

氨基酸是分子中同时含有氨基和羧基的一类化合物，为组成蛋白质的基本单位。自然界中的氨基酸有 300 多种，但构成人体蛋白质的氨基酸只有 21 种。

2.3.1 蛋白质的生理功能

1. 构成机体细胞和组织的主要物质

蛋白质约占人体总重量的 16%，占细胞内除水分以外物质的 80%，是组成机体所有细胞、组织和器官结构的主要成分。人体生长发育、机体各种损伤修补、消耗性疾病的恢复，以及细胞和组织更新，都需要合成大量的蛋白质。成年人体内每天有 1%～3%的蛋白质更新，肠黏膜细胞平均 6d、红细胞平均 120d 更新一次。可以说，蛋白质是组织形成和生长的主要营养素。

2. 构成体内重要生命活性物质

蛋白质是构成体内多种具有重要生理功能的物质。蛋白酶可催化体内物质代谢和生理生化过程。蛋白类激素可调节各种代谢活动和生理生化反应。血红蛋白参与氧的运输，专门结合蛋白运输维生素 A、铁、脂肪等。免疫球蛋白等抗体具有免疫作用。肌纤维蛋白等参与和维持肌肉收缩。胶原蛋白构成机体的支架。某些氨基酸代谢产生的神经递质，参与神经冲动的传导。色氨酸在体内可代谢成烟酸。

3. 蛋白质可维持机体内环境稳定及多种生命活动

血液中的白蛋白、球蛋白参与调节和维持人体内的酸碱平衡、胶体渗透压、水分在体内的正常分布。受体可以识别并特异地与具有生物活性的化学信号物质结合，细胞因子能在细胞间传递信息。含有脱氧核糖核酸的核蛋白是遗传信息传递的重要物质，遗传信息的传递和表达均与蛋白质有关。

4. 供给能量

蛋白质在体内虽然主要的功用不是供能，但由食物提供的蛋白质在不符合人体需要，或者摄入量大时，也将被氧化分解而释放能量。

2.3.2 必需氨基酸

必需氨基酸（EAA）是人体必需但自身不能合成或合成速度不能满足机体需要，必须由食物供给的氨基酸。包括异亮氨酸、亮氨酸、赖氨酸、甲硫氨酸、苯丙氨酸、苏氨酸、色氨酸、缬氨酸、组氨酸9种。

必需氨基酸及其代谢产物具有特殊的生理功能，如甲硫氨酸是人体内最重要的甲基供体，很多含氮物质如肌酸、松果素、肾上腺素、肉碱等在生物合成时需甲硫氨酸提供甲基。

此外，半胱氨酸可节约甲硫氨酸，酪氨酸可节约苯丙氨酸，这些能减少对某些必需氨基酸需要的氨基酸就是条件必需氨基酸或半必需氨基酸。

人体对必需氨基酸的需要量随年龄的增长而不断下降。婴儿和儿童对蛋白质和必需氨基酸的需要量比成年人高，主要是用以满足其生长、发育的需要。

在人体内能够合成，或者可由其他氨基酸转变而成，可以不必由食物蛋白质供给的氨基酸称为非必需氨基酸。但对人体也具有一定必需性，如精氨酸能增强免疫功能等。健康人可在体内合成非必需氨基酸，但应激或疾病状态时常常合成不足，须外源性补给。

牛磺酸是一种氨基磺酸，在出生前后中枢神经系统和视觉系统发育中起关键作用。

知识链接　　　　　　　　　氨基酸模式

人体对必需氨基酸不仅有数量上的需要，而且还有比例上的要求。所以，为了保证人体合理营养的需要，一方面要充分满足人体对必需氨基酸所需要的数量，另一方面还必须注意各种必需氨基酸之间的比例。蛋白质中各种必需氨基酸之间的相互比例就称为氨基酸模式。

一般食物蛋白质中的氨基酸模式与人体蛋白质中的氨基酸模式越接近，那么这种食物提供的必需氨基酸利用价值就越高，其蛋白质的营养价值也越高。

如果膳食中蛋白质的氨基酸构成比例与机体的需要不相符合，一种必需氨基酸的数量不足，其他氨基酸也不能充分利用，蛋白质合成就不能顺利进行。一种必需氨基酸过多，也同样会对其他氨基酸的利用产生影响。所以当必需氨基酸供给不足或不平衡时，蛋白质合成减少，也会出现类似蛋白质缺乏的症状。

2.3.3　蛋白质的推荐摄入量和食物来源

1. 蛋白质的推荐摄入量

推荐中国居民膳食蛋白质的 RNI（g/d）为：成年人男性65、女性55。中国居民不同性别、年龄及生理状况人群的膳食蛋白质参考摄入量，见《中国居民膳食营养素参考摄入量　第1部分：宏量营养素》（WS/T 578.1—2017）。

中国提出，到2020年要保障充足的蛋白质摄入量，优质蛋白质比例占45%以上。

如果膳食中优质蛋白质（动物蛋白和大豆蛋白）达到总摄入量的40%以上时，蛋白质的供应量可以减少。

知识链接　　　　　　　　　优质蛋白质

豆类含丰富的蛋白质，特别是大豆含量高达35%~40%，氨基酸组成也比较合理，在体内的利用率较高，是植物蛋白质中的优质来源。蛋类含蛋白质11%~14%，奶类（牛奶）一般含蛋白质3%~3.5%，氨基酸组成比较平衡，都是人体优质蛋白质的重要来源，常作为参考蛋白质。

2. 食物来源

蛋白质的食物来源可分为植物性和动物性两大类。优质蛋白质主要来自动物性食物，如牛奶、蛋类和各种肉类（包括禽、畜和鱼的肌肉），植物性食物如大豆等。

但目前中国许多地区居民膳食蛋白质还主要为粮谷类蛋白质。为改善膳食蛋白质的质量，在膳食中应保证有一定数量的优质蛋白质。一般要求动物蛋白质和大豆蛋白质应占膳食蛋白质总量的30%～50%。

3. 食物蛋白质的互补作用

由于植物蛋白往往相对缺少赖氨酸、甲硫氨酸、苏氨酸和色氨酸等必需氨基酸，所以其营养价值相对较低。两种或两种以上食物蛋白质混合食用，可充分发挥氨基酸的互补作用，提高其营养价值。蛋白质的互补作用在饮食调配、烹调原料的选择配料和提高蛋白质的质量方面有重要的实际意义。

知识链接　　　　　　　　　　　**限制性氨基酸（LAA）**

当食物蛋白质中一种或几种必需氨基酸含量相对较低时，导致其他氨基酸在体内不能被充分利用，而使蛋白质营养价值降低。这些含量较低的氨基酸就称为限制性氨基酸。按其缺乏程度可称为第一、第二、第三限制性氨基酸。一般赖氨酸是谷类蛋白质的第一限制性氨基酸，甲硫氨酸则是大豆、花生、牛奶和肉类蛋白质的第一限制性氨基酸。此外，小麦、大麦、燕麦和大米还缺乏苏氨酸，玉米缺乏色氨酸，分别是它们的第二限制性氨基酸。

通过将不同种类的食物互相搭配，在谷物中添加赖氨酸和甲硫氨酸等，均可改进必需氨基酸的平衡和提高蛋白质利用率。

---

4. 蛋白质与人体健康

人体若长时间处于不恰当的正氮平衡和负氮平衡，都有可能对其造成损害。

人体蛋白质丢失＞20%时，生命活动就会被迫停止。蛋白质缺乏的临床表现为疲倦、体重减轻、贫血、免疫和应激能力下降、血浆蛋白质含量下降，尤其是白蛋白降低，并出现营养性水肿。因贫穷和饥饿等引起的食物蛋白质供应不足，会造成儿童的生长发育障碍，据估计目前世界上有百万计的儿童患有蛋白质-能量营养不良症（PEM）。

有研究认为，蛋白质具有降低心血管病的风险，蛋白质缺乏会使骨脆性和骨折发生的风险增加。肾病患者摄入高蛋白质会导致肾功能的恶化。

2.3.4 食品蛋白质营养价值评定

食品中蛋白质营养价值的高低，主要取决于蛋白质含量、消化率和被机体利用率。

1. 食品中蛋白质的含量

食品蛋白质含量是评价其营养价值的基础指标，因为一种优质蛋白质只有具备一定的含量才能满足人体需要。对同类食品，蛋白质含量越高，其营养价值也相对高。

食品中蛋白质含量确定方法有直接测定法和计算法，在营养标签中标示为"蛋白质"。

只要可能，食品中蛋白质含量应该以各氨基酸含量的总和来确定。当氨基酸分析条件达不到时，可用凯氏定氮法或相似方法测定"总氮量"乘以"蛋白质折算系数"计算：

蛋白质含量（g/100g）＝总氮量（g/100g）×蛋白质折算系数

不同食品的蛋白质折算系数略有差异，如表 2-3 所示，对于原料复杂的加工或配方食品，统一使用折算系数 6.25。

表 2-3　不同食品的蛋白质折算系数

食品	折算系数	食品	折算系数	食品	折算系数
纯奶与纯乳制品	6.38	大麦、小米、燕麦、裸麦	5.83	大豆蛋白制品	6.25
面粉	5.70	肉与肉制品	6.25	大豆及其粗加工制品	5.71
玉米、高粱	6.24	花生	5.46	—	
大米	5.95	芝麻、向日葵	5.30		

资料来源：《食品安全国家标准　食品中蛋白质的测定》（GB 5009.5—2016）。

如果是作为唯一营养素来源的食品（如婴儿配方乳粉）、为特殊膳食条件设计的特殊食品配方、新资源食品等情况，只推荐用氨基酸分析来确定蛋白质含量。

2. 蛋白质的消化率

一种优质蛋白质首先应该是利于人体消化吸收的。蛋白质的消化率是指一种食物蛋白质可被消化酶分解、吸收的程度，通常以蛋白质中被消化吸收的氮量与摄入总氮量的比值来表示。如果不计粪代谢氮，测得的消化率称表观消化率，否则为真消化率。

粪氮绝大部分来自未能消化、吸收的食物氮，也含有消化道脱落的肠黏膜细胞和代谢废物中的氮，后两者称为粪代谢氮。

蛋白质的消化率越高，则被机体吸收利用的可能性越大。食物蛋白质消化率受蛋白质性质、构成、食物加工程度、烹调方法、膳食纤维及机体蛋白质营养状况等影响。

一般植物性食物蛋白质的消化吸收率要比动物蛋白质低。有的食物中含有蛋白质酶抑制剂，如大豆的胰蛋白酶抑制剂、蛋清的抗生物素等，可降低蛋白质的消化率。

3. 食物蛋白质的利用率

食物蛋白质被人体消化吸收后，其利用程度如何，也同样决定着蛋白质质量的好坏。通常用生物价（BV）、蛋白质功效比值（PER）、氨基酸评分（AAS）、蛋白质消化率校正的氨基酸评分（PDCAAS）等几项指标来反映蛋白质被人体消化吸收后在体内的利用情况。生物价越高说明蛋白质被机体利用率越高，即蛋白质营养价值越高。

2.4　脂　　类

脂类是人体必需的一类营养素，包括脂肪和类脂。脂肪又称甘油三酯（TG），是由 1 分子甘油和 1～3 分子脂肪酸通过酯键结合而成。类脂是一种在某些理化性质上与脂肪相似的物质，主要包括磷脂、糖脂和固醇等。

营养学上重要的脂类主要有甘油三酯、磷脂、固醇类。

2.4.1 脂类与脂肪酸

1. 脂肪

脂肪包括一酰甘油、二酰甘油、三酰甘油,通常食物中的脂类95%是甘油三酯。因检测方法不同,食物脂肪可用粗脂肪或总脂肪表示,两种在营养标签上均称为"脂肪"。

粗脂肪是指食物中一大类不溶于水而溶于有机溶剂(乙醚或石油醚)的化合物的总称。除了甘油三酯外,还包括磷脂、固醇、色素等。可通过索氏抽提法或罗高氏法等方法测定。总脂肪即食品总脂肪(或总脂肪酸),是通过测定食品中单个脂肪酸含量,并折算脂肪酸甘油三酯的总和来获得的脂肪含量。

脂肪分解后生成的脂肪酸具有很强的生物活性,是脂肪发挥各种生理功能的重要成分。因此,由不同脂肪酸组成的脂肪其功能也有所不同。

脂肪酸是有机酸中链状羧酸的总称,与甘油结合后形成脂肪。按碳原子数分为短链($C_2 \sim C_4$)、中链($C_6 \sim C_{12}$)、长链($C_{14} \sim C_{24}$)脂肪酸;按其碳链上是否存在双键分为饱和脂肪酸和不饱和脂肪酸,不饱和脂肪酸按含双键数目分为单不饱和脂肪酸和多不饱和脂肪酸;按羧酸不饱和双键出现的位置分为 ω-3、ω-6、ω-7 和 ω-9 系或 n-3、n-6、n-7 和 n-9 系脂肪酸;按羧酸的空间结构又分为顺式和反式脂肪酸。

食品中的脂肪酸含量用 g/100g 食品表示。当使用索氏提取法测定粗脂肪含量时,可使用以下公式来计算食品中脂肪酸的含量:

$$脂肪酸含量 = 该食品中粗脂肪含量 \times 脂肪酸折算系数$$

不同食品的脂肪酸折算系数,见表2-4。

表2-4 不同食品的脂肪酸折算系数

食品名称		折算系数	食品名称		折算系数	食品名称		折算系数
小麦、大麦和黑麦	全麦	0.720	花生		0.951	猪肉(肥)		0.953
	面粉	0.670	莲子		0.930	家禽		0.945
	麦麸	0.820	油脂类	油脂类(椰子油除外)	0.956	脑		0.561
燕麦		0.940				心		0.789
大米		0.850		椰子油	0.942	肾		0.747
豆类	大豆及制品	0.930	牛肉(瘦)		0.916	肝		0.741
	其他豆类	0.775	牛肉(肥)		0.953	奶及乳制品		0.945
蔬菜和水果		0.800	羊肉(瘦)		0.916	蛋类		0.830
鳄梨		0.956	羊肉(肥)		0.953	鱼	鱼肉(含油多)	0.900
坚果		0.956	猪肉(瘦)		0.910		鱼肉	0.700

资料来源:《食品营养成分基本术语》(GB/Z 21922—2008)。

2. 饱和脂肪酸

饱和脂肪酸(SFA)是碳链上不含双键的脂肪酸,在营养标签上标示为"饱和脂肪(酸)"。食品中饱和脂肪酸的碳链长度主要为 $C_8 \sim C_{18}$,分别为中链脂肪酸($C_{8:0}$ 和 $C_{10:0}$)、月桂酸($C_{12:0}$)、豆蔻酸($C_{14:0}$)、棕榈酸($C_{16:0}$)和硬脂酸($C_{18:0}$)。

动物性食品所含的脂肪中,饱和脂肪酸占40%~60%,主要为软脂酸(棕榈酸)和硬脂酸，它们分别构成饱和脂肪酸的60%和25%左右。

饱和脂肪酸与其他脂肪酸一样，除了构成人体组织外，其重要的生理功能是提供能量。饱和脂肪还可促进食品中胆固醇的吸收，过多摄入时可使胆固醇增高。有证据表明，膳食中饱和脂肪酸摄入量明显影响血脂水平时，血脂水平升高，特别是血清胆固醇水平升高是动脉粥样硬化的重要因素，而饱和脂肪酸则是促使血清胆固醇升高的主要脂肪酸。

不同类型的饱和脂肪酸对血脂的影响不尽相同，棕榈酸增加血清低密度脂蛋白胆固醇（LDL-C）和总胆固醇水平的作用最为明显，其次为月桂酸和豆蔻酸。硬脂酸对升高血清胆固醇或LDL-C的作用不明显，其原因可能与硬脂酸在体内迅速转变为油酸有关。

3. 不饱和脂肪酸

不饱和脂肪酸（USFA）是碳链上含一个或一个以上双键的脂肪酸，仅包括顺式部分。在营养标签上分别标示为"单不饱和脂肪（酸）"和"多不饱和脂肪（酸）"。

单不饱和脂肪酸（MUFA）是指碳链上含有一个双键的脂肪酸，如油酸（$C_{18:1}$）、棕榈油酸（$C_{16:1}$）。多不饱和脂肪酸（PUFA）是碳链上含有两个和两个以上双键的脂肪酸。如亚油酸（$C_{18:2}$）、亚麻酸（$C_{18:3}$）、花生四烯酸（$C_{20:4}$）。

具有生物学意义的不饱和脂肪酸主要是 n-6 和 n-3 系脂肪酸。

1）n-6 多不饱和脂肪酸

n-6 多不饱和脂肪酸是第一个双键位于从甲基端开始的第6，7位碳原子之间的多不饱和脂肪酸，包括亚油酸（LA，$C_{18:2}$）和花生四烯酸（ARA，$C_{20:4}$）。

2）n-3 多不饱和脂肪酸

n-3 多不饱和脂肪酸是第一个双键位于从甲基端开始的第3，4位碳之间的多不饱和脂肪酸，包括 α-亚麻酸（ALA，$C_{18:3}$）、二十碳五烯酸（EPA，$C_{20:5}$）、二十二碳五烯酸（DPA，$C_{22:5}$）和二十二碳六烯酸（DHA，$C_{22:6}$）。

研究表明，ARA、EPA和DHA为脑发育和学习记忆功能所必需，这些脂肪酸能够调节婴儿的视觉准确性并促进感觉和神经的发育。n-3 脂肪酸可以预防冠心病和心脏猝死，具有抗炎症、降低血脂、舒张血管等特性。

目前大多数国家 n-3 PUFA 的摄入量（尤其是EPA和DHA）普遍较低。大豆油和菜籽油是ALA的主要来源，鱼肉和禽类提供90%的EPA和DHA。

3）单不饱和脂肪酸

单不饱和脂肪酸（MUFA）为 n-9 脂肪酸，如油酸、棕榈油酸、芥酸，在降低血胆固醇、甘油三酯等方面与多不饱和脂肪酸相近，但不具有多不饱和脂肪酸潜在的不良作用，如促进机体脂质过氧化、促进化学致癌作用和抑制机体的免疫功能等。富含MUFA的食品对心血管疾病及糖尿病患者有益。

4. 必需脂肪酸（EFA）

必需脂肪酸（EFA）是指人体必需，自身不能合成，需要从食物中获得的脂肪酸。包括亚油酸（$C_{18:2}$）和α-亚麻酸（$C_{18:3}$）。

必需脂肪酸在植物油和海产鱼类中含量较多，是人类正常生长和维护健康所必需。

5. 反式脂肪酸

反式脂肪酸（TFA）是指碳链上含有一个或以上非共轭反式双键的不饱和脂肪酸及所有异构体的总称，是人体非必需脂肪酸。在营养标签上标示为"反式脂肪（酸）"。

天然油脂中的脂肪酸结构多为顺式脂肪酸，食品中反式脂肪酸的主要来源是氢化植物油、油脂的高温重复煎炸，天然的反式脂肪酸主要来源于反刍动物。

研究表明，长期过量食用氢化加工产生的反式脂肪酸可引起人体血脂代谢异常，增加 LDL-C 含量，降低高密度脂蛋白胆固醇（HDL-C）含量，从而增加心血管疾病发生的风险。尚未发现食物中的天然反式脂肪酸对健康有不利影响。风险评估表明，中国居民膳食中的 TFA 的健康风险很低。

6. 胆固醇

胆固醇又称胆甾醇，为环戊烷多氢菲的衍生物，是最重要的动物甾醇，以游离或酯的形态存在于一切动物组织中，对人体健康非常重要。在营养标签上标示为"胆固醇"。

人体胆固醇主要是由肝脏利用乙酸及其前体合成，少量是机体从食物中吸收而来。虽然过多摄入胆固醇，可引起血脂水平升高，有引起心血管疾病的危险，但研究表明，自身脂肪代谢对血中胆固醇的影响要远大于膳食中胆固醇摄入的影响。

胆固醇主要存在动物性食物之中，以动物内脏，尤其脑中含量最为丰富，蛋黄和鱼子中含量也高，再次为蛤贝类；鱼类和乳类含量较低。

7. 磷脂

磷脂按其组成结构可以分为磷酸甘油酯和神经鞘酯。磷酸甘油酯主要与营养有关，较重要的如卵磷脂和脑磷脂。由胆碱构成的磷脂称为磷脂酰胆碱，即卵磷脂；由乙醇胺构成的磷脂称为磷脂酰乙醇胺，即脑磷脂；由丝氨酸构成的磷脂为磷脂酰丝氨酸。鞘脂由脂肪酸与鞘氨醇或二氢鞘氨醇以酰胺键结合而成。含磷酸者为鞘磷脂，含糖者为鞘糖脂。

人们从食物如大豆、蛋黄、瘦肉、脑、肝及肾中可以获得磷脂，但机体也能自行合成所需要的磷脂。大豆卵磷脂降血脂的作用优于蛋黄中的卵磷脂，因其更易于运输胆固醇，使胆固醇不沉积于动脉壁。

2.4.2 脂类的生理功能

1. 构成身体组织，为机体提供和储存能量

脂肪是人体的重要组成成分，占正常人体重的 14%～19%，肥胖者可超过 30%，多堆积在皮下组织及腹部。脂肪是食物中能量密度最高的营养素，合理膳食能量中的 20%～30% 由脂肪供给。脂肪是体内的一种能量储备形式和主要供能物质，机体摄入过多的能量时，多余部分将以脂肪的形式储存在体内；当机体能量消耗大于摄入量时，储存脂肪即可随时补充机体所需的能量。

2. 参与机体组织构成，维持许多生理功能

磷脂是脑和神经组织的结构脂，约占脑组织干重的 25%，是构成细胞膜、内质网膜、线粒体膜、核膜、神经髓鞘膜等生物膜的基本骨架。按质量计，生物膜含磷脂 50%～70%，含胆固醇 20%～30%，含蛋白质约 20%。膜结构和功能的改变，可导致线粒体肿胀、细胞膜通透性改变，引起湿疹、鳞屑样皮炎，膜的脆性增加而致红细胞破裂和溶血。

磷脂与蛋白质结合形成的脂蛋白，通过血液运输脂类至身体各组织器官。胆固醇与EFA或其衍生物结合形成胆固醇酯，在体内参与代谢。如果脂类及衍生物在体内运输发生障碍，则沉积于血管壁导致动脉粥样硬化。

胆固醇作为神经纤维的重要绝缘体富含于神经髓鞘中，是神经冲动定向传导的结构基础。胆固醇也是体内合成维生素D_3、胆汁酸及多种激素的前体。

3. 提供人体必需脂肪酸

必需脂肪酸亚油酸（n-6）和α-亚麻酸（n-3）的衍生物具有多种生理功能，如二十二碳六烯酸（DHA）、花生四烯酸（ARA）是脑、神经组织及视网膜中含量最高脂肪酸，故对脑及视觉功能发育有重要的作用。前列腺素（PG）、血栓素（TX）及白三烯（LTs）共同参与体内免疫、炎症、心率、血凝及血管舒缩的调节。而必需脂肪酸还能显著地降低TG和极低密度脂蛋白（VLDL）水平，发挥调节血脂的作用。

长期摄入不含脂肪膳食的人会发生皮炎和伤口难于愈合。动物和人群试验证实，亚油酸的供能比低于1%E～2%E，会出现缺乏症状，而婴儿缺乏亚油酸可出现湿疹。婴儿缺乏必需脂肪酸，可导致认知功能下降，从而延缓大脑的发育，而老年人缺乏必需脂肪酸会加速其大脑功能衰退。

4. 促进脂溶性维生素吸收

脂肪可辅助脂溶性维生素的吸收。脂肪不仅是脂溶性维生素的携带者，如鱼肝油和奶油富含维生素A、维生素D，麦胚油富含维生素E，脂肪还是脂溶性维生素的良好载体，并促进其吸收和利用。

5. 维持体温、保护脏器

脂肪是热的不良导体，脂肪对维持体温恒定发挥重要的作用。体脂能防止和缓冲因震动而造成的对脏器、组织、关节的损害，发挥对器官的保护作用。

6. 增加食物风味与人体饱腹感

脂类能改善食品的感官特性，增加食品的风味，促进食欲。食品中的脂类还能增加人体饱腹感，因脂肪在胃内停留时间较长，吃脂肪含量高的膳食，不易感到饥饿。

2.4.3 膳食脂肪与健康

1. 膳食脂肪及脂肪酸与心血管疾病

膳食脂肪摄入量过高尤其饱和脂肪酸摄入量高，是导致血胆固醇、甘油三酯和LDL-C升高的主要原因。动脉粥样硬化的形成，主要是由于血浆中胆固醇过多，沉积在大、中动脉内膜上所致。如果同时伴有动脉壁损伤或胆固醇运转障碍，则易在动脉内膜生成脂斑层，继续发展即可使动脉管腔狭窄，形成动脉粥样硬化，增加患冠心病的风险。

研究显示，控制膳食中的脂肪摄入特别是饱和脂肪酸摄入，可以改善高血脂而预防动脉粥样硬化的发生，EPA和DHA对心血管疾病（CVD）具有保护作用。但过多摄入亚油酸可能对免疫产生负面影响。

还有研究认为，膳食胆固醇摄入量不会直接反映血胆固醇水平，其摄入量与脑中风（脑出血）没有关联，也未发现胆固醇摄入与冠心病（CHD）发病和死亡有关。

2. 膳食脂肪及脂肪酸与 2 型糖尿病

研究显示，饱和脂肪酸摄入量与胰岛素抵抗之间呈正相关，用多不饱和脂肪酸替代饱和脂肪酸可以增强胰岛素敏感性，有助于降低 2 型糖尿病发生风险。高饱和脂肪酸和低亚油酸摄入的膳食模式会增加患 2 型糖尿病的风险。

另有研究表明，在调整体质指数和其他混杂因素后，单不饱和脂肪酸或饱和脂肪酸摄入量与 2 型糖尿病发生之间无显著关联，而多不饱和脂肪酸摄入量与 2 型糖尿病的发生存在显著负相关。

3. 膳食脂肪与癌症

目前尚没有充分的科学依据表明膳食脂肪摄入过多有增加癌症危险性的直接作用，但也不能排除总脂肪和饱和脂肪摄入多会轻度增加某些癌症（如乳腺癌、前列腺癌和结肠/直肠癌）危险性的"可能"。膳食胆固醇摄入量与癌症危险性无明显相关。如果从脂肪-肥胖-癌症的关系来考虑，把控制膳食脂肪摄入作为预防肥胖的直接措施之一，对于防癌也是有积极意义的。

4. 膳食脂肪与肥胖症

引起肥胖的原因很多，最根本原因是摄入能量超过了消耗所需的能量，多余的能量即转化为脂肪储存体内。过多摄入脂肪所带来的高能量对健康的不良影响是毋庸置疑的，其在肥胖中所起作用不可忽视。肥胖是导致一些慢性病的重要危险因素，如肥胖者糖尿病患病率比体重正常者高 3～5 倍。

2.4.4 膳食脂肪的推荐摄入量与食物来源

1. 膳食脂肪、脂肪酸的适宜摄入量

推荐中国居民膳食脂肪的 AMDR（%E）为 4 岁以上所有人群 20～30。饱和脂肪酸（SFA）的 U-AMDR（%E）为：4～17 岁<8，成年人<10。n-6 PUFA 的 AMDR（%E）成年人为 2.5～9，n-3 PUFA 的 AMDR（%E）成年人为 0.5～2.0。EPA＋DHA 的 AMDR（g/d）成年人为 0.25～2。

推荐中国居民膳食脂肪酸的 AI（%E）：1 岁以上各类人群，亚油酸（LA）为 4.0、α-亚麻酸（ALA）为 0.60。DHA 的 AI（mg/d）：0～36 月龄婴幼儿为 100，孕妇和乳母为 200。孕妇和乳母 EPA＋DHA 的 AI（mg/d）为 250。

中国居民不同年龄及生理状况人群的膳食脂肪、脂肪酸参考摄入量（DRIs）和可接受范围（AMDR），见《中国居民膳食营养素参考摄入量 第 1 部分：宏量营养素》（WS/T 578.1—2017）。

建议中国 2 岁以上儿童及成年人膳食中源于食品加工产生的反式脂肪酸 UL<1%E，即摄入量每天不应超过 2.2g，过多摄入有害健康。

2. 食物来源

人类膳食脂肪主要来源于动物的脂肪组织和肉类，以及坚果和植物的种子。

大多数动物脂肪含 40%～60% SFA、30%～50% MUFA 及少量 PUFA。牛油、奶油、猪油所含 SFA 高于植物油，奶油、蛋黄油、鱼脂的营养价值较高。动物性食物以肉类含脂肪较高，禽类次之，鱼类较少。肉类中猪肉、羊肉含脂量较多，牛肉次之。

植物油含 10%～20% SFA、80%～90% UFA，是人体必需脂肪酸的良好来源。除椰子油外，多数植物油中含有较高的 PUFA，如葵花籽油、豆油、玉米油中亚油酸含量在 50%以上。一般植物油中 n-3 PUFA（α-亚麻酸）含量较低，只有在少数植物油中含量较高，如亚麻籽油中约含 50%，核桃油含 12%。

增加膳食中 n-3 PUFA 的摄入量，一是多吃鱼类尤其是海洋高脂鱼，如三文鱼、鲱鱼、凤尾鱼等，以满足 EPA 和 DHA 的需要；二是增加含 ALA 植物食品和油脂摄入量。

食用油应选择品质好的植物油，并要尽量避免高温油炸。经氢化处理的植物油，以及含饱和脂肪酸高的椰子油、棕榈油等，若过量摄取亦对人体健康有害。

蘑菇，蛋黄，核桃，大豆，动物的脑、心、肝、肾等内脏都富含磷脂；胆固醇只存在于动物性食物中，如脑、肝、肾等内脏及蛋黄中含量较丰富。

知识链接　　　　　　　　脂肪的营养价值评价

脂肪的营养价值与脂肪酸的种类、含量和相互比例有关。植物油富含必需脂肪酸，不含胆固醇，而动物脂肪中必需脂肪酸含量少，饱和脂肪酸和胆固醇含量高。所以从预防动脉粥样硬化和心脑血管疾病角度来说，植物油一般要比动物脂肪好。

脂肪的消化率越高，其营养价值也越高。脂肪的熔点接近或低于人体温者，其消化率高，而熔点在 50℃以上者则不易被消化。植物油中不饱和脂肪酸含量高，熔点大多数低于室温，故消化率较高。黄油和奶油虽含不饱和脂肪酸不多，但是乳融性脂肪、消化率也较高。牛、羊脂肪的熔点在 40℃以上，它们的消化率为 80%～90%。此外，植物油中还含有丰富的维生素 E。

2.5 碳水化合物

碳水化合物亦称糖类，是糖、寡糖和多糖的总称，是提供能量的重要营养素。

糖：包括所有的单糖和双糖。单糖如葡萄糖、半乳糖、果糖；双糖如蔗糖、乳糖、海藻糖、麦芽糖；糖醇如山梨醇、甘露糖醇等。

寡糖：也称低聚糖，指聚合度（DP）为 3～9 的碳水化合物。包括异麦芽低聚寡糖和其他寡糖。异麦芽低聚寡糖如麦芽糊精，其他寡糖如棉子糖、水苏糖、低聚果糖等。

多糖：指聚合度≥10 的碳水化合物，包括淀粉和非淀粉多糖。淀粉如直链淀粉、支链淀粉、变性淀粉；非淀粉多糖（NSP，除淀粉以外所有植物性多糖）有纤维素、半纤维素、果胶、亲水胶质物。

碳水化合物的进一步分类可基于单糖的组成，营养学的分类可基于生理性质。

2.5.1 碳水化合物的生理功能

1. 提供和储存能量

碳水化合物是人类获取能量的最经济、最主要和最安全的来源。同时，碳水化合物可转化成糖原储存于肝脏、肌肉等组织中，在需要时又可分解为葡萄糖供能，脑组织、骨骼肌和心肌活动都只能靠碳水化合物供给能量。对胎儿和婴儿来说，缺乏碳水化合物摄入不仅会影响脑细胞的代谢，甚至能导致脑细胞的发育障碍。

2. 构成机体的重要物质

碳水化合物是构成机体的重要物质，并参与细胞的多种活动。人体的组织细胞中碳水化合物的含量为2%～10%。糖脂是细胞膜与神经组织的结构成分，对维持神经组织系统的机能活动有特别作用。糖蛋白是一些具有重要生理功能的物质如抗体、酶和激素的组分，核糖及脱氧核糖是核酸的重要组分。

3. 节约蛋白质、参与营养素的代谢

碳水化合物有利于机体的氮储留，充足的碳水化合物摄入，可以节省体内蛋白质或其他代谢物的消耗，使氮在体内的储留增加，这种作用称为碳水化合物对蛋白质的节约作用。当碳水化合物摄入不足时，膳食中的蛋白质有一部分将会被用来分解供能，而不能发挥其更主要的生理功能，造成蛋白质的浪费。

脂肪在体内的代谢也需要碳水化合物参与，脂肪代谢过程中，如果碳水化合物供应不足，脂肪氧化便会不完全而产生过量酮体。酮体是酸性物质，它在血中的浓度过高会引起酸中毒。如果足量的碳水化合物摄入就具有这种抗生酮作用。

4. 解毒作用

碳水化合物经代谢生成的葡萄糖醛酸是人体内的重要结合性解毒物质，对如细菌毒素、乙醇、砷等毒害物质有较强的解毒能力。研究证实，不消化的碳水化合物在肠道菌的作用下发酵所产生的短链脂肪酸（SCFA）有着较好的解毒和促进健康作用。

5. 增强肠道功能

非淀粉多糖类如纤维素和果胶、抗性淀粉、功能性低聚糖等尽管不能被人体所吸收，但能刺激肠道蠕动，保持水分，增加结肠发酵和粪便容积，促进短链脂肪酸生成和肠道菌群如乳酸杆菌和双歧杆菌有益菌群的增殖。

2.5.2 碳水化合物的适宜摄入量和食物来源

1. 碳水化合物的适宜摄入量

推荐中国居民碳水化合物的AI（g/d）为0～6个月婴儿60，7～12月婴儿85。1岁以上人群的AMDR（E%）为50～65。不同年龄及生理状况人群的膳食碳水化合物参考摄入量（DRIs）和可接受范围（AMDR），见《中国居民膳食营养素参考摄入量 第1部分：宏量营养素》（WS/T 578.1—2017）。

WHO建议，成年人和儿童应将其每天的游离糖摄入量降至其总能量摄入的10%以下。进一步降低到5%以下或者每天大约25g（6茶匙）会有更多健康益处。

游离糖是指添加到食品和饮料中的单糖（如葡萄糖、果糖）和双糖（如蔗糖或砂糖）及天然存在于蜂蜜、糖浆、果汁和浓缩果汁中的糖。

食品中碳水化合物可由减法或加法获得，即食品营养标签中的碳水化合物是指产生能量为17kJ/g（4kcal/g）的部分。

减法：食品总质量为100，分别减去蛋白质、脂肪、水分、灰分和膳食纤维的质量，即碳水化合物的量。

加法：淀粉和糖的总和即碳水化合物。仅适用于普通食品。

2. 血糖生成指数

血液中的葡萄糖又称为血糖，是糖在体内的转运形式。碳水化合物是血糖生成的主要来源。被机体吸收的单糖进入血液，血糖升高，经组织利用或以糖原形式储存于肝脏及肌肉组织，可恢复到正常水平；当饥饿时血糖降低，糖原分解为葡萄糖，调节血糖使之稳定在正常范围。无论是健康人还是糖尿病人都希望保持一个稳定的血糖浓度。高血糖和低血糖症均属于糖代谢异常现象。

食物血糖生成指数（GI）简称血糖指数，是指某种食物升高血糖效应与标准食品（通常为葡萄糖）升高血糖效应之比。通常把葡萄糖的 GI 定为 100。

食物的 GI 是碳水化合物升高血糖能力的指标，不同类型的碳水化合物吸收率不同，引起的餐后血糖水平也不同。高 GI 的碳水化合物食物使血液中的葡萄糖和胰岛素波动大。流行病学调查表明，GI 与冠心病的危险性呈正相关。

一般而言，食物血糖指数＜55 为低 GI 食物，如豆类、奶类、蔬菜等；55～75 为中 GI 食物，如土豆、玉米粉等；＞75 为高 GI 食物，如馒头、米饭等。谷薯类、水果常因品种和加工方式不同，特别是其中膳食纤维的含量变化，而引起其 GI 的变化。

> **知识链接** GI 不是判断食物好坏的唯一标准
>
> 在生活中，GI 不是唯一的，也不是最重要的判断食物好坏的标准。食用一些低 GI 食物要适度，如巧克力、花生等食物中脂肪含量高；有时食用一些高 GI 食物也许是好的选择，如胡萝卜的能量含量低，营养素含量高。在一些情况下，选择如谷类早餐、面包等食物的 GI 高、脂肪含量低，且食用方便，或许也是恰当的。

3. 食物来源

碳水化合物主要来源于植物性食物如谷类、薯类和根茎类食物中，以及谷类制品如面包、饼干、糕点等。糖仅少部分存在于果蔬中，绝大部分以食糖和糖果等形式直接食用，其营养密度及营养价值较低。

蔗糖和其他添加糖均为空白能量食物，一些研究认为其与龋齿、肥胖等有关。

乳糖是婴儿主要食用的碳水化合物。乳糖较难溶于水，在消化道中吸收较慢，有利于保持肠道中合适的肠菌丛数，并能促进钙的吸收，故对婴儿有重要的营养意义。

成年人的小肠液中若缺乏乳糖酶或因年龄增加而致乳糖酶的活性下降，会出现乳糖不耐症，造成腹胀、腹痛、腹泻等不适症状。

4. 缺乏与过量的危害

在正常人群中完全缺乏碳水化合物的膳食或缺乏症状是不存在的，偶尔的低血糖也可以很容易得到纠正。日常利用低碳膳食减肥人群，可观察到呕吐、便秘和口臭等症状。

碳水化合物的摄入量对血脂、低密度脂蛋白胆固醇的影响明显相关，长期的高碳水化合物摄入对糖尿病发生和控制不利。

2.6 常量元素与微量元素

人体中几乎含有自然界存在的所有元素，除其中碳、氢、氧、氮以有机物形式存在以外的其余元素统称为矿物质,又称无机盐。它们是维持人体正常生理功能所必需的无机化学元素,占人体体重的 4%～5%。

矿物质与有机营养素不同,它们既不能在人体内合成,除排泄外也不能在机体代谢过程中消失,但在人的生命活动中具有重要的作用。

矿物质按在体内的含量不同,可分为常量元素和微量元素。

中国居民膳食矿物质参考摄入量(DRIs),见《中国居民膳食营养素参考摄入量 第2部分：常量元素》(WS/T 578.2—2018)。

2.6.1 常量元素

常量元素是指在人体内的含量大于 0.01%体重的矿物质,包括钾、钠、钙、镁、硫、磷、氯等,都是人体必需的营养素。其中,钙、钾、钠和镁为金属元素,磷、氯和硫则为非金属轻元素。

WS/T 578.2—2018
《中国居民膳食营养素参考摄入量 第2部分：常量元素》

常量元素几乎遍及身体各个部位,主要生理功能有：构成机体组织的重要组分,如骨骼和牙齿中的钙、磷、镁,蛋白质中的硫、磷等。在细胞内外液中与蛋白质一起调节细胞膜通透性、控制水分流动、维持正常渗透压和酸碱平衡；钾、钠、钙、镁等离子维持神经和肌肉的正常兴奋性；构成酶的成分或激活酶的活性,如氯离子激活唾液淀粉酶,镁离子激活磷酸转移酶等；钙离子参与血液凝固过程。

1. 钙(Ca)

钙是人体必需常量元素之一,是构成人体的重要组分,占体重的 1.5%～2.0%,正常成年人体内含钙约 1200g。其中 99.3%存在于骨骼和牙齿中,剩余约 1%以游离或结合状态存在于软组织、细胞外液及血液中,这部分钙统称为混溶钙池,并与骨骼保持动态平衡。

1) 钙的生理功能

钙是人体骨骼和牙齿的主要组成成分,并维持骨骼密度。钙以羟基磷灰石的形式构成骨骼和牙齿,钙占骨骼重量的 25%和总灰分的 40%。骨钙的更新速率随年龄增长而减慢,幼儿的骨骼每 1～2 年更新一次,成年人 10～12 年更新一次,40～50 岁以后骨吸收大于骨生成,骨组织中钙量逐渐减少,约每年下降 0.7%。女性在停经后的前 5 年内,骨质流失加速,共流失 15%～20%。由于女性的骨峰值低于男性,但骨质流失速度大于男性,故比男性容易发生骨质疏松性骨折。

许多生理功能也需要钙的参与。钙与钾、钠和镁离子的平衡,共同维持神经肌肉的兴奋性。参与调节生物膜的完整性和通透性,对维持细胞功能、激活酶等都起着重要作用。参与调节多种激素和神经递质的释放,作为细胞内第二信使,介导激素的调节作用。作为辅助因子,参与血液凝固多个过程,有助于止血与伤口的愈合。也与调节血压、铁的跨膜转运等生理功能有关。

2) 缺乏与过量的危害

钙是中国居民较易缺乏的营养素之一,历次全国营养调查结果表明,平均膳食钙的摄入量仅相当于膳食推荐量的一半,即使在城市也不到推荐量的 2/3。

缺钙会导致骨骼钙化不良与骨质疏松。儿童长期缺钙可导致骨骼钙化不良,生长迟缓，新骨结构异常，严重者出现骨骼变形和佝偻病。成年人钙缺乏可导致骨质疏松，其表现为骨骼中骨质的基本单位减少，骨皮质变薄，骨小梁变细和减少，从而引起骨骼的承重能力降低，在正常外力作用下即可骨折。流行病学研究提示，缺钙还可能与糖尿病、心血管病、高血压、结肠/直肠癌等慢性疾病及牙周病等相关。

钙摄入过量导致高血钙、高尿钙，软组织钙化与肾结石等问题，可增加心血管病的风险。过量钙的摄入还会降低铁、镁、锌等矿物质的生物利用率。

3）推荐摄入量与食物来源

中国居民膳食中钙的RNI（mg/d）为：儿童1～3岁600、4～6岁800、7～10岁1 000、11～13岁1 200，14～17岁1 000，18～49岁800，>50岁1 000，孕13周后、乳母1 000。

牛奶及其制品是膳食钙的最好来源，鲜奶钙含量在1 000～1 200mg/L。大豆及其制品也是钙的很好来源，豆腐钙含量为110～140mg/100g。水产品中虾皮含钙量特别高，贝类含量多高于200mg/100g，鱼类钙含量也较高。深绿色叶菜和菜花也含较多钙，介于50～130mg/100g，但苋菜、菠菜和空心菜因含有较多草酸，钙吸收率较低。

膳食中钙大多以不可溶的复合物形式存在，而只有溶解状态的钙才能被吸收。草酸、植酸、膳食纤维等均降低钙的吸收，乳糖、寡糖、适量蛋白质则有利于钙的吸收。

2. 磷（P）

磷是人体必需常量元素之一，也是人体含量较多的元素，成年人体内含磷600～900g，约占体重的1%。约有85%以上的磷与钙一起构成骨骼和牙齿，其余的以磷脂、磷蛋白及磷酸盐的形式存在于细胞和血液中。磷不但构成人体组织成分，且参与生命活动中非常重要的代谢过程。

1）磷的生理功能

磷与钙结合构成人体骨骼和牙齿，参与多种酶系的辅酶或辅基组成，几乎所有类型的磷脂在生物膜中均有发现，核苷酸构成遗传物质的重要成分。糖、脂肪的代谢都离不开含磷化合物，磷以高能磷酸键形式直接参与能量的储存和释放。磷酸盐缓冲系统可维持机体酸碱平衡，以保证人体新陈代谢正常进行。

2）缺乏与过量的危害

由于食物中磷含量普遍而丰富，很少发生营养性磷缺乏，一般也不会由于膳食的原因引起磷过量。

3）推荐摄入量与食物来源

中国居民膳食中磷的RNI（mg/d）为：14～17岁710，18～49岁720，65～79岁700。

磷在食物中分布很广，动植物性食物都含有丰富的磷。瘦肉、蛋、奶及动物肝、肾含磷都很高，水产品、紫菜、花生、干豆类、坚果、粗粮含磷也较高。

3. 钾（K）

钾是人体必需常量元素之一。正常成年人体内钾约每千克体重50mmol（1955mg），98%存在于细胞内。各种体液内都含有钾，正常人血浆中浓度为3.5～5.3mmol/L。

1）钾的生理功能

参与糖、蛋白质的正常代谢，维持细胞正常的渗透压和酸碱平衡，维持神经肌肉的应激性，维持心肌的正常功能。研究证实，血压与膳食钾、尿钾、总体钾或血清钾呈负相关，钾对预防高血压等慢性病具有重要作用。

2）缺乏与过量的危害

钾摄入不足常见于长期禁食、少食、偏食或厌食等。人体内钾总量减少可引起神经肌肉、消化、心血管、泌尿、中枢神经等系统发生功能性或病理性改变。

一般摄入富含钾食物不会导致钾过多，但对于肾功能不全者则可发生钾过多。血钾浓度高于5.5mmol/L时，可出现毒性反应，称高钾血症。

3）适宜摄入量与食物来源

中国居民膳食中钾的AI（mg/d）为成年人为2 000。推荐PI-NCD（mg/d）为：4～6岁2 100，7～10岁2 800，11～13岁3 400，14～17岁3 900，成年人3 600。

大部分食物都含有钾，但蔬菜和水果是钾最好的来源。每100g食物含钾量高于800mg以上的常见食物有黄豆、蚕豆、赤小豆、豌豆、冬菇、竹笋、紫菜等。

4. 钠（Na）

钠是人体必需元素之一，是机体重要的电解质。一般成年人体内钠的含量为每千克体重60mmol，其中40%在骨骼中，50%分布于细胞外液，10%在细胞内液中。体内钠分为可交换钠和非交换钠，前者约占总钠量的70%，不可交换钠主要与骨骼结合，吸附在致密长骨中的羟磷灰石晶体表面。可交换钠与血浆中的钠进行着弥散平衡。

1）钠的生理功能

钠对细胞外液的容量和渗透压的维持具有重要的作用。维持酸碱平衡。钠通过调节细胞外液的容量，维持正常血压。体液中钠、钾、钙、镁等离子保持一定的浓度和适当的比例，是维持神经肌肉应激性所必需的。钠与能量代谢、ATP的生成和利用有关。

2）缺乏与过量的危害

在一般情况下人体内不易缺乏钠。体内钠低于正常含量时，则细胞的水分、渗透压、应激性、分泌及排泄等都将受到影响。正常情况下，钠摄入过多并不会在体内蓄积，急性过量食用食盐（35～40g）可引起急性中毒。

中国居民营养健康状况监测（2010—2012年）结果表明，每标准人钠的摄入量为5706.7mg/d。大量资料证实，钠代谢和高血压密切相关。膳食钠摄入量平均每天增加2g，则收缩压和舒张压分别升高2.0mmHg（1mmHg＝133.32Pa）及1.2mmHg。另外，研究表明钠摄入过多与心血管疾病、脑卒中有关，钠和腌制食品摄入过多与胃肠道肿瘤有关。

适量地减少食盐的摄入，对高血压者可降低其血压，而对非高血压者可预防高血压发生，有益心血管疾病的预防。儿童限盐后血压降低，对预防成年高血压具有重要意义。

3）适宜摄入量与食物来源

建议中国居民膳食钠的AI（mg/d）为：4岁以上儿童和青少年900～1 600，成年人1 500，50岁以上1 400～1 300。PI-NCD（mg/d）为4～6岁1 200，7～10岁1 500，11～13岁1 900，14～17岁2 200，18～49岁2 000，50～64岁1 900，65～79岁1 800，80岁以上1 700。

钠摄入过高有害健康，2013年WHO《成年人和儿童钠摄入量指南》建议成年人每天食盐摄取量应低于5g（1g食盐含钠400mg）。

食品中钠指以各种形式存在钠的化合物之总和。可表达为钠含量（mg）和食盐当量（mg），换算关系为

$$食盐当量＝食品中钠含量×2.54$$

钠在天然食物中的含量不高，人体钠元素的主要来源为食盐（NaCl），含钠调味品（如酱油、味精等）、盐渍或腌制肉、酱咸菜、咸味零食等加工食品也是重要来源。

知识链接 　　　　　　其他人体必需常量元素

镁：是多种酶的激活剂。具有调节细胞钾、钠分布，维持骨骼生长和神经肌肉兴奋性等功能。

氯：调节细胞外液的容量与渗透压，维持酸碱平衡，参与血液 CO_2 运输等。

2.6.2 微量元素

微量元素又称痕量元素，是指在人体内的含量小于0.01%体重的矿物质。

WS/T 578.3—2017
《中国居民膳食营养素参考摄入量 第3部分：微量元素》

微量元素分为三类：第一类为人体必需的微量元素，有铁、碘、锌、硒、铜、钼、铬、钴8种；第二类为人体可能必需的微量元素，有锰、硅、镍、硼、钒5种；第三类为具有潜在毒性，但在低剂量时，对人体可能是有益的微量元素，包括氟、铅、镉、汞、砷、铝、锂、锡8种。

必需微量元素的生理功能有：酶和维生素必需的活性因子，许多金属酶都含有微量元素；构成某些激素或参与激素的作用，如甲状腺素含碘；参与基因的调控和核酸代谢，锌是调节基因启动子的成分；特殊的生理功能，如含铁的血红蛋白。

1. 铁（Fe）

铁是人体必需微量元素之一，其营养水平对维持人体健康、抵御疾病起着重要的作用。正常人体内的铁含量为每千克体重30～40mg，其中约2/3是功能性铁，其余以储存性铁存在。大多数功能性铁是以血红素蛋白质的形成存在，即带有铁卟啉辅基的蛋白质。储存铁以铁蛋白和血铁红素形式储存于肝、脾、骨髓等处备用。一般女性存储性铁含量为0.3g～1.0g，男性则可达0.5～1.5g。

1）铁的生理功能

铁为构成血红蛋白、肌红蛋白、细胞色素及某些呼吸酶的组成成分，参与体内氧的运送和组织呼吸过程。铁是血红细胞形成的因子，维持正常的造血功能。含有Fe-S基团的铁硫蛋白参与一系列的基本生化反应。此外，铁可催化β-胡萝卜素转化为维生素A、参与嘌呤与胶原合成、抗体产生、脂类在血液中转运等。

2）缺乏与过量的危害

缺铁是世界上流行范围最广的营养缺乏症，全世界约有10亿缺铁性贫血患者和10亿铁缺乏人群。缺铁是造成缺铁性贫血的重要原因，是中国儿童最常见的营养缺乏性疾病，中国60岁以上老年人、育龄妇女的贫血患病率也较高。调查发现，2012年我国6～11岁儿童和孕妇贫血率分别为5.0%和17.2%。

铁缺乏症包括铁减少期（ID）、红细胞生成缺铁期（IDE）、缺铁性贫血期（IDA）

三个阶段。

铁缺乏可出现食欲低下，严重者发生渗出性肠病变及吸收不良综合征等。铁缺乏的儿童易烦躁，对周围不感兴趣，成年人则冷漠呆板。2岁以下儿童的铁缺乏可损害其认知能力，即使补充铁后也难以恢复。婴儿期的铁缺乏更可导致不可逆的神经发育损伤，这一影响可持续至成年。长期铁缺乏会降低身体耐力及运动能力，还可影响细胞介导的免疫功能，导致机体抗感染能力降低。

缺铁性贫血常可引起疲劳乏力、头晕、心悸、工作能力下降等。儿童和青少年则多出现身体发育受阻，体力下降，注意力与记忆力调节过程障碍，学习能力降低，易患感染性疾病等。

铁过量现已成为发达地区一个突出的公共卫生问题，铁过量可导致腹泻等胃肠道不良反应。引起体内过量铁积累的原因较多，如长期服用铁制剂、输血、从食物中摄入铁过多、遗传性的血色素沉着症、继发性铁过量等。铁急性中毒常见于儿童误服过量铁剂，主要症状为消化道出血。

3）推荐摄入量与食物来源

中国居民膳食中铁的 RNI（mg/d）为：儿童 10~13，少年男 15~16、女 18，成年男 12、女 20（>50岁，12），孕妇、乳母 24~39。UL（mg/d）青少年、成年人铁的 UL（mg/d）为 40。

铁广泛存在于各种动植物食物中，如动物血、猪肝、黑木耳、紫菜、芝麻酱、豆类均含有丰富的铁，瘦肉、蛋黄、猪肾、干果也是铁的良好来源。

膳食铁分血红素铁和非血红素铁两种。血红素铁主要来自畜禽肉的血红蛋白和肌红蛋白，其吸收率受膳食因素影响较小。占膳食铁绝大部分的非血红素铁，主要存在于植物性食物和乳制品中，但不易吸收。膳食中抑制铁吸收的物质有植酸、多酚、钙等。

如膳食中铁达不到要求，应在指导下，额外补充铁剂，以预防缺铁性贫血。对酱油和面粉等食品进行铁强化，可使公众总铁摄入量明显增加。口服补铁制剂主要有硫酸亚铁、富马酸铁、葡萄糖酸亚铁、琥珀酸亚铁、枸橼酸铁胺等。

2. 碘（I）

碘为人体必需微量元素之一，是合成甲状腺激素的主要原料。正常成年人体内含碘量为 20~50mg，其中 70%~80%存在于甲状腺组织中，骨骼肌、肺、卵巢、肾、淋巴结、肝、睾丸和脑等组织中也有分布。碘在组织中主要以有机碘形式存在。

1）碘的生理功能

碘是甲状腺发挥正常功能的要素，其生理功能是通过甲状腺激素完成的，主要有：促进生长发育，促进蛋白质的合成和维生素的吸收利用，激活体内许多重要的酶。参与脑发育，调节新陈代谢，以及对其他器官系统功能的影响。

2）缺乏与过量的危害

碘缺乏病（IDD）是机体因缺碘所导致的一系列障碍的统称。膳食和饮水中碘供给不足时，甲状腺细胞体增大，代偿性地从血液吸收更多的碘，因而出现呈地区性分布的甲状腺肿大。环境缺碘是导致生活在该地人群碘缺乏的主要原因。我国 2000 年消除碘缺乏病以前，碘缺乏病区的儿童中 5%～15%有轻度智力障碍（智商 50～60 个点），6.6‰ 的人患地方性克汀病（呆傻症），严重影响当地人口素质。

克汀病是碘缺乏造成的最严重疾病，是胎儿期碘缺乏导致的甲状腺功能不足引起的不可逆性神经损伤，表现为严重的智力障碍、听力、语言及运动障碍。

研究显示，亚临床甲状腺功能减退是高碘地区人群甲状腺功能紊乱的主要形式，碘过多病（IED）还表现为甲状腺肿大、自身免疫性甲状腺疾病、碘致甲状腺功能亢进症、甲状腺癌等。

由于中国碘地理分布比较复杂，碘缺乏地区和高水碘地区并存，因此采取"因地制宜、分类指导、科学补碘"的策略，既要消除碘缺乏病，又要防止碘过量危害。

3）推荐摄入量与食物来源

中国膳食碘的 RNI（μg/d）为：1～10 岁 90，11～13 岁 110，14 岁以上及成年人 120，孕妇 230，乳母 240。成人碘的 UL（μg/d）为 600。

碘缺乏是世界上广泛存在的公共卫生问题。中国为改善人群碘缺乏的状况，在全国范围内采取食盐加碘的防治措施，经多年实施已取得良好的效果。

含碘最高的食物为水产品，如海带、紫菜、鲜海鱼、蚶干、蛤干、干贝、淡菜、海蜇、海虾等，经常食用可预防甲状腺肿。豆腐干、畜禽类也含碘较高，谷物、果蔬含碘少。

3. 锌（Zn）

锌是人体必需微量元素之一，存在于人体所有组织中。成年人体内含锌 2.0～2.5g，约 60%存在于肌肉，30%存在于骨骼，后者不易被动用。主要分布在骨骼肌、骨骼、皮肤和肝脏中，通常皮肤、头发和指甲中的锌水平可反映其营养状况。

1）锌的生理功能

锌是儿童生长发育必需的元素，参与调节细胞的分化和基因表达。锌是金属酶的组成成分或酶的激活剂，人体有 200 多种含锌酶。锌有助于皮肤健康，可维持生物膜结构和功能。影响味觉，有助于改善食欲。参与免疫功能，并对激素有重要影响。

2）缺乏与过量的危害

许多证据表明，锌缺乏是普遍存在的，特别是在婴儿和儿童中。人体锌缺乏时，表现为食欲不振或异食，生长停滞，认知行为改变，性成熟延迟，皮肤疾患，胃肠道疾患（腹泻），免疫功能降低等。

锌缺乏的主要风险因素是膳食中锌含量低或植酸含量高、锌生物利用率低等。

一般来说，人体不易发生锌中毒，过量的锌可干扰铜、铁等吸收利用，损害免疫功能。

3）推荐摄入量与食物来源

中国锌的 RNI（mg/d）为：儿童 4.0～7.0，青少年男 10～12、女 8.5～9，成年男性 12.5、女性 7.5，孕妇 9.5，乳母 12。成人锌的 UL（mg/d）为 40。

动物性食物如生蚝、海蛎肉等贝壳类水产品，红肉，动物内脏类都是锌的极好来源。干果类、谷类胚芽和麦麸也富含锌。一般植物性食物和果蔬中含锌较低。

4. 硒（Se）

硒是人体必需微量元素之一。体内总量为 2.3～20.3mg，含量的不同似乎反映出不同地区膳食硒摄入量差异。人体内的硒约有80%都以硒氨基酸,即硒甲硫氨酸(SeMet)和硒半胱氨酸(SeCys)的形式存在于蛋白质中,多分布于指甲、头发、肾脏和肝脏,肌肉和血液中较少。

1)硒的生理功能

实验研究证明,硒通过硒蛋白发挥抗氧化、提高免疫力、调节甲状腺激素等作用,又可通过其代谢产物(特别是甲基化硒化物)起到抗癌、抑菌、拮抗重金属毒性等作用,硒对公共健康的影响相当重要。

2)缺乏与过量的危害

缺硒是发生克山病的重要原因。克山病是一种以多发性灶状心肌坏死为主要病变的地方性心肌病,其症状有心脏扩大、心功能失常、心律失常等。大骨节病也是与缺硒有关的疾病,其主要病变是骨端软骨细胞变性坏死、肌肉萎缩、发育障碍。

过量的硒可引起中毒,中毒症状为头发和指甲脱落,皮肤损伤及神经系统异常,如肢端麻木、抽搐等,严重者可致死亡。

3)推荐摄入量与食物来源

中国膳食硒的RNI(μg/d)为:儿童25~55,青少年、成年人为60,孕妇65,乳母78。成年人硒的UL(μg/d)为400。

食物中硒的含量因地区而异,特别是植物性食物的硒含量与地表土壤层中硒含量有关。水产品和动物内脏是硒的良好食物来源,葱蒜类和十字花科蔬菜中含有的硒甲基化合物,因其抑癌活性而备受关注。膳食补充剂中主要是硒酸盐(SeO_4^{2-})、亚硒酸盐(SeO_3^{2-})。

5. 铜(Cu)

铜是人体必需微量元素之一。成年人体内含量为50~120mg,在人体中含量居第二位,人体各器官均含有铜,以肝、脑、心、肾较多,肝是铜储存的仓库。

1)铜的生理功能

铜构成含铜酶与铜结合蛋白,在机体内的生化功能主要是催化作用。铜可维持正常造血功能,促进结缔组织形成,维护中枢神经系统的健康,参与黑色素形成及维护毛发正常结构,保护机体细胞免受超氧阴离子的损伤。

2)缺乏与过量的危害

铜能促进铁的吸收,缺铜时血红蛋白合成减少,可导致贫血。长期缺铜或铜营养不良可导致心血管损伤和胆固醇代谢异常,影响结缔组织机能和骨骼健康。婴儿铜缺乏会引起中枢神经系统的广泛损害,发生铜代谢紊乱,出现幼儿门克斯病。

铜对于大多数哺乳动物是相对无毒的。人体急性铜中毒主要是由于误食铜盐或食用与铜容器或铜管接触的食物或饮料。慢性铜中毒主要见于肝豆状核变性(Wilson's病)。

3)推荐摄入量与食物来源

中国青少年和成年人膳食中铜的RNI(mg/d)为0.8。成年人铜的UL(mg/d)为8。

铜广泛存在于各种食物中,牡蛎、生蚝、动物肝、坚果类含铜丰富。在普通膳食中,天然食物如谷类、畜禽类和水产品等可以提供50%的铜摄入量。

> **知识链接**　　　　　其他人体必需微量元素
>
> 钼：钼是黄嘌呤氧化酶/脱氢酶、醛氧化酶和亚硫酸盐氧化酶的组成成分。在正常膳食条件下人体不易发生钼缺乏。
>
> 铬：天然食物和生物体中的铬主要为三价铬，是葡萄糖耐量因子的重要构成成分、某些酶的激活剂。铬摄入不足可引起糖、脂代谢紊乱等。

2.7　维　生　素

维生素是人体几乎不能合成，调节机体生理功能所必需的一类有机化合物的总称。维生素既不构成机体组织，也不供给能量，而是各有其特殊功能，在物质代谢中起重要的作用。维生素为微量营养素，天然存在于食物中。

维生素种类较多，按其溶解性质分为脂溶性维生素和水溶性维生素两大类。

中国居民膳食维生素参考摄入量（DRIs），见《中国居民膳食营养素参考摄入量　第4部分：脂溶性维生素》（WS/T 578.4—2018）。

2.7.1　脂溶性维生素

脂溶性维生素是溶于有机溶剂而不溶于水的一类维生素。包括维生素 A、维生素 D、维生素 E 及维生素 K。吸收后与脂蛋白或某些特殊蛋白质结合而运输。可在体内储存，排泄缓慢，如果摄入过多，可引起蓄积性中毒。

WS/T 578.4—2018
《中国居民膳食营养素参考摄入量
第 4 部分：脂溶性维生素》

脂溶性维生素一般都有多种化合物来源形式，或是存在不同分子结构，或以前体化合物（维生素原）形式来源于食物，而且不同化合物形式之间存在营养效价的差异。

1. 维生素 A（视黄醇）与类胡萝卜素

维生素 A 又称为视黄醇，是指所有具有视黄醇生物活性的化合物，包括维生素 A_1（视黄醇）及维生素 A_2（3-脱氢视黄醇）两种。

可提供视黄醇生物活性的物质有两类：一类是维生素 A，只存在于动物性食物中，体内总量的 90%~95% 以视黄酰酯的形式储存在肝脏中，少量储存于脂肪组织；另一类是维生素 A 原类胡萝卜素，指来自植物性食物的在体内可以转化生成视黄醇的类胡萝卜素，它们是膳食视黄醇的前体物质，主要包括 β-胡萝卜素、α-胡萝卜素和 β-隐黄质。

维生素 A 和类胡萝卜素都对热、酸和碱稳定，一般烹调和罐头加工不易破坏。维生素 A 易被氧化破坏，长时间的高温，特别是在有氧和紫外线照射的条件下损失明显，脂肪酸败可使其严重破坏。但食物中的磷脂、维生素 E 或其他抗氧化剂有提高维生素 A 和类胡萝卜素稳定性的作用。

1）维生素 A 的生理功能

维生素 A 有助于维持暗视力，维持皮肤和黏膜健康，维持和促进免疫功能，促进生长发育和维护生殖功能。维生素 A 与骨质代谢关系密切，具有纠正多种病理状态的调节作用。维生素 A 与类胡萝卜素还具有防癌抗癌作用。

2）缺乏与过量的危害

中国目前居民膳食维生素 A 还处于较低摄入水平。2012 年中国居民膳食维生素 A RAE 摄入量（μg）：全国为 292.8，其中城市 335.7，农村 251.7。维生素 A 的缺乏是中国城乡居民普遍存在的问题，3～12 岁儿童维生素 A 缺乏率为 9.3%，边缘缺乏率为 45.1%。

维生素 A 缺乏的典型临床特征是干眼症，严重者可导致夜盲症。维生素 A 缺乏会出现皮肤干燥、毛囊角化、毛囊丘疹与毛发脱落，免疫功能受损，特别是儿童容易发生呼吸道感染和腹泻，使儿童生长发育迟缓。

过量摄入动物源性的维生素 A 会产生明显毒性反应。急性中毒表现为恶心、呕吐、头痛、眩晕等。慢性中毒则临床表现各异，包括对中枢神经系统的影响、肝脏异常、骨骼和皮肤的改变，以及其他副作用。中毒多发生在长期误服过量维生素 A 浓缩剂的儿童。

一般饮食不至于造成维生素 A 摄入过量，大量摄入类胡萝卜素也不会引起毒性作用。

3）推荐摄入量与食物来源

视黄醇活性当量（RAE）是表示膳食或食物中具有视黄醇活性物质含量的单位，可代替视黄醇当量（RE）评估膳食维生素 A 活性。其换算关系为

$$1 \text{ 个视黄醇当量（RE）} = 1\mu g \text{ 全反式视黄醇}$$
$$= 2\mu g \text{ 溶于油剂的纯品全反式 β-胡萝卜素}$$
$$= 6\mu g \text{ 膳食全反式 β-胡萝卜素}$$
$$= 12\mu g \text{ 其他膳食维生素 A 原类胡萝卜素}$$

$$1 \text{ 个视黄醇活性当量（RAE）} = 1\mu g \text{ 全反式视黄醇}$$
$$= 2\mu g \text{ 溶于油剂的纯品全反式 β-胡萝卜素}$$
$$= 12\mu g \text{ 膳食全反式 β-胡萝卜素}$$
$$= 24\mu g \text{ 其他膳食维生素 A 原类胡萝卜素}$$

膳食视黄醇活性当量（RAE）的计算方法为

$$视黄醇活性当量（RAE） = 膳食或补充剂来源全反式视黄醇（\mu g）$$
$$+ 1/2 \text{ 补充剂纯品全反式 β-胡萝卜素（}\mu g\text{）}$$
$$+ 1/12 \text{ 膳食全反式 β-胡萝卜素（}\mu g\text{）}$$
$$+ 1/24 \text{ 其他膳食维生素 A 类胡萝卜素（}\mu g\text{）}$$

知识链接 　　　　　　　　维生素 A 的国际单位（IU）换算

$$1IU \text{ 维生素 A 活性} = 0.3\mu g \text{ 全反式视黄醇} = 0.3\mu g RAE$$

即 $1\mu g RAE = $ 动物性食物维生素 A 活性 $IU/3.33$。

$$1IU \text{ 维生素 A 活性} = 0.6\mu g \text{ 膳食全反式 β-胡萝卜素}$$
$$= 1.2\mu g \text{ 其他膳食维生素 A 原类胡萝卜素}$$
$$= 1/20 \mu g RAE$$

即 $1\mu g RAE = $ 植物性食物维生素 A 活性 $IU/20$。

中国居民膳食维生素 A RAE 的 RNI（μg/d）为：1～10 岁儿童 310～500，青少年 11～13 岁男 670、女 630，14～17 岁男 820、女 620，成年男 800、女 700，孕妇（中、晚）

770，乳母 1 300。RAE AI（μg/d）为婴儿 300~350。RAE UL（μg/d）为婴儿 600。

维生素 A 的膳食来源包括各种动物性食物中预先形成的维生素 A（类视黄醇），各种红、黄、绿色蔬菜、水果中含有的维生素 A 原类胡萝卜素。人体内不能合成维生素 A，需要通过膳食摄入这两类物质满足机体的维生素 A 需要。

维生素 A 在动物肝脏、奶油和蛋黄中含量较多。富含类胡萝卜素最突出的食物有胡萝卜、甘薯、菠菜、水芹、羽衣甘蓝、绿芥菜、南瓜、莴苣叶、莴苣、西蓝花等。近年来，膳食补充剂中的视黄醇也是重要的维生素 A 来源之一。

从平衡膳食的原则出发，建议膳食维生素 A 至少 1/3 应由动物性食物提供的视黄醇来满足。大量流行病学资料证实，通过膳食获得的 β-胡萝卜素和其他类胡萝卜素的高血液水平，可降低多种慢性疾病的风险。

2. 维生素 D

维生素 D 是一组脂溶性维生素，为类甾醇衍生物。最具生物活性的形式为胆钙化醇（维生素 D_3）和麦角骨化醇（维生素 D_2）。

植物中麦角固醇在日光或紫外线照射后可以转变成维生素 D_2，人体皮下的 7-脱氢胆固醇在日光或紫外线照射下可以转变为维生素 D_3。

维生素 D 很稳定，耐高温，不易氧化，但对光敏感，脂肪酸败可使其破坏。通常的储藏、加工不会引起维生素 D 的损失。

1）维生素 D 的生理功能

维生素 D 可促进钙的吸收，维持血液钙和磷稳定，对骨骼正常矿化过程、肌肉收缩、神经传导及细胞基本功能都是必需的，发挥激素样作用参与体内免疫调节，还可降低多发性硬化癌和糖尿病的风险。

2）缺乏与过量的危害

日光照射不足或膳食中缺乏维生素 D 可导致缺乏症，表现为一种骨骼疾病，在儿童称为佝偻病，成年人则称为骨质软化症和骨质疏松。

通过食物来源的维生素 D 一般不会过量，但长期摄入过量维生素 D 可能会产生副作用甚至中毒，如高钙血症、高钙尿症。

3）推荐摄入量与食物来源

食品中维生素 D 含量用微克（μg）标示。

中国居民膳食维生素 D 的 RNI（μg/d）：儿童和青少年、成年人均为 10，>65 岁老年人 15。0~12 月龄婴儿的 AI（μg/d）为 10。

一般植物性食物中维生素 D 含量较低，但含脂高的海鱼、动物肝脏、蛋黄和奶油中相对较多，瘦肉和奶中含量较少。为预防佝偻病，婴幼儿食品常对维生素 D 进行强化。

需要指出，只要人们经常在户外活动，接受充足的阳光，维生素 D 可通过皮肤暴露阳光或紫外线在体内合成，而不需要由食物提供。

3. 维生素 E（生育酚）

维生素 E 又称生育酚，是一组脂溶性维生素。包括 α-生育酚、β-生育酚、γ-生育酚、δ-生育酚和 α-生育三烯酚、β-生育三烯酚、γ-生育三烯酚、δ-生育三烯酚，均具有抗氧化活性，其中以 α-生育酚生物活性最高。

维生素E主要储存于脂肪组织、肝脏及肌肉中,大多数成年人体内储存相对丰富。

维生素E对氧敏感,易被氧化,易受碱和紫外线破坏。维生素E在无氧条件下对热稳定。脂肪氧化可引起维生素E的损失。维生素E在食品加工时可由于机械作用而受到损失或因氧化作用而损失。脱水食品中维生素E特别容易氧化。

1)维生素E的生理功能

维生素E有抗氧化作用,是非酶抗氧化系统中重要的抗氧化剂,具有预防溶血,维持正常免疫的功能,是哺乳动物维持生长发育必不可少的营养物质。维生素E还具有抗动脉粥样硬化与抗癌作用。

2)缺乏与过量的危害

维生素E缺乏在人类较为少见。在脂溶性维生素中,维生素E的毒性相对较低。摄入多不饱和脂肪酸多的人,需增加维生素E。口服维生素E是相对无毒的。

3)适宜摄入量与食物来源

膳食中具有维生素E生物活性物质的总量以毫克α-生育酚当量(α-TE,mg)表示,计算公式为

$$1\alpha\text{-TE}(mg)=1\times\alpha\text{-生育酚}(mg)+0.5\times\beta\text{-生育酚}(mg)+0.1\times\gamma\text{-生育酚}(mg)+0.2\times\delta\text{-生育酚}(mg)+0.3\times\delta\text{-三烯生育酚}(mg)$$

中国居民膳食维生素E α-TE/d 的 AI(mg)成年人为14。UL 成年人为700。

植物油是膳食维生素E的主要来源,坚果含量也较多,蛋类、鸡(鸭)肫、绿叶蔬菜中含有一定量。维生素E常用作食品加工的抗氧化剂。

> **知识链接**
>
> **维生素K**
>
> 维生素K是显示抗出血活性的一组化合物,是2-甲基-1,4-萘醌及其衍生物的总称。包括维生素 K_1、维生素 K_2 和维生素 K_3,为形成活性凝血因子Ⅱ、凝血因子Ⅶ、凝血因子Ⅹ和凝血因子Ⅺ所必需。
>
> 缺乏维生素K时会使凝血时间延长和引起出血病症。维生素K广泛存在于绿叶蔬菜中,肠道细菌亦能合成。膳食中一般不会缺乏,但维生素K不能通过胎盘,新生儿又无肠菌,有可能出现缺乏。
>
> 维生素K含量丰富的食物有绿色蔬菜(如菠菜、羽衣甘蓝、黄瓜)、豆类、动物肝脏、鱼类等。

2.7.2 水溶性维生素

水溶性维生素是指能在水中溶解的一类维生素,包括维生素B族(维生素 B_1、维生素 B_2、维生素 B_6、维生素 B_{12}、泛酸、叶酸、烟酸、胆碱、生物素)和维生素C。

水溶性维生素在体内仅有少量储存,较易从尿中排出。绝大多数以辅酶或辅基的形式参加各种酶系统,在代谢的很多环节发挥重要作用。缺乏症出现较快,毒性很小。

WS/T 578.5—2018
《中国居民膳食营养素参考摄入量
第5部分:水溶性维生素》

维生素C、核黄素等抗氧化维生素可以降低心血管疾病等慢性疾病的风险。水溶性维生素与神经系统能量消耗和功能维持也有很密切的关系,对老年人认知功能的维持有良好作用。此外水溶性维生素可以降低结肠癌、胃癌、乳腺癌等肿瘤的风险。

1. 维生素 B_1（硫胺素）

维生素 B_1 又称硫胺素，也称抗神经炎因子等，为维生素 B 族之一。在体内 80% 以焦磷酸硫胺素（TPP）形式储存，10% 为三磷酸盐硫胺素（TTP），其他为单磷酸硫胺素（TMP）。

硫胺素在酸性溶液中比较稳定，一般烹调温度下破坏较少。在碱性溶液中极不稳定。紫外线可使之分解。铜离子可加快它的破坏。在干燥情况下不被空气氧化。

1）维生素 B_1 的生理功能

维生素 B_1 在体内以焦磷酸硫胺素的形式构成丙酮酸脱氢酶、转酮醇酶、α-酮戊二酸脱氢酶等的辅酶参与能量代谢。对维持神经、肌肉特别是心肌的正常功能，以及维持正常食欲、胃肠蠕动和消化分泌方面也有重要作用。

2）缺乏与过量的危害

维生素 B_1 摄入不足时，轻者表现为肌肉乏力、精神淡漠和食欲减退；重者会发生脚气病，主要表现为神经-血管系统损伤，一般可分为干性、湿性、混合型和婴儿脚气病四类。长期口服硫胺素，未见任何毒副作用。

3）推荐摄入量与食物来源

中国居民膳食维生素 B_1 的 RNI（mg/d）为：1～10 岁儿童 0.6～1.0，青少年男 1.3～1.6、女 1.1～1.3，成年人男 1.4、女 1.3，孕妇（中）1.4，孕妇（晚）及乳母 1.5。

维生素 B_1 多存在于种子外皮及胚芽中，含量丰富的食物有谷类、豆类、瘦肉、干果类，动物内脏（心、肝、肾）、禽蛋中含量也较高。

谷类食物随加工精细程度的提高，维生素 B_1 含量逐渐减少。加工及烹调可造成食物中维生素 B_1 的损失，其损失率为 30%～40%。

2. 维生素 B_2（核黄素）

维生素 B_2 又称为核黄素，是维生素 B 族之一。在自然界中主要以磷酸酯的形式存在于黄素单核苷酸（FMN）和黄素腺嘌呤二核苷酸（FAD）两种辅酶中。

维生素 B_2 较耐热，在干燥状态和酸性溶液中稳定。在碱中易受热分解，光照射易被破坏。

1）维生素 B_2 的生理功能

维生素 B_2 在体内以 FMN 或 FAD 形式与相关酶蛋白结合，形成黄素蛋白，参与体内能量生成与氧化还原反应。有助于维持皮肤和黏膜健康，改善抗氧化防御系统功能。参与烟酸、维生素 B_6、同型半胱氨酸和一些药物代谢，影响铁的吸收和转运过程。

2）缺乏与过量的危害

人类缺乏核黄素后，可导致物质代谢紊乱，表现为唇炎、口角炎、舌炎、阴囊皮炎、脂溢性皮炎及角膜血管增生等症状。由于核黄素缺乏影响铁的吸收，易出现继发缺铁性贫血。一般来说，核黄素不会引起过量中毒。

中国居民膳食以植物性食物为主，核黄素摄入不足是存在的重要营养问题。

3）推荐摄入量与食物来源

中国居民膳食维生素 B_2 的 RNI（mg/d）为：1～10 岁 0.6～1.0，青少年男 1.3～1.5、女 1.1～1.2，成年人男 1.4、女 1.3，孕妇（中）1.4，孕妇（晚）及乳母 1.5。

维生素 B_2 广泛存在于动物与植物性食物中，特别是内脏、奶类和蛋类含量较多，植物性食物中以豆类和绿叶蔬菜含量较多,谷类和一般蔬菜含量较少。

谷类和蔬菜是中国居民维生素 B_2 的主要来源,但谷类加工对维生素 B_2 存留有明显影响,如维生素 B_2 在精白米存留率只有 11%,在小麦标准粉存留率只有 35%。

3. 维生素 B_6(吡哆醇、吡哆醛、吡哆胺)

维生素 B_6 为维生素 B 族之一,包括吡哆醇、吡哆醛及吡哆胺,均能被磷酸化为有活性的辅基形式,如磷酸吡哆醛(PLP)、磷酸吡哆醇(PNP)和磷酸吡哆胺(PMP)。

1)维生素 B_6 的生理功能

维生素 B_6 主要以磷酸吡哆醛的形式存在于很多酶系统,参与氨基酸、糖原与脂肪酸的代谢,参与某些微量营养素的转化与吸收,参与一碳单位和烟酸代谢,调节神经递质的合成和代谢,参与造血,促进体内抗体的合成。

2)缺乏与过量的危害

维生素 B_6 也可在人体肠道内少量合成,一般认为不易缺乏。临界轻度缺乏与其他 B 族维生素缺乏同时存在。人体缺乏维生素 B_6 可致眼、鼻与口腔周围皮肤脂溢性皮炎,可见有口炎、舌炎、唇干裂,个别出现神经精神症状。幼儿缺乏时的影响较成年人大。

从食物中获取过量的维生素 B_6 没有副作用,但通过补充品长期给予大剂量维生素 B_6 会引起严重毒副作用,主要表现为感觉神经疾患和光敏感反应等。

3)推荐摄入量与食物来源

中国居民膳食中维生素 B_6 的 RNI(mg/d)为:1~13 岁 0.6~1.3,14 岁以上少年和成年人 1.2,50 岁后 1.6,孕妇 2.2,乳母 1.9。成年人 UL(mg/d)为 60。

维生素 B_6 的食物来源很广泛,动植物中均含有,但一般含量不高。其中含量较多的食物有蛋黄、肉、鱼、肝、肾、全谷、豆类。

4. 维生素 B_{12}(钴胺素、氰钴胺素)

维生素 B_{12} 又称钴胺素、氰钴胺素,是维生素 B 族之一。

维生素 B_{12} 在弱酸中相当稳定,但在强酸、强碱溶液中分解,易为日光等所破坏。

1)维生素 B_{12} 的生理功能

维生素 B_{12} 以甲基 B_{12}(甲基钴胺素,CbⅠ)和辅酶 B_{12}(腺苷钴胺素,ado CbⅠ)两种辅酶形式参与体内的生化反应。作为甲基转移酶辅助因子参与甲硫氨酸、胸腺嘧啶合成,促进蛋白质核酸生物合成,为造血过程所必需。参与甲基丙二酸-琥珀酸异构化过程。

2)缺乏与过量的危害

人体缺乏维生素 B_{12} 时可引起巨幼红细胞性贫血(恶性贫血)、神经系统损伤、高同型半胱氨酸血症。素食者、母亲为素食者的婴幼儿和老年人是缺乏维生素 B_{12} 高危人群。

3)推荐摄入量与食物来源

中国居民膳食维生素 B_{12} 的 RNI(μg/d)为:14 岁以上青少年、成年人 2.4,孕妇 2.9,乳母 3.2。

膳食维生素 B_{12} 来源于动物食物,主要为肉类、动物内脏及蛋类,奶及乳制品中含有少量。植物性食物中基本不含维生素 B_{12}。单一口服维生素 B_{12} 不能吸收,需要药物注射。

5. 叶酸

叶酸为维生素 B 族之一,由蝶酸和谷氨酸结合而成。天然食物中的叶酸大部分是多谷氨酸型叶酸，均为还原型，合成叶酸为氧化型单谷氨酸叶酸。

叶酸对热、光线、酸性溶液均不稳定，在碱性或中性溶液中对热稳定。食物中的叶酸经烹调加工后损失率可高达 50%～90%。

1）叶酸的生理功能

叶酸有助于胎儿大脑和神经系统的正常发育，有助于红细胞形成。作为体内生化反应中一碳单位转移酶系的辅酶，起着一碳单位传递体的作用。参与核酸和蛋白质合成，参与 DNA 甲基化，参与同型半胱氨酸代谢。

2）缺乏与过量的危害

叶酸缺乏时可引起巨幼红细胞性贫血、高同型半胱氨酸血症，在妇女围孕期可导致胎儿神经管畸形、唇腭裂等出生缺陷。

天然食物中的叶酸不存在摄入过量而致中毒的问题。但长期摄入大剂量合成叶酸，可掩盖维生素 B_{12} 缺乏的早期表现，干扰锌吸收和抗惊厥药物的作用等。

3）推荐摄入量与食物来源

食品中叶酸以叶酸当量（DFE，μg）标示。

由于天然叶酸和合成叶酸吸收利用程度不同，所以膳食叶酸摄入量以膳食叶酸当量表述时，计算公式为

$$1DFE（μg）=天然叶酸（μg）+1.7×合成叶酸（μg）$$

中国居民膳食叶酸 DFE 的 RNI（μg/d）为：孕妇 600，乳母 550。

叶酸广泛存在于各种动植物食物中，富含叶酸的食物为动物肝、肾、鸡蛋、豆类、坚果类、绿叶蔬菜及水果等。孕妇可以食用叶酸强化食品或叶酸补充剂。

6. 烟酸

烟酸为维生素 B 族之一，又名尼克酸、维生素 PP、抗糙皮病因子。包括烟酸、烟酰胺及其具有烟酸活性的衍生物。烟酰胺为辅酶Ⅰ（NAD）和辅酶Ⅱ（NADP）的组成部分，是烟酸在人体内的重要存在形式，色氨酸在人体内可转化成烟酸。

烟酸能耐酸、碱、热、氧和光而不被破坏，一般烹调方法对它影响较小。

1）烟酸的生理功能

烟酸是能量代谢中不可缺少的成分，构成的脱氢辅酶在生物氧化还原中起电子载体或递氢体作用。参与氨基酸代谢，蛋白质等物质的转化，参与脂肪酸、胆固醇及类固醇激素等的生物合成。可调节葡萄糖代谢。烟酸有助于维持皮肤和黏膜健康，有助于维持神经系统的健康。

大剂量服用烟酸具有降低血胆固醇、甘油三酯及 β-脂蛋白浓度和扩张血管的作用。

2）缺乏与过量的危害

烟酸缺乏会引起糙皮病或癞皮病，典型症状为皮炎、腹泻及痴呆，又称 3D 症状。烟酸缺乏常与维生素 B_1、维生素 B_2 缺乏同时存在。酗酒会增加发生癞皮病的危险。

烟酸过量可引起血管舒张、胃肠道反应和肝毒性等。

3）推荐摄入量与食物来源

食品中的烟酸以烟酸当量（NE，mg）标示，并按下式计算：

$$烟酸当量 NE（mg）=烟酸和（或）烟酰胺（mg）+色氨酸（mg）/60$$

中国居民膳食烟酸 NE 的 RNI（mg/d）为成年人男性 15，>50 岁 14，>80 岁 13；成年人女性 12，>65 岁 11，>80 岁 10，孕妇 15。

烟酸广泛存在于动植物性食物中，肝、肾、瘦肉、鱼及坚果类食物富含烟酸和烟酰胺；乳、蛋中的含量虽然不高，但色氨酸较多，可转化为烟酸。谷类中的烟酸 80%～90% 存在于它们的种子皮中，故受加工影响较大。

知识链接　　　　　　　　　　其他维生素 B 族

泛酸：辅酶 A 和酰基载体蛋白的组成部分。辅酶 A 参与糖、脂肪和蛋白质的代谢；酰基载体蛋白在脂肪酸合成时发挥作用。

胆碱：是一种有机碱，为磷脂酰胆碱和神经鞘磷脂的组成成分，参与甲基供体的合成与代谢，是神经递质乙酰胆碱的前体。胆碱缺乏可引起肝脏脂肪变性。胆碱过量可引起呕吐、流涎、出汗、鱼腥体臭及胃肠道不适等。

生物素：在脂肪和糖代谢中以辅酶形式参与体内羧基转运过程。膳食缺乏比较少见。

7. 维生素 C（抗坏血酸）

维生素 C 又称抗坏血酸，是人体内重要的水溶性抗氧化营养素之一。

维生素 C 是一种高度溶解性的化合物，呈酸性，具有强还原性。畏光、怕热，忌铜、铁，它可很容易地以各种形式进行分解，是最不稳定的一种维生素。维生素 C 在一般烹调中损失较大，在酸性溶液中较稳定。维生素 C 最大的损失是因化学降解而引起的。在加工中很容易从食品的切面或擦伤面流失，如在果蔬烫漂、沥滤时的损失。冷冻或冷藏、热加工均可造成损失。果蔬用 SO_2 处理可减少加工和储藏过程中的损失。

1）维生素 C 的生理功能

维生素 C 有助于维持皮肤和黏膜健康，有助于维持骨骼、牙龈的健康。维生素 C 有抗氧化作用，可以促进铁的吸收，能提高机体免疫力。维生素 C 的抗氧化功能对心血管系统具有保护作用，可降低患心血管疾病的风险和预防其他相关疾病。大剂量维生素 C 对某些毒物如重金属离子 Pb^{2+}、Hg^{2+}、As^{2+}、Cd^{2+}、苯、细菌毒素及某些药物具有解毒作用。

2）缺乏与过量的危害

轻度疲劳是缺乏维生素 C 的最早症状。典型的缺乏症是发生坏血病，出现毛细血管及皮下出血、牙龈炎、骨骼病变与骨质疏松。患者若不及时治疗，可危及生命。

维生素 C 过量可引起尿草酸盐排泄量增加，增加泌尿系结石形成的危险。

3）推荐摄入量与食物来源

中国建议维生素 C 的 RNI（mg/d）为儿童 40～90，14 岁以上青少年及成年人 100，孕妇（中、晚）115，乳母 150。成年人 PI（mg/d）为 200。

维生素 C 主要来源于新鲜水果、蔬菜中，蔬菜中以绿色和红、黄色的菠菜、韭菜、辣椒、番茄等含量丰富，水果中以鲜枣、山楂、猕猴桃、草莓、柑橘类含量较高。野生果蔬如酸枣、沙棘、苋菜和苜蓿等维生素 C 含量尤为丰富。

只要能经常吃到足够的蔬菜和水果，并合理地烹调，一般不会缺乏。由于维生素 C 易受储存和烹调加工的影响，所以果蔬要尽可能保持新鲜和生食。

2.8 水和其他膳食成分

2.8.1 水

水是生命之源,是人体需要量最大、最重要的膳食成分。只要有足够的饮水,人不吃食物仍可生存数周,但若没有水,生命只能维持数日,可见水对维持生命至关重要。

水是人体组织的主要成分,占一个健康成年人体重的60%~70%。人体内水的含量因年龄、性别和体型不同而有所差异。年龄越小,体内含水比率越高,0~6个月婴儿可达74%,3~12岁平均为60%,12岁以后体内含水逐渐减至成年人水平。成年男子体内总体水约为体重的59%,女子为50%,50岁以上人体含水量一般会减少3%左右。

水在体内主要分布于细胞内和细胞外。细胞内液水含量约为体内水总量的2/3,细胞外液约为1/3,包括组织液、血浆、淋巴和脑脊液等。人体组织器官的含水量相差很大,血液中最多,达83%,而脂肪组织中较少,仅10%。

1. 水的生理功能

水是保持细胞形状及构成人体体液必需的物质。水广泛分布在组织中,构成人体的内环境,维持体液正常渗透压及电解质平衡。水参与体内物质新陈代谢和生化反应,是营养物质代谢的载体。水的比热较大,水分经蒸发或皮肤出汗来散热,是维持人体体温恒定的重要途径。水还可起润滑组织和关节的作用。

2. 水在体内的平衡

水在体内维持一个动态平衡状态,即摄入的水和排出的水大约相等。体内水的来源包括饮水、食物中的水及内生水。体内生成水主要来源于蛋白质、脂肪和碳水化合物代谢时产生的水。调查显示,中国成年人的饮水量占总水摄入量的56%。

在正常情况下,人体排出的水和摄入的水量每天维持在2500mL左右,处于一种动态平衡。体内不储存多余的水分,但也不能缺水。机体失水过多,会影响其生理机能。

水的排出量受气候、环境、空气温度和相对湿度的影响。水主要经肾脏排出,约占60%,其次是皮肤、肺和粪便,分别占20%、14%和6%。

影响机体水需要量的因素主要包括环境和个体两方面。高温、高湿或者低温,可引起人体发生一系列的应激反应,如高温地区的人们每天需要喝更多的水。

体力活动增加时,会大量出汗以排出热量,以维持恒定体温。大量的出汗,还会导致人体氯化钠及钾、钙、铁、镁等无机盐随同汗液丢失,如不及时补充可引起严重的缺水、缺盐(电解质紊乱)。因此,要适时补充水分和混合盐片。

3. 缺乏与过量的危害

水摄入不足或丢失过多,均可引起体内失水。在正常生理条件下,人体通过尿液、粪便、呼吸和皮肤等途径排出水。这些必需丢失的水量,通过足量饮水即能补偿。

另一种是病理性水丢失,如腹泻、呕吐等,严重时需要通过临床补液来处理。

机体水摄入量不足,水丢失过多或者摄入盐过多时,细胞外液钠浓度的改变可由水、钠的变化而引起水和电解质代谢紊乱。水摄入不足还会导致认知和体能的下降。

> **知识链接　　失水的相关症状**
>
> 机体缺水对生命过程的危害程度,甚至超过其他任何一种营养素。当失水量达到体重的2%~4%时,为轻度脱水,表现为口渴、尿少、尿呈深黄色;失水量达体重的4%~8%时,为中度脱水,还可见极度口渴、皮肤干燥、口舌干裂、声音嘶哑及全身软弱等现象;失水量超过体重的8%,为重度脱水,可见皮肤黏膜干燥、高热、烦躁、精神恍惚、神志不清等;失水达到体重的10%,会出现全身无力、体温升高、血压下降、皮肤失去弹性,甚至危及生命;当失水超过体重的20%时,会引起死亡。

水摄入量超过了肾脏排出能力可引起急性水中毒,水中毒可导致低钠血症。这种情况多见于疾病状况,如肾脏病、肝病、充血性心力衰竭等。正常人极少见水中毒。

4. 适宜摄入量

影响人体需水量的因素很多,如代谢情况、性别、年龄、身体活动水平、温度和膳食等,故水需要量不仅个体差异较大,即使同一个体在不同环境或生理条件下,其需要量也有差异,因此水的人群推荐量并不完全等同于个体每天的需要量。

中国居民的饮水适宜摄入量(L/d)为:儿童4~6岁0.8,7~10岁1.0,青少年11~13岁男1.3、女1.1,14~17岁男1.4、女1.2,成年人男1.7、女1.5,孕妇1.7,乳母2.1。

人体的总水摄入量由饮水及食物水构成。来源于食物中的水称为食物水,来源于普通水(白水)和各种饮料的水称为饮水。人们每天水分摄入量会因饮水量及食物种类的不同而变化。对于身处炎热环境中或身体活动量有所增加的人群,需要增加水的摄入量。

食物水来自主食、菜、零食和汤,包括食物本身含的水分和烹调过程中加入的水。常见含水分较多(≥80%)的食物主要有液态奶、豆浆、蔬菜类、水果类等,以及汤类和粥类。每天从不同类的食物中获得的水分是膳食水摄入的重要组成部分。

2.8.2 膳食纤维

膳食纤维(DF)是指植物性食物中含有的,不能被人体小肠消化吸收的,对人体有健康意义的碳水化合物。包括纤维素、半纤维素、果胶、菊粉等,还包括木质素等其他一些成分。膳食纤维存在于果皮、蔬菜、谷类等植物中,是维持植物细胞壁和构造完整的基本成分。膳食纤维在营养标签可标示为"膳食纤维(或单体成分等)"。

1. 膳食纤维的生理功能

膳食纤维虽然不能被消化吸收,但在体内具有重要的生理作用,有助于维持正常的肠道功能,对保障人体健康必不可少。

不同来源的膳食纤维,因化学组成的差异,故其生理效应差异也可能很大。在维持肠道健康作用方面,膳食纤维具有缓解便秘、促进益生菌生长、肠道屏障功能和免疫性。大多数膳食纤维种类的血糖生成指数(GI)都低,有些能减少餐后血糖反应,可预防2型糖尿病。富含膳食纤维的食物多为体积大且能量密度低,可增加饱腹感,控制体重。膳食纤维可预防脂代谢紊乱,减少心血管疾病风险。膳食纤维可影响矿物质吸收,如水溶性纤维类对钙、镁和铁吸收有促进作用,而不溶性纤维或与植酸等结合,会影响矿物质的吸收。膳食纤维还能预防某些肿瘤的发生,研究显示,大量摄入蔬菜和水果与结肠癌的低危险性有关，或认为蔬菜和水果在结肠癌发生过程中起保护作用。

2. 缺乏和过量的危害

膳食纤维摄入量过少，容易引起便秘和肠道功能紊乱。长期缺少蔬菜和全谷食物，摄入过多高蛋白、高脂肪食物，可能引起代谢紊乱，诱发多种慢性疾病。长期摄入过低将增加心血管疾病、肠道疾病、2型糖尿病发生的风险。

当膳食纤维摄入量过多时，容易产生肠胃充盈和不舒服感觉。长期摄入高膳食纤维的膳食，可减少对脂肪、糖类的吸收利用，可以降低铁、钙、镁、锌、叶酸等矿物质和维生素的利用和吸收能力。

3. 适宜摄入量和食物来源

食物中的膳食纤维可根据其成分选择检测方法和标示方式。可标示为膳食纤维、可溶性膳食纤维、不可溶性膳食纤维和单体成分，如膳食纤维（以菊粉计）。

建议中国成年人（19～50岁）总膳食纤维的AI为25～30g/d，并鼓励每天至少全天谷物的1/3为全谷物食物，以及保证平均每天摄入蔬菜、水果400～500g。

富含膳食纤维的食物有全谷物、豆类、水果、蔬菜及马铃薯等，此外还有多种高膳食纤维功能性食品。全谷物中的纤维主要来源于谷物表皮，所以精加工谷类食品的膳食纤维含量越低。由于蔬菜和水果中的水分含量较高，故所含膳食纤维的量就相对较少。

2.8.3 植物化学物质

植物化学物质是指一些天然存在的膳食成分，属于非传统营养素，具有确切的健康效应。《中国居民膳食营养素参考摄入量（2013版）》列出了18种植物化合物。

1. 植物化学物质分类

植物化学物质一般按结构可以分为酚类、萜类、含硫化合物、含氮化合物等，也可以按生物活性分为抗氧化物、植物雌激素、蛋白酶抑制剂等。

（1）酚类。儿茶素、原花青素、槲皮素、花色苷、大豆异黄酮、姜黄素、绿原酸、白藜芦醇。

（2）萜类。番茄红素、叶黄素、植物甾醇。

（3）含硫化合物。α-异硫氰酸盐、硫辛酸、大蒜素。

（4）含氮化合物。氨基葡萄糖、γ-氨基丁酸、L-肉碱。

2. 植物化学物特定建议值（SPL）和可耐受最高摄入量（UL）

一些营养流行病学资料及群体干预研究，以充足的证据证明了某些食物成分，其中多数属于食物中的植物化合物，具有改善人体生理功能、预防慢性疾病的生物学作用。

《中国居民膳食营养素参考摄入量（2013版）》提出了成年人植物化学物特定建议值（SPL）和可耐受最高摄入量（UL）。

2.9 食物的消化吸收

构成人体的基本单位是细胞，细胞组合成组织，组织又组合成系统，并构成器官。多种组织器官构建了复杂的人体。

细胞是构成人体的基本结构和功能单位。除红细胞等极少数细胞外，均有细胞膜、细胞质和细胞核三部分组成。

结构和功能相同或者相似的一些细胞及其周围的细胞间质一起构成组织。人体的组织有上皮组织、结缔组织、肌肉组织和神经组织四大类。

不同的组织结合在一起，构成了具有一定形态和特定功能的器官，如心、肾、肝、脾等。若干个器官结合起来共同组成了完成某种生理功能的系统。

知识链接　　　　　人体的系统与部位划分

人体包括运动、循环、呼吸、消化、泌尿、生殖、神经、内分泌及感觉器官等九大系统。

人体根据部位可分为头、颈、躯干、四肢四部分，躯干又包括胸部、腹部、盆部三部分，其内有胸腔、腹腔、盆腔。

2.9.1　人体的消化系统组成及功能

人体消化系统由消化道和消化腺两部分组成，如图 2-1 所示。

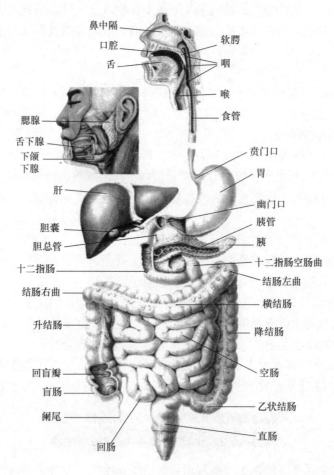

图 2-1　消化系统概况图

消化道是食物消化吸收的场所,主要由口腔、咽、食管、胃、小肠、大肠和肛门组成。消化腺是分泌消化液的器官,主要有唾液腺、胃腺、胰、肝和小肠腺等。

1. 消化道

消化道在临床上可分为上消化道和下消化道。上消化道由口腔、咽、食道、胃、十二指肠、肝脏、胰腺等附属腺体及腺体导管组成,下消化道包括空肠、回肠和大肠。

(1)口腔。由口唇、颊、腭、牙、舌和口腔腺组成。口腔受到食物的刺激后,口腔内腺体即分泌唾液,嚼碎后的食物与唾液搅和,借唾液的滑润作用通过食管,唾液中的淀粉酶能部分分解碳水化合物。

(2)咽。咽是呼吸道和消化道的共同通道,依据与鼻腔、口腔和喉等的通路,可分为鼻咽部、口咽部、喉咽部三部。咽的主要功能是完成吞咽这一复杂的反射动作。

(3)食道。食道是一长条形的肌性管道,全长25~30cm。食道有三个狭窄部,这三个狭窄部易滞留异物,也是食道癌的高发部位。食道的主要功能是运送食物入胃,其次有防止呼吸时空气进入食道,以及阻止胃内容物逆流入食道的作用。

(4)胃。包括贲门、胃底、胃体、胃窦和幽门等部分,胃的总容量为1 000~3 000mL。胃壁黏膜中含大量腺体,可以分泌胃液,胃液呈酸性,其主要成分有盐酸、钠、钾的氯化物、消化酶、黏蛋白等。胃液的作用很多,其主要作用是消化食物、杀灭食物中的细菌、保护胃黏膜及润滑食物,使食物在胃内易于通过等。

胃的主要功能是容纳和消化食物。由食管进入胃内的食物团,经胃内机械性消化和化学性消化后形成食糜,食糜借助胃的运动逐次被排入十二指肠。

(5)十二指肠。为小肠的起始段。长度相当于本人12个手指的指幅(25~30cm),因此而得名。十二指肠呈C形弯曲,包绕胰头,可分为上部、降部、下部和升部四部分。其主要功能是分泌黏液、刺激胰消化酶和胆汁的分泌,为蛋白质的重要消化场所。

(6)空肠、回肠。空肠起自十二指肠空肠曲,下连回肠,回肠连接盲肠。空肠、回肠无明显界限,空肠的长度占全长的2/5,回肠占3/5,两者均属小肠。空肠、回肠的主要功能是消化和吸收食物。

(7)大肠。大肠为消化道的下段,包括盲肠、阑尾、结肠和直肠四部分。成年人大肠全长1.5m,起自回肠,全程形似方框,围绕在空肠、回肠的周围。大肠的主要功能是进一步吸收水分和电解质,形成、储存和排泄粪便。

2. 消化腺

消化腺是分泌消化液的器官,属外分泌腺,有小消化腺和大消化腺两种。小消化腺散在于消化管各部的管壁内,大消化腺有三对唾液腺(腮腺、下颌下腺、舌下腺)、肝和胰,它们均借导管,将分泌物排入消化管内。

2.9.2 食物的消化与吸收

食物中所含的营养成分只有水、矿物元素和某些维生素能被人体直接利用,其余的营养素必须通过消化系统分解转变成为简单、易于吸收的形式,才能被人体吸收利用,其中无营养价值的残渣和未被吸收的部分肠道分泌物及一些肠道微生物一起构成粪便排出体外。我们把食物在消化道内分解成为可吸收的小分子物质的过程称为消化。消化后的营养成分通过消化道黏膜进入血液循环的过程称为吸收。

食物的消化吸收过程是一个十分复杂的过程，包括咀嚼、吞咽、胃肠运动、消化液分泌及各种营养素吸收。食物的消化有两种形式，一种是靠消化液和消化酶的作用对食物进行化学性分解的化学性消化；另一种是通过牙齿的咀嚼和胃肠的蠕动，将食物磨碎、搅拌并与消化液混合的机械性消化。

1. 口腔内消化

食物在口腔内经牙齿的咀嚼和舌的搅拌与唾液混合，达到机械性消化。唾液中含有唾液淀粉酶，可使谷物中的淀粉转化为麦芽糖。因食物在口腔中停留时间短，淀粉不能被完全消化。因唾液中不含相应特异性酶类，所以脂肪和蛋白质等在口腔中不能被分解。

2. 胃内消化和吸收

食物入胃后暂时储存，在此期间受到胃液的化学性消化和胃壁肌肉的机械性消化。胃壁的蠕动可使食物与胃液充分混合成为食糜。胃液是胃腺各种细胞分泌的混合物，主要含胃蛋白酶原、盐酸（胃酸）和黏液三种成分。成年人每天可分泌 1.5～2.5L 胃液。

胃蛋白酶原经胃酸作用后活化成胃蛋白酶，可将各种水溶性蛋白质分解为蛋白胨。胃酸还可将随食物进入胃内的细菌杀死，并进入小肠后刺激胰液、胆汁和小肠液的分泌。胃黏液有润滑作用，可减少食物对胃黏膜的摩擦损伤，能防止胃酸和胃酶对胃黏膜的腐蚀作用，故对胃具有保护作用。

食糜自胃进入小肠的过程称为胃的排空。胃的排空时间因食物形态、性质和胃蠕动情况而异。一般流体比固体快，碳水化合物排空较快、蛋白质较慢、脂肪最慢，因此人们吃脂含量高的食物不易饥饿就是这个缘故。一般混合食物的排空时间为 4～5h。

胃的吸收功能很弱，只能吸收少量的水和乙醇。

3. 肠内消化和吸收

食糜进入十二指肠后，因带酸性，刺激胰腺分泌胰液，肝胆分泌胆汁，小肠黏膜分泌小肠液，在小肠运动的作用下，基本完成食物的消化吸收过程。

胰液是一种碱性消化液，pH 值为 7.8～8.4，成年人每天分泌 1～2L。胰腺中含有的胰淀粉酶能将食物中的淀粉分解成麦芽糖，并在麦芽糖酶的作用下进一步分解成葡萄糖；胰蛋白酶、胰凝乳蛋白酶和羧肽酶，可将蛋白质消化成蛋白胨、肽和氨基酸；胰脂肪酶将脂肪消化分解成为脂肪酸和甘油。

胆汁是一种味苦的碱性液体，成年人每天可分泌 0.8～1L，其成分包括胆盐、胆红素、胆固醇、卵磷脂、脂肪酸等。胆盐可乳化脂肪，有利于胰脂肪酶的作用，也可增加胰脂肪酶的活性。胆汁中没有消化酶，但胆盐对脂肪的消化吸收有重要的意义。

肠液是一种弱碱性液体，pH 值约为 7.6，成年人每天分泌 1～3L，它主要含有的消化酶是淀粉酶、麦芽糖酶、蔗糖酶、乳糖酶、脂肪酶、肠肽酶等。这些酶和胰液中的消化酶及胆盐相配合，将食物中的多糖和双糖分解成单糖，将脂肪分解成甘油和脂肪酸，将蛋白胨、肽分解成氨基酸，使食物得以彻底地消化。

小肠是人体最主要的吸收部位。小肠具有皱褶与大量绒毛及微绒毛，形成巨大的吸收面积（可达 $200m^2$），食物在小肠内停留 3～8h，有利于小肠的吸收。

吸收作用是一个复杂的过程，包括物理过程和生理过程两个方面，物理过程有滤过、扩散、渗透等作用；生理过程主要是小肠壁上皮细胞膜的主动运输作用。

糖类几乎全部在十二指肠和空肠吸收，脂肪的吸收主要在十二指肠下部和空肠上部，氨基酸的吸收在小肠上段，水和无机盐的吸收也在小肠。此外，结肠也吸收一部分水、盐类等剩余的营养物质。

食糜在小肠的运动过程中完成上述消化作用，其营养成分绝大部分在小肠壁吸收，剩余的食物残渣形成粪便，到达直肠经肛门排泄出体外。

2.10 不同人群的生理特点与营养

人体的生理状况随性别的差异和年龄的变化而有所不同，因此对膳食营养素的要求也有所差异。

每个人在其生命历程的各个阶段对营养的需求各有不同，这些阶段包括从受孕到婴儿期、儿童期和青春期、成年期和老年期。

妊娠期和产后是女性独特的生命阶段，有特殊的营养需求。

知识链接 生命历程的阶段划分

人的一生按照年龄可以分为以下几个阶段：①婴儿期是指 0~12 个月龄，包括新生儿期（断脐至生后 28d）；②12~36 月龄为幼儿期；③3~6 岁儿童为学龄前期；④6~12 岁儿童为学龄期；⑤12~18 岁称少年期或青春期；⑥成年期是指 18~60 岁；⑦60 岁以上就进入老年期；⑧妊娠期和产后。

实际上相邻各期间并没有明显的界限。WHO 将 18 岁以下的人群界定为儿童。

2.10.1 孕妇的生理特点与营养

妊娠是一个复杂的生理过程，为了妊娠的成功，孕期妇女的生理状态及机体代谢发生了较大的适应性改变，以满足孕期母体生殖器官和胎儿的生长发育，并为产后泌乳进行营养储备。孕期营养状况的优劣对胎儿生长发育直至成年后的健康将产生至关重要的影响。与非孕期妇女相比，孕期妇女对能量和各种营养素的需要量均有所增加，尤其是蛋白质、必需脂肪酸及钙、铁、叶酸、维生素 A 等多种微量营养素。为了满足孕期对各种营养素需要的增加，孕期的食物摄入量也相应增加，但膳食构成仍然应由多种多样食物组成的平衡膳食，食物力求种类丰富、营养齐全，无须忌口。因各种原因从膳食中不能满足其营养需要时，可在医生指导下合理使用营养素补充剂。

由于怀孕不同时期胚胎的发育速度不同，孕妇的生理状态、机体的代谢变化和对营养素的需求也不同。按妊娠的生理过程及营养需要特点，孕妇分为孕前期（孕前 3~6 月）、孕早期（孕 1~12 周）、孕中期（孕 13~27 周）和孕末期（孕 28 周~分娩）。

1. 孕早期（前 3 个月）

由于胚胎生长缓慢，故所需营养与非孕时近似。此阶段由于胃肠道活动及肌肉紧张度降低，消化液分泌减少，故孕妇常易出现恶心、呕吐、消化不良和便秘等现象。因此应多选用牛奶和豆制品，多选食粗粮、新鲜蔬菜、水果及坚果。

2. 孕中期（4～6个月）

此期孕妇体重增长迅速，母体开始储存脂肪及部分蛋白质，子宫、乳房迅速增大，胎盘迅速增长，此外，胎儿的牙齿、骨骼、五官、四肢也在迅速发育。在这种巨大的合成代谢过程中，必须有相应的能量和营养素的供给才能满足妊娠的需要。为此，孕妇在怀孕4个月后必须增加能量和各种营养素。食物中应增加肉、鱼、蛋等富含优质蛋白质的动物性食物，多吃含钙丰富的乳类食物，多吃蔬菜、水果等富含无机盐、维生素及膳食纤维的食物。为有利于胎儿脑的发育，应多吃富含脂质类的食物，如小米、玉米、核桃仁、芝麻、花生、南瓜子、栗子、桂圆、海带、紫菜、香菇、水产品等。

3. 孕后期（7～9个月）

胎儿8个月后牙齿、骨骼、生长突然加速，20颗乳牙都已形成，第一对恒牙也钙化，对钙、磷和维生素D需要量很大。此阶段胎儿不仅需要大量营养素，而且要在肝脏中适量储存，以供出生后6个月内使用。因此，此期孕妇的食物摄入除能量可适当减少外，应维持中期的摄入量。注意多选食绿叶菜和水产品，经常选食动物内脏，如肝、心等，并多选用奶制品、蛋制品及水产品，以提供丰富的维生素A和维生素D。

2.10.2 乳母的生理特点与营养

在正常的情况下，在婴儿出生的第一个小时里就开始母乳喂养，即摄入初乳。因此，一个产妇从孕妇进而变为乳母的过渡时间是比较短的。

乳母的营养不仅需要适应母体本身的需要，同时也要适应母乳泌出的需要。母乳的合成需要能量，在母乳中分泌出的营养素要在母体中汲取，因此，乳母比一般的妇女需要更多的营养素。乳母营养不足，是造成母乳不足的主要原因之一。

在怀孕期间，母体在正常条件下可储备约6kg的体脂，在哺乳过程中可以逐步消耗，故一部分母亲在喂哺一年后可以恢复孕前的体重，一部分母体可因哺乳而使体重比原来减少。除营养因素外，也与生活与活动有关。

不论乳母的膳食营养水平如何，但是乳母在孕期和哺乳期的蛋白质与能量均处于不足或边缘缺乏状态，则会影响泌乳量和乳汁中的营养素水平。泌乳量受多种因素的影响。在正常情况下，平均每天泌乳量750mL。当乳母能量摄入很低时，可使泌乳量减少到正常的40%～50%；一般营养较差的乳母产后前6个月每天泌乳量为500～700mL，后6个月每天为400～600mL；严重营养不良乳母的泌乳量可降低到每天100～200mL，甚至可能完全终止泌乳。

2.10.3 婴儿的生理特点与营养

1. 0～6月龄婴儿

出生后12个月内为婴儿期，包括新生儿期（断脐至出生后的28d），这是人一生中生长发育最快的时期，也是婴儿完成从子宫内生活到子宫外生活的过渡期。

新生儿出生时平均体重一般为3.0kg（2.5～4.0kg），出生后头几天可引起体重出现生理性下降，第7～10日恢复到出生时体重。前6个月的婴儿体重平均每月增长0.6kg。

足月新生儿平均身长50cm，一般每月增长3~3.5cm，到4个月时增长10~12cm，1岁时可达出生时的1.5倍左右。

新生儿唾液分泌较少且含酶量低，口腔内黏膜干燥易受损。4月龄后唾液腺逐渐发育完善，消化道的淀粉酶也逐渐达到成年人水平，消化淀粉类食物的能力增强，从6月龄起，婴儿逐渐可以吃些软质的食物。

新生儿的胃呈水平状，胃贲门的括约肌松弛，而幽门部肌肉较发达，再加上胃容量较小，因此易溢奶。

新生儿胃液和胃酸的分泌量比较少，胃蛋白酶的活力弱，消化能力低，胃排空迟缓。肝脏分泌的胆汁较少，对脂肪的消化与吸收功能较差，但消化蛋白质的能力较好。因此食物的形状和成分必须适合婴儿消化吸收的特点，否则可造成消化和营养紊乱。

新生儿期的肾脏结构不成熟，肾小球的滤过率仅为成年人的1/4~1/2，肾小管的重吸收、分泌及酸碱调节功能比较弱，尿的浓缩能力、尿素及钠的排除能力有限，人工喂养时不宜使蛋白质和矿物质（尤其是钠）摄入过多。

2. 6~12月龄婴儿

婴儿的生长发育快，需求增加，仅靠母乳或牛奶不能供给所需的营养素。例如，婴儿出生4个月以后，体内储存的铁往往被消耗殆尽，加上母乳含铁量较低的原因，婴儿必须从辅食中获得足够的铁满足生长的需要。此时期婴儿常见的营养缺乏性疾病较易发生，主要有维生素D缺乏引起的佝偻病、营养性缺铁性贫血和生长迟缓等。

4~6个月后，婴儿消化器官和功能逐渐完善，神经系统进一步发育成熟，对食物的质量也有了新的要求，消化器官和其他器官的发育需接受相应的刺激。从6月龄开始逐渐给婴儿补充一些非乳类食品，能增加唾液的分泌量，增强消化酶的活性，促进牙齿的发育和增强消化机能，训练婴儿的咀嚼吞咽能力，有助于婴儿精神发育，刺激味觉、嗅觉、触觉和培养良好的饮食习惯。

2.10.4 幼儿生理特点与营养

幼儿的生长发育不如出生后第一年迅速。1~2岁全年体重增加2.5~3.0kg，到2岁时是出生时的4倍，2岁以后体重每年增加2.3kg左右。1~2岁身长增加约10cm，2~3岁平均增加5cm。再加上独立行走导致活动量增加，智力、语言发育也较快，体能和智力发育迅速，营养需求旺盛。

幼儿消化器官逐渐完善，但胃肠功能尚未发育完全，容量较小（300mL左右），到2岁半时20只乳牙基本出齐，只是牙齿的咀嚼功能仍较差，营养摄取能力相对不足，因而幼儿膳食需要专门加工烹制。与成年人膳食相比，尽管幼儿膳食数量有限，但烹调加工程序、耗用时间并不减少，需要养护人精心安排。

2.10.5 学龄前儿童生理特点与营养

与婴幼儿相比，学龄前儿童四肢的增长较快，肌肉组织发育加快，需要较高的蛋白质和营养素来构成机体组织。生长发育速度相对减慢，但仍保持稳步的增长，此期体重增长约5.5kg（年增长2kg），身高增长约21cm（年增长约5cm）。

到 3 岁时，儿童 20 颗乳牙出齐，6 岁时第一颗恒牙可能萌出，但咀嚼能力仅达到成年人的 40%，消化能力仍有限，尤其是对固体食物需要较长时间适应。因此，不能过早进食家庭成人膳食，以免导致消化吸收紊乱，造成营养不良。

到 4 岁时，脑组织进一步发育，达到成年人脑重的 86%～90%，随着神经纤维髓鞘化的完成，运动转为由大脑皮质中枢调节，神经冲动传导的速度加快，从而改变了婴幼儿期各种刺激引起的神经冲动传导缓慢、易于泛化、疲劳而容易进入睡眠的状况。

到 5 岁时，个性有明显的发展，生活基本能自理，主动性强，好奇心强，但注意力分散。在饮食行为上表现为自我做主，对养护人要求其进食的食物可能产生反感甚至厌恶，不专心进餐、吃饭时边吃边玩、故意使进餐时间延长，食物摄入不足，久之容易导致微量营养素缺乏，主要包括维生素 A、维生素 D、维生素 B_1、维生素 B_2 缺乏、钙缺乏和缺铁性贫血等。应该根据儿童心理与行为的变化，把良好的进食过程看作是一种有教养、有文化的组成部分来教导孩子，培养他们良好的饮食习惯，将使他们终身受益。

学龄前儿童一天的活动量很大，能量与营养素需要量增加，但胃容量仍较小，为 600～700mL。每餐的进食量不大，容易饥饿，对各种营养素的需要量相对高于成年人，应少食多餐，供给其生长发育所需的足够营养素。

2.10.6 学龄儿童与青少年的生理特点与营养

学龄儿童在小学低年级时生长发育逐渐平缓，小学高年级时进入人生第二次生长发育加速期，发育速度呈波浪式，体格维持稳步增长，智力发育迅速，除生殖系统外的其他系统器官逐渐发育接近成人水平。应保证供给足量的营养素，才能促进学龄儿童正常的生长发育。

青春发育期为突增期，女孩稍早从 8～11 岁开始，男孩则从 10～14 岁开始，约持续 1 年半到 2 年，生长发育极迅速。充足的营养是促进学龄儿童体格及性征迅速生长发育、增强体魄、获得知识的物质基础。

生长发育中的学龄儿童的能量处于正平衡状态，能量的需求随年龄而渐增。

学龄阶段由于骨骼生长迅速，对矿物质尤其是钙的需要量甚大，需要摄入足够量的钙、锌、铁、磷、碘等，其中约需储备钙 200mg/d。伴随第二性征的发育，女性青少年月经初潮，铁丢失增加，铁的供给不足可引起青春期缺铁性贫血。

随着新陈代谢的增加，对维生素需要有大幅增加，同样需要摄入足够量的维生素 A、维生素 B 族、维生素 C 等。

2.10.7 老年人生理特点与营养

老年人随着年龄的增加，生理功能减退，出现不同程度免疫功能和抗氧化功能的降低及其他健康问题。由于活动量相应减少，消化功能衰退，导致老年人食欲减退，能量摄入降低，必需营养素摄入也相应减少，更使老年人健康和营养状况恶化。

为缓解老年人蛋白合成能力降低、蛋白质利用率低的情况，应选用优质蛋白质。老年人胆汁酸减少，酶活性降低，消化脂肪的功能下降，故摄入的脂肪能量比应 20% 为宜，并以植物油为主。老年人糖耐量低，胰岛素分泌减少，且血糖调节作用减少，易发生高血糖，故不宜多用蔗糖。

一方面，老年人随年龄增加，骨矿物质不断丢失，骨密度逐渐下降，女性绝经后由于激素水平变化骨质丢失更为严重；另一方面，老年人钙吸收能力下降，如果膳食钙的摄入不足，就更容易发生骨质疏松和骨折，故应注意钙和维生素 D 的补充。

锌是老年人维持和调节正常免疫功能所必需，硒可提高机体抗氧化能力，与延缓衰老有关。适量的铬可使胰岛素充分发挥作用，并使低密度脂蛋白水平降低，高密度脂蛋白水平升高，故老年人应注意摄入富含这些微量营养素的食物。

维生素不足与老年多发病有关，维生素 A 可减少老年人皮肤干燥和上皮角化；β-胡萝卜素能清除过氧化物，有预防肺癌功能，增强免疫功能，延迟白内障的发生；维生素 E 有抗氧化作用，能减少体内脂质过氧化物，消除脂褐质，降低血胆固醇浓度；老年人亦常见维生素 B 族的不足，特别应注意补充叶酸；维生素 C 对老年人有防止血管硬化的作用。老年人应经常食用富含各类维生素的食物。

实训　人群健康监测：人体测量方法

【实训目标】

（1）了解人群健康监测常用的体格测量指标及其意义。

（2）熟悉《成人体重判定》（WS/T 428—2013）。

（3）能正确选择和使用身高、体重、体格围度的测量器械。

（4）能熟练测量 2 岁以上人群的身高、体重。

（5）掌握头围、腰围、臀围的测量方法。

（6）能正确计算体质指数（BMI）。

（7）能根据成年人身高、体重、腰围指标，进行超重、肥胖及中心型肥胖的判定。

【知识准备】

（1）身高。站立位足底到头部最高点的垂直距离。身高与遗传、环境因素有关。主要反映身体骨骼发育情况，成年人身高的测量数据可用于计算健康体重或体质指数（BMI）。

身高在一天中会发生变化，波动幅度在 1～2cm，所以测量时身高一般在上午 10 时左右为宜，此时的身高为全天的中间值。

（2）体重。人体总重量（裸重）。在生长发育阶段，体重是反应蛋白质和能量营养状况的重要指标；对于成年人，体重变化主要反映了能量的营养状况。

（3）头围。右侧齐眉弓上缘经过枕骨粗隆最高点水平位置头部周长。头围主要反映颅脑的发育情况，学龄前儿童和婴幼儿生长发育的重要指标。

（4）腰围。腋中线肋弓下缘和髂嵴连线中点的水平位置处体围周长；12 岁以下儿童以脐上 2cm 为测量平面。

（5）臀围。经臀峰点水平位置处体围周长。

（6）体重指数（BMI）。又称体质指数，一种计算身高比体重的指数，计算方法是体重（kg）与身高（m）的平方的比值。

（7）超重和肥胖。由于体内脂肪的体积和（或）脂肪细胞数量的增加导致的体重增加，或体脂占体重的百分比异常增高，并在某些局部过多沉积脂肪，通常用BMI进行判定；脂肪在腹部蓄积过多称为中心型肥胖，通常用腰围进行判定。

【实训准备】

（1）学习标准。掌握《人群健康监测人体测量方法》（WS/T 424—2013）标准中相关指标"测量方法"的基本要求。

掌握《成人体重判定》（WS/T 428—2013）标准中"体重分类""中心型肥胖分类"的基本要求。了解《5岁以下儿童生长状况判定》（WS 423—2013）标准。

（2）场地选择。场地应安静、通风、光线良好，室温25℃左右。

（3）使用器材。

① 测量身高的工具。立柱式身高计、电子式身高计等，也可使用简单的软尺、立尺。身高计安装好后用钢尺校准。

② 测量体重工具。机械磅秤、电子磅秤、刻度式体重计、电子式体重计。体重秤应安装稳当，并以砝码校准。

③ 测量体格围度的工具。玻璃纤维软尺。

④ 记录笔。如采用纸质记录表时，应用钢笔或圆珠笔填写，不要用铅笔。

（4）记录表。调查表可以是纸质的，也可采用计算机录入电子表格。

根据调查目的确定调查指标和内容，测量前应先询问填写相关信息。

调查表项目可分为被测定人信息、测定项目、备查项目、计算机编码等。

被测定人信息包括姓名、性别、年龄、文化程度、住址等。测定项目包括体格测量的各项指标，如身高、体重等。备查项目指便于补填、核查、更正等设立的项目，如调查表编号、调查人员的组织、姓名、被调查人员的电话、调查日期等。计算机编码则是为后期录入和分析做的准备。

常用体格测量调查表的基本格式见表2-5。可根据本次设定的调查表补充完整。

表2-5 人群健康监测人体测量调查一览表　　　　　　　　学校：

姓名	性别	年龄	身高/cm	体重/kg	臀围/cm	体质指数	备注

测量者_____　　　　　　　记录者_____　　　　　　　日期_____

单元1　人的身高、体重、体格围度的测量

【实训步骤】

任务1　2岁以上人群身高测量

（1）测量条件。适合于2岁以上人群，测量时被测量者应免冠、赤足，解开发髻。

（2）测量工具。立柱式身高计，分度值0.1cm，有抵墙装置。滑测

WS/T 424—2013
《人群健康监测人体测量方法》

板应与立柱垂直，滑动自如。

（3）测量方法。

- 被测量者取立正姿势，站在踏板上，挺胸收腹，两臂自然下垂，脚跟靠拢，脚尖分开约60°，双膝并拢挺直，两眼平视正前方，眼眶下缘与耳廓上缘保持在同一水平。

- 足跟、臀部顶点和双肩胛间三个点同时接触立柱，头部保持立正位置（图2-2）。

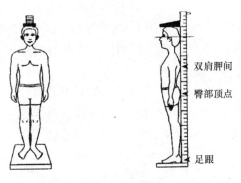

图 2-2　身高测量

- 测量者手扶滑测板轻轻向下滑动，直到底面与头颅顶点相接触，此时观察被测者姿势是否正确，确认姿势正确后读数。

（4）读数与记录。读数时测量者的眼睛与滑测板底面在同一个水平面上，读取滑板底面对应立柱所示数值，以 cm 为单位，精确到 0.1cm。

任务2　2岁以上人群体重测量

（1）测量条件。适合于2岁以上人群，测量应在清晨、空腹、排泄完毕的状态下进行。

（2）测量工具。经计量认证的体重秤，分度值≤0.1kg。使用前体重秤以 20kg 标准砝码为参考物校准体重计，误差不得超过±0.1kg，测量时将体重计放置平稳并调零。

（3）测量方法。被测者平静站立于体重秤踏板中央，两腿均匀负重、免冠、赤足、穿贴身内衣裤。

（4）读数与记录。准确记录体重秤读数，精确到 0.1kg。

任务 3　头围测量

（1）测量工具。玻璃纤维软尺。

（2）测量部位。通过右侧眉弓与枕骨粗隆最高点平面头部周长。

（3）测量方法。

- 测量者立于被测者的前方或右方，用左手拇指将软尺零点固定于头部右侧齐眉弓上缘处，右手持软尺沿逆时针方向经枕骨粗隆最高处绕头部一圈回到零点（图2-3）。

- 测量时软尺应紧贴皮肤，左右两侧保持对称，长发者应先将头发在软尺经过处向上下分开。

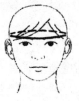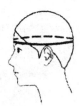

图2-3　头围测量

（4）读数与记录。以 cm 为单位，精确到 0.1cm。

任务4　腰围测量

（1）测量工具。玻璃纤维软尺。

（2）测量部位。双侧腋中线肋弓下缘和髂嵴连线中点位置为测量平面，12岁以下儿童以脐上 2cm 为测量平面。

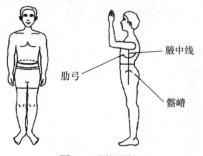

图2-4　腰围测量

（3）测量方法。

- 被测者取站立位，两眼平视前方，自然均匀呼吸，腹部放松，两臂自然下垂，双足并拢（两腿均匀负重），充分裸露肋弓下缘与髂嵴之间测量部位。
- 在双侧腋中线肋弓下缘和髂嵴连线中点处（通常是腰部的天然最窄部位）做标记。
- 将软尺轻轻贴住皮肤，经过双侧标记点，围绕身体一周，平静呼气后读数（图 2-4）。

（4）读数与记录。以 cm 为单位，精确到 0.1cm。重复测量一次，两次测量的差值不得超过 1cm，取两次测量的平均值。

任务5　臀围测量

（1）测量工具。玻璃纤维软尺。

（2）测量部位。臀部最高点平面体围。

（3）测量方法。

被测者取站立位，两眼平视前方，自然均匀呼吸，腹部放松，两臂自然下垂，双足并拢（两腿均匀负重），穿贴身内衣裤。

将软尺轻轻贴住皮肤。经过臀部最高点，围绕身体一周（图 2-5）。

（4）读数与记录。测量 2 次，两次差值不超过 1cm，取两次测量的平均值。以 cm 为单位，精确到 0.1cm。

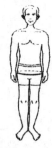

图2-5　臀围测量

单元2　成年人体重判定

【实训步骤】

任务1　体质指数的计算

判断体重是否正常，可以 BMI 为依据对成年人体重分类。其计算公式为

$$体质指数（BMI）=体重/身高^2（kg/m^2）$$

任务2　体重判定

中国健康成年人体重分类的 BMI 为<18.5，为体重过低，18.5～23.9 为体重正常，在 24～27.9 者为超重，≥28 者为肥胖。

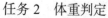

WS/T 428—2013
《成人体重判定》

任务3　中心型肥胖

中国成年人中心型肥胖前期分类标准：85≤男性腰围<90cm，80≤女性腰围<85cm。

中国成年人中心型肥胖分类标准：男性腰围≥90cm，女性腰围≥85cm。

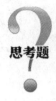
思考题

1. 举例说明中国成年人身体活动水平（PAL）的分级。
2. 简述蛋白质的生理功能。
3. 多不饱和脂肪酸的生理功能有哪些？
4. 举例说明碳水化合物血糖指数的高低。
5. 试述中小学生正确的补钙方法。
6. 为什么必须对食盐加碘？
7. 如何选择富含维生素A、硫胺素、核黄素的食物，以预防相关维生素缺乏症？
8. 膳食纤维对人体健康有什么好处？
9. 什么是植物化学物质？试举例说明其对人体健康的益处。
10. 简述消化吸收的概念与过程。

项目 3 食物的营养与安全

- 3.1 食物营养评价
- 3.2 食品营养标签
- 3.3 食品安全知识
- 3.4 植物性食物的营养与安全
- 3.5 动物性食物的营养与安全
- 3.6 其他食品的营养与安全
- 3.7 特殊食品
- 实训 食品营养标签的解读与制作

知识目标

1. 了解食物的营养分类；
2. 理解食品营养标签的相关知识；
3. 了解食品安全、食源性疾病预防的知识；
4. 了解常见食品的营养特点及安全问题；
5. 了解特殊膳食用食品与保健食品的基本知识。

反食品浪费法

能力目标

1. 会查食物成分表，能用 INQ 评估食物的营养价值；
2. 能正确认读食品营养标签，会计算食品营养标签相关数据；
3. 能评价常见食品的营养与安全特点，并合理地选择食物；
4. 能解答食品安全、食源性疾病预防的简单问题；
5. 能根据消费者需求，合理选择婴幼儿配方食品与保健食品。

课外拓展

1. 练习使用《中国食物成分表标准版》查询营养数据；
2. 通过政府部门网站、官方微信或微博，关注食品安全信息；
3. 能用 12315 热线及全国 12315 平台就食品消费争议向市场监管部门投诉。

3.1 食物营养评价

3.1.1 食物的营养评价

1. 食物的营养价值概念

营养价值是指食物中各种营养素含量多少及其被机体消化、吸收和利用程度高低的相对指标。食物的营养价值的高低，取决于食物中所含营养素种类、数量多少、相互比例及是否易被消化吸收。

一般认为，食物所提供的营养素越接近人体需要的水平，该食物的营养价值也就越高。例如，鱼翅蛋白质的含量可高达 80% 左右，但由于必需氨基酸组成不合理，因而其蛋白质的营养价值并不高。

不同食物因营养素的构成不同,故营养价值也有所不同。如粮谷类食物,其营养价值体现在能供给较多的碳水化合物,但蛋白质的营养价值较低;蔬菜与水果能提供丰富的维生素、矿物质及膳食纤维,但其蛋白质、脂肪含量极少。

食物的营养价值也是相对的,即使同一种食物由于品种、入食部位、产地和烹调加工方法的不同,营养价值也会存在一定的差异。

2. 食物营养价值的评定

评定食物营养价值可以帮助我们全面了解各种食物的天然组成成分;了解在加工烹调过程中食物营养素的变化损失,以采取相应的有效措施来最大限度地保存食物中的营养素含量;指导人们科学地选购食物和合理配制营养平衡的膳食。

评价食物营养价值最基本的方法就是判定食物营养素含量、形式是否满足人体需要,以及满足程度;另外,在消化利用率、血糖调节乃至保健功能等方面的作用。

1)能量密度与营养质量指数(INQ)指标

(1)能量(营养素)密度。不同食物的能量(营养素)密度各不相同,这是了解不同食物能量(营养素)高低,对人体满足程度的一个简单分析方法。计算公式为

$$能量密度 = 一定量食物提供的能量值 \div 能量推荐摄入量$$

$$营养素密度 = 一定量食物提供的营养素含量 \div 相应营养素推荐摄入量$$

用能量密度或营养素密度评价食物,关键在于同一食物对不同的人群可有不同的能量(营养素)密度值,其营养价值是不一样的。

(2)营养质量指数(INQ)。为了更好地评价食物的营养价值,常采用 INQ 作为评价食物营养价值的指标。它可以直观、综合地反映食物能量和营养素的需求情况。

$$食物营养质量指数(INQ) = 营养素密度 \div 能量密度$$

INQ=1,表示被评价食物在能量达到摄入量标准时,该营养素正好达到摄入量要求。

INQ>1,表示被评价食物在能量达到摄入量标准时,该营养素含量超过了摄入量要求,所以 INQ≥1 的食物,其被评价的营养素的营养价值高。

INQ<1,表示被评价食物在能量达到摄入量标准时,该营养素的含量未能达到摄入量要求,营养价值较低。长期单纯食用 INQ<1 的食物,可能发生该营养素的不足或热能过剩。

INQ 最大的特点就是因人而异,根据不同人群的营养需求来分别计算。同一个食物,对于一组正常人群可能是合格的,而对于肥胖人群可能就是不合格的。

微量营养素密度是衡量膳食摄入是否适宜的关键。高能量密度食物通常微量营养素含量低,方便经济的高能量密度食物也许跟微量营养素摄入不足和肥胖流行有关。

2)营养素的种类和含量评价

评定每一种食物原料中所含的营养素种类是否齐全,含量是否充足。一般来说,食物中所提供的营养素如蛋白质的种类和含量越接近人体需要,其营养价值就越高。

3)营养素的质量

食物中所含营养素的种类和含量固然十分重要,但营养素质量也是一项非常重要的指标。一般不同食物中的蛋白质、脂肪等营养素都存在着质量上的差异。

蛋白质的优劣体现在其氨基酸的数量和比例及可被消化利用的程度；评价指标如氨基酸评分、经消化率校正后的氨基酸评分，蛋白质生物价、功效比价、蛋白质消化率等，蛋白质互补作用评价也是重要内容。

食物脂肪的评价内容除考虑消化率外，总脂肪及必需脂肪酸含量、n-3不饱和脂肪酸含量，各类脂肪酸的比例，以及胆固醇、植物甾醇、反式脂肪酸和维生素E的含量等。

碳水化合物与血糖的关系也是人们关注的重要内容，食物的GI同时考虑了碳水化合物的含量和质量，而后人们又引入了血糖生成负荷（GL）的概念，其计算公式为

$$GL = 食物GI × 摄入该食物的实际可利用碳水化合物含量（g）$$

查阅食物成分表中的各种食物的碳水化合物含量和膳食纤维含量，两者的差值即为可利用碳水化合物含量。一般而言，食物为低GI时，总有低GL；中、高GI食物的GL值却常有一个从低到高的宽范围变化。

3. 食物的营养分类

中国营养学者将食物按其营养特点分为五大类：

第一类为谷类及薯类。谷类包括米、面、杂粮，薯类包括马铃薯、甘薯、木薯等。主要提供碳水化合物、蛋白质、膳食纤维及维生素B族。

第二类为动物性食物。包括肉、禽、鱼、奶、蛋等，主要提供蛋白质、脂肪、矿物质、维生素A、维生素B族和维生素D。

第三类为豆类和坚果。包括大豆、其他干豆类及花生、核桃、杏仁等坚果类，主要提供蛋白质、脂肪、膳食纤维、矿物质、维生素B族和维生素E。

第四类为蔬菜、水果和菌藻类。主要提供膳食纤维、矿物质、维生素C、胡萝卜素、维生素K及有益健康的植物化学物质。

第五类为纯能量食物。包括动植物油、淀粉、食用糖和酒类，主要提供能量。动植物油还可提供维生素E和必需脂肪酸。

3.1.2 食物成分数据库与食物成分表

1. 食物成分数据表达的基本概念

食物成分数据是一组描述食物名称及其特性、食物成分名称及其含量，规范成分定义、含量、属性、关系、标志及数值要求的数据。

WS/T 464—2015
《食物成分数据表达规范》

食物成分表是以表格形式来组织、编写和管理食物成分数据的集合。这些数据有主题、可标示，规定了变量间的关联性和统一性。根据主题不同，食物成分表分为综合性成分表和简编成分表。中国常用的出版物如《中国食物成分表标准版》（第一册、第二册）。

食物成分数据库是按照数据结构来组织、存储和管理的食物成分数据的集合。这些数据有主题、可标示、能被计算机处理，并为多种应用服务。在满足主题需要和管理的条件下，规定了变量间的关联性和统一性。食物成分数据库根据目标不同，分为综合性数据库和特定主题数据库。

食物成分数据库（表）的主要内容组成包括主题、使用说明、数据来源、各成分定义和分析方法，食物成分名称、可食部、含量数值或标识符号，以及其他需要说明数据的信息。食物成分数据库应具备系统性、可扩展性和稳定性。食物成分数据库的格式包括食物成分表和电子数据库两种形式。

食物成分数据应以每100g可食部中的成分含量表示。可食部指食物去除其不可食用部分后的剩余部分。

在数据库（表）中，当出现未检测、未检出、计算值、估计值等情况时，应使用相应的标识符号。"—"未检测：理论上该食物应该含有一定量该种成分，但未实际检测。"Tr"微量：低于定量限。"( )"估计值：表示成分含量的估计数值。"0" 0值：理论上含量为0的数值；或对于检测或计算的含量数值，修约后为0的数值，如0.0直接标为0；低于检出限。"Un"无法计算：对于需要计算的成分含量（如维生素和能量），由于缺少某关键元素，不能得出结果。

食物应具有代表性，成分检测方法应首选国家标准方法。当无国标方法时，可使用国际组织推荐的方法，也可考虑行标和有公开发表文献依据的测定方法。

2. 食物描述信息和分类、编码

1）食物描述信息

食物描述信息包括食物中文名称、别名或俗名、拉丁名称、英文名称、食物种属、来源；包装食品包括品牌、生产厂家及配料等。样品采集及前处理信息等内容。

2）食物分类

食物按照其原料属性或加工方式，分为以下20类：谷类及制品，薯类、淀粉及制品，干豆类及制品，蔬菜类及制品，菌藻类，水果类及制品，坚果、种子类，畜肉类及制品，禽肉类及制品，奶类及制品，蛋类及制品，鱼虾蟹贝类，特殊膳食用食品，休闲食品，速食食品，饮料和冷饮类，含乙醇饮料，油脂类，调味品类，其他。

每一类中又分为若干小类，如休闲食品包括膨化食品、糕点、甜点、饼干、面包，糖果，果脯和蜜饯，其他（海苔、果蔬干）等。

3）食物编码

食物成分数据库中，每条食物都具有唯一编码。食物编码按照分类法和流水号相结合方式，采用字母、数字混合编码。按食物分类代码、亚类代码、小类代码、顺序号、附加码从左向右顺序排列。

3.《中国食物成分表标准版》

《中国食物成分表》标准版第6版共三个分册，第一册是我国现有植物性食物营养成分数据，第二册是动物性食物营养成分数据，第三册是加工食品营养成分数据。

第一册所列食物以植物性原料为主，共包含了1110余条食物的一般营养成分数据，修订了胡萝卜素、维生素A、碘、血糖生成指数数据，增加了脂肪酸、胆碱等植物化学物、维生素和碘的数据等。

第二册以动物性原料和食品为主，共收集了八类3600余条食物的数据，包括能量、水分、灰分、蛋白质、脂肪等宏量营养素共10种，维生素11种，矿物质10种，氨基酸20种，脂肪酸45种。

3.2 食品营养标签

3.2.1 食品标签与营养标签的概念

食品标签是指预包装食品容器上的文字、图形、符号,以及一切说明物。它是对食品质量特性、安全特性、食用、饮用说明的描述,是向消费者传递产品信息的载体。

《食品安全国家标准 预包装食品标签通则》(GB 7718—2011)规定了预包装食品标签的基本要求及标示内容。

GB 7718—2011
《食品安全国家标准 预包装食品标签通则》

预包装食品是指预先定量包装或者制作在包装材料和容器中的食品,包括预先定量包装及预先定量制作在包装材料和容器中,并且在一定量限范围内具有统一的质量或体积标志的食品。

直接向消费者提供的预包装食品标签标示内容包括食品名称、配料表、净含量和规格、生产者和(或)经销者的名称、地址和联系方式、生产日期和保质期、储存条件、食品生产许可证编号、产品标准代号,以及其他标示内容如辐照食品、转基因食品、营养标签、质量(品质)等级等。推荐标示内容有批号、食用方法、致敏物质等。

营养标签是预包装食品标签的一部分。营养标签是指预包装食品标签上向消费者提供食品营养信息和特性的说明,包括营养成分表、营养声称和营养成分功能声称。

3.2.2 预包装食品营养标签的基本要求

强制要求预包装食品标示营养标签,一是有利于宣传普及食品营养知识,指导公众科学选择膳食;二是有利于促进消费者合理平衡膳食和身体健康;三是有利于规范企业正确标示营养标签,科学宣传有关营养知识,促进食品产业健康发展。

《食品安全国家标准 预包装食品营养标签通则》(GB 28050—2011)规定了预包装食品营养标签上营养信息的描述和说明。

1. 预包装食品营养标签的基本要求

预包装食品营养标签标示的任何营养信息,应真实、客观,不得标示虚假信息,不得夸大产品的营养作用或其他作用。

预包装食品营养标签应使用中文。如同时使用外文标示的,其内容应当与中文相对应,外文字号不得大于中文字号。

食品营养成分含量应以具体数值标示,数值可通过原料计算或产品检测获得。

预包装食品营养标签应标在向消费者提供的最小销售单元的包装上。

2. 营养成分表与营养标签格式

营养成分表是指标有食品营养成分名称、含量和占营养素参考值(NRV)百分比的规范性表格。其表示形式为一个标题为"营养成分表"的方框表。

通过标签看透食物营养本质

GB 28050—2011 规定的营养标签有六种格式：仅标示能量和核心营养素的格式（图 3-1），标注更多营养成分的格式，附有外文的格式，横排格式，文字格式，附有营养声称和（或）营养成分功能声称的格式。

营养成分表

项目	每 100 克（g）或毫升（mL）或每份	营养素参考值%或 NRV%
能量	1841 千焦（kJ）	22%
蛋白质	5.0 克（g）	8%
脂肪	20.8 克（g）	35%
碳水化合物	58.2 克（g）	19%
钠	25 毫克（mg）	1%

图 3-1　营养成分表的基本格式

营养声称、营养成分功能声称可以在标签的任意位置，但其字号不得大于食品名称和商标。

企业可根据食品的营养特性、包装面积的大小和形状等因素选择使用其中一种格式。

3. 食品标签营养素参考值

食品标签营养素参考值（NRV）是专用于食品营养标签，用于比较食品营养成分含量的参考值。作为消费者选择食品时的一种营养参照尺度。

NRV 用于比较和描述能量或营养成分含量的多少，表示为营养成分含量占营养素参考值（NRV）的百分数。使用营养声称和零数值的标示时，用作标准参考值。

GB 28050—2011 规定了能量和 32 种营养成分参考数值，经修订后汇总见表 3-1。

表 3-1　营养素参考值（NRV）

营养成分	NRV	营养成分	NRV	营养成分	NRV
能量 [a]	8 400kJ	维生素 B_1	1.4mg	磷	700mg
蛋白质	60g	维生素 B_2	1.4mg	钾	2 000mg
脂肪	≤60g	维生素 B_6	1.4mg	钠	2 000mg
饱和脂肪酸	≤20g	维生素 B_{12}	2.4μg	镁	300mg
胆固醇	≤300mg	维生素 C	100mg	铁 [b]	12mg
碳水化合物	300g	烟酸 [b]	15mg	锌	12mg
膳食纤维	25g	叶酸（DFE）	400μg	碘	120μg
维生素 A^b（RAE）	800μg	泛酸	5mg	硒 [b]	60μg
维生素 D^b	10μg	生物素 [b]	40μg	铜	0.8mg
维生素 E（α-TE）	14mg	胆碱	500mg	氟	1mg
维生素 K	80μg	钙	800mg	锰 [b]	4mg

a 能量相当于 2 000kcal；蛋白质、脂肪、碳水化合物供能分别占总能量的 13%、27% 与 60%。
b 根据《中国居民膳食营养素参考摄入量（2013 版）》修订维生素 A 修订单位及部分营养成分的 NRV。

3.2.3 预包装食品营养标签标示的内容

1. 预包装食品营养标签强制标示内容

（1）所有预包装食品营养标签强制标示的内容包括能量、核心营养素的含量值及其占营养素参考值（NRV）的百分比。

核心营养素是食品中存在的与人体健康密切相关，具有重要公共卫生意义的营养素，摄入缺乏可引起营养不良，影响儿童和青少年生长发育和健康，摄入过量则可导致肥胖和慢性病发生。中国营养标签标示的核心营养素是在充分考虑居民营养健康状况和慢性病发病状况的基础上，结合国际贸易需要与中国社会发展需求等多种因素而确定的。

营养标签中的核心营养素包括蛋白质、脂肪、碳水化合物和钠。

当标示其他成分时，应采取适当形式使能量和核心营养素的标示更加醒目。

（2）对除能量和核心营养素外的其他营养成分进行营养声称或营养成分功能声称时，在营养成分表中还应标示出该营养成分的含量及其占营养素参考值（NRV）的百分比。

（3）使用了食品营养强化剂的预包装食品，在营养成分表中还应标示强化后食品中该营养成分的含量值及其占营养素参考值（NRV）的百分比。

（4）食品配料含有或生产过程中使用了氢化和（或）部分氢化油脂时，在营养成分表中还应标示出反式脂肪（酸）的含量。

（5）上述未规定营养素参考值（NRV）的营养成分仅需标示含量。

2. 预包装食品营养标签可选择标示内容

（1）营养成分表中还可选择标示表3-2中除强制标示内容外的其他成分。

（2）当某营养成分含量符合相关要求和条件时，可对其进行含量声称或比较声称，也可同时使用两种声称方式，或仅使用含量声称。

（3）营养成分含量符合营养声称要求和条件时，可使用营养成分功能声称标准用语。

3. 预包装食品营养标签营养成分的表达方式

（1）预包装食品中能量和营养成分的含量应以每100克（g）和（或）每100毫升（mL）和（或）每份食品可食部中的具体数值来标示。当用份标示时，应标明每份食品的量。份的大小可根据食品的特点或推荐量规定。

（2）营养成分表中强制标示和可选择性标示的营养成分，其名称和顺序、标示单位、修约间隔、"0"界限值应符合表3-2的规定。当不标示某一营养成分时，依序上移。

表3-2 能量和营养成分的名称和顺序、表达单位、修约间隔和"0"界限值

能量和营养成分的名称和顺序	表达单位	修约间隔	"0"的界限值（每100g或100mL）[a]	能量和营养成分的名称和顺序	表达单位	修约间隔	"0"的界限值（每100g或100mL）[a]
能量	kJ	1	≤17kJ	反式脂肪（酸）	g	0.1	≤0.3g
蛋白质	g	0.1	≤0.5g	单不饱和脂肪（酸）	g	0.1	≤0.1g
脂肪	g	0.1	≤0.5g	多不饱和脂肪（酸）	g	0.1	≤0.1g
饱和脂肪（酸）	G	0.1	≤0.1g	胆固醇	mg	1	≤5mg

续表

能量和营养成分的名称和顺序	表达单位	修约间隔	"0"的界限值（每100g或100mL）a	能量和营养成分的名称和顺序	表达单位	修约间隔	"0"的界限值（每100g或100mL）a
碳水化合物（糖）	g	0.1	≤0.5g	泛酸	mg	0.01	≤0.10mg
糖（乳糖b）	g	0.1	≤0.5g	生物素	μg	0.1	≤0.8μg
膳食纤维（或单体成分，或可溶性、不可溶性膳食纤维）	g	0.1	≤0.5g	胆碱	mg	0.1	≤10.0mg
钠	mg	1	≤5mg	磷	mg	1	≤14mg
维生素A（RAE）	μg	1	≤0.8μg	钾	mg	1	≤20mg
维生素D	μg	0.1	≤0.2μg	镁	mg	1	≤6mg
维生素E（α-TE）	Mg	0.01	≤0.28mg	钙	mg	1	≤8μg
维生素K	μg	0.1	≤1.6μg	铁	mg	0.1	≤0.24mg
维生素B_1（硫胺素）	mg	0.01	≤0.03mg	锌	mg	0.01	≤0.24mg
维生素B_2（核黄素）	mg	0.01	≤0.03mg	碘	μg	0.1	≤2.4μg
维生素B_6	mg	0.01	≤0.03mg	硒	μg	0.1	≤1.2μg
维生素B_{12}	μg	0.01	≤0.05μg	铜	mg	0.01	≤0.02mg
维生素C（抗坏血酸）	mg	0.1	≤2.0mg	氟	mg	0.01	≤0.02mg
烟酸（烟酰胺）	mg	0.01	≤0.30mg	锰	mg	0.01	≤0.08mg
叶酸（DFE）	μg/μg	1	≤8μg	—	—	—	—

a 当某营养成分含量数值≤"0"界限值时，其含量应标示为"0"；使用"份"的计量单位时，也要同时符合每100g或100mL的"0"界限值的规定。

b 在奶类及乳制品的营养标签中可直接标示乳糖。

知识链接　　营养成分"0"界限值

"0"界限值是指当能量或某一营养成分含量小于该界限值时，基本不具有实际营养意义，而在检测数据的准确性上有较大风险，因此应标示为"0"。

当某营养成分含量≤"0"界限值时，应按照表3-2中"0"界限值的规定，含量值标示为"0"，NRV%也标示为0%。当某营养成分的含量＞"0"界限值，但NRV%<1%，则应根据NRV的计算结果四舍五入取整，如计算结果<0.5%，标示为"0%"，计算结果≥0.5%但<1%，则标示为1%。

（3）当标示GB 14880—2012和国家卫生健康委员会公告中允许强化的除表3-2外的其他营养成分时，其排列顺序应位于表3-2所列营养素之后。

（4）在产品保质期内，能量和营养成分含量的允许误差范围应符合相关的规定。

3.2.4 食品营养声称和营养成分功能声称

营养声称是指对食品营养特性的描述和声明，是食品营养属性的说明和营养宣教的重要工具，如能量水平、蛋白质含量水平。营养声称包括含量声称和比较声称。

营养声称必须满足《食品安全国家标准 预包装食品营养标签通则》（GB 28050—2011）标准附录 C 规定。

1. 能量和营养成分含量声称

能量和营养成分含量声称是描述食品中能量或营养成分含量水平的声称。当某营养成分含量标示值符合 GB 28050—2011 附录"表 C.1 能量和营养成分含量声称的要求和条件"规定的时，可对该成分按规定的声称方式进行含量声称。

含量声称用语有"含有"、"来源"、"富含"、"高"、"低"、"极低"、"不含"或"无"等标准语或 GB 28050—2011 附录"表 C.2 含量声称的同义语"规定的相应同义语，如牛奶是钙的来源、低脂奶、高膳食纤维饼干等。

2. 能量和营养成分比较声称

能量和营养成分比较声称是与消费者熟知的同类食品的营养成分含量或能量值进行比较以后的声称。当某营养成分含量满足标准的要求和条件时，可对该成分进行规定声称方式的比较声称。比较声称用语分为"增加"或"减少"两类，或根据食品特点选择标准中规定的相应同义语，如脱脂奶粉、强化铁酱油等。

比较声称的条件是能量值或营养成分含量与参考食品的差异≥25%，参考食品是指消费者熟知的、容易理解的同类或同一属类食品。

当某营养成分同时符合含量声称和比较声称的要求时，可以同时使用两种声称方式，或仅使用含量声称。

一般来说，当产品营养素含量条件符合含量声称要求时，可以首先选择含量声称。因为含量声称的条件和要求明确，更加容易使用和理解。当产品不能满足含量声称条件，或者参考食品被广大消费者熟知，用比较声称更能说明营养特点的时候，可以用比较声称。

含量声称和比较声称都表示食品营养素特点，其差别是声称依据不同，含量声称是根据规定的含量要求进行声称，比较声称是根据参考食品进行声称，二者声称用语也不同。

3. 能量和营养成分功能声称

能量和营养成分功能声称是指某营养成分可以维持人体正常生长、发育和正常生理功能等作用的声称。同一产品可以同时对两个及以上符合要求的成分进行功能声称。

当营养成分的含量标示值符合含量声称或比较声称的要求和条件时，可根据食品的营养特性，选用 GB 28050—2011 标准中附录 D 相应的一条或多条功能声称标准用语。但不能对功能声称标准用语进行任何形式的删改、添加和合并。

例如，只有当食品中的钙含量满足"钙来源"、"高钙"或"增加钙"等条件和要求后，才能标示"钙有助于骨骼和牙齿的发育"等功能声称用语。

3.3 食品安全知识

3.3.1 食品安全的概念

食品安全是指食品无毒、无害，符合应当有的营养要求，对人体健康不造成任何急性、亚急性或者慢性危害。安全性是任何食品的第一要素。

食品安全与每个人都息息相关。食物的生产、储存、处理和食用方式都会影响到食品安全。食品的不安全因素主要有以下几种情况：天然存在于食物中的有毒物质，如大豆中有害成分、蘑菇中的毒素；食物在种植、养殖和生产过程中带入的有毒物质，如农药、兽药残留物等；食品加工时有意或无意添加到食品中的添加物，如滥用食品添加剂等；食品在储运中产生的有毒物质，如大米中的黄曲霉毒素等。

食品安全允许含有安全的、可接受范围内的可能危害消费者健康的物质。食品安全是一个相对和动态的概念，如对一些有毒、有害物质我们目前还未能评价其危害性或未能检出有害成分。

3.3.2 食品危害与食品污染

1. 食品危害及分类

危害是指食品中所含有的对健康有潜在不良影响的生物、化学或物理因素或食品存在的状态。

生物性危害是指生物因子对食品安全产生的危害，主要包括：细菌、病毒、酵母、霉菌和藻类，寄生的原生动物和寄生虫，它们的毒素及代谢产物。

化学性危害主要是指由各种有机物、无机物造成的食品安全问题，主要是农药和兽药残留、污染物、超标使用食品添加剂、食品天然毒素、违法添加非食用物质等。

物理性危害是指物理因素或食品存在的状态所造成的食品安全问题，如食品生产加工中混入的杂质，食品吸附、吸收的放射性物质，以及高温、冰冻等物理状态所引起的食品安全问题。

食品危害是源自食品污染和食品中的其他有害因素，在食品生产、加工、储藏、运输、销售和消费等各个环节，都有可能发生生物性、化学性或者物理性危害。可分为潜在危害和显著危害。潜在危害是指如不加以预防，将有可能发生的食品安全危害。显著危害则指如不加以控制，将极可能发生并引起疾病或伤害的潜在危害。

2. 食品污染与污染物

食品污染是指在食品生产、经营过程中可能对人体健康产生危害的物质介入食品的现象。食品从"原料到餐桌"的每一个环节，都有可能被有害物质污染。食品一旦受污染，就极有可能危害公众的身体健康和生命安全。

食品污染物是指任何有损于食品的安全性和适宜性的生物或化学物质、异物或者非故意加入食品中的其他物质。在《食品安全国家标准 食品中污染物限量》（GB 2762—2022）中，污染物定义为：食品在从生产（包括农作物种植、动物饲养和兽医用药）、加工、包装、储存、运输、销售，直至食用等过程中产生的或由环境污染带入的、非有意加入的化学性危害物质，即指除农药残留、兽药残留、生物毒素和放射性物质以外的污染物。

1）食品污染的途径

（1）原辅材料污染。由于化肥、农药、植物激素等农业投入品的大量使用，造成农产品中农药残留、亚硝酸盐积累等；在畜牧养殖业中由于兽药、饲料添加剂的不合理使用，造成畜禽肉品的兽药残留问题日益突出；而近海水域严重污染、赤潮等原因，也导致水产品污染程度较为严重。

（2）生产、加工过程污染。在食品生产加工过程中不适当的工艺及生产工艺不符合卫生要求造成食品污染；使用的容器、工具、管道清洗不净或使用不当，造成其中的有害物质析出，形成食品污染；个人卫生和环境卫生不良造成食品的微生物污染。

（3）包装、储运、销售过程污染。食品包装材料不符合食品安全要求；车船等运输工具不洁，同车混装食品与化学物品等导致食品污染；食品储存时生熟不分等造成食品污染；露天销售散装食品及不使用专用工具售货等都可能造成食品污染。

（4）从业人员造成的污染。从业人员是食品微生物污染的最重要来源，患有呼吸道、消化道疾病和化脓性皮肤病的从业人员包括病原携带者是重要的污染源。不良卫生习惯和不严格执行安全操作规程，会使微生物通过手、呼吸、咳嗽、打喷嚏等污染食品。

（5）意外污染。发生地震、火灾、水灾、核泄漏事故等意外事件时，也可对食品造成污染。

2）食品污染的危害

食品污染不仅对消费者的健康形成威胁，而且造成在经济上的重大损失。食品污染对人体健康的影响，取决于污染物的毒性大小、污染程度及摄入量。

（1）影响食品感官性状。污染物对人体毒副作用很小时，这类污染将主要对食品的感官性状造成危害，如头发、无毒异物等恶性杂质会影响食品商品价值和食用价值。

（2）导致食源性疾病。含有有害细菌、病毒、寄生虫或化学物质的食品可导致从腹泻到癌症等200多种疾病。世界上近1/10的人（约6亿人）因食用受污染的食物而生病，还有42万人因此而死亡。

（3）造成重大经济损失。污染的食品按食品安全法规需要进行无害化销毁/处理，如果发生食品安全事件，将会导致食品生产企业的重大经济损失。

3）防止食品污染的一般原则

为了保障人体的健康，政府、食物种植养殖者、食品加工和制作者、经营者和消费者都应采取必要措施，防止食品污染，保证食品安全。

（1）制定食品安全国家标准，如对食品中污染物、致病菌真菌毒素、农药最大残留等制定了限量要求。

（2）控制食品污染的来源，如积极治理工业"三废"，保护环境。

（3）食品生产经营者要严格执行食品安全法律、法规、食品安全标准的规定，积极实施HACCP管理体系，对食品生产的全过程采取相应的防止污染措施。

（4）加强对食品生产经营企业、饮食业、集体食堂，尤其是学校食堂的食品安全监督管理。采取预防措施以避免将污染的食品出售给消费者。

知识链接　　　　　日常生活中降低食物污染的措施

（1）挑选。在花生、玉米等粮食发霉不太严重时，可以挑出霉粒，以减少黄曲霉毒素污染。对变质的银耳等在食用时也要剔除。如果发现食品腐败变质就应坚决丢弃，以免发生食物中毒。

（2）清洗。浸泡水洗是清除果蔬表面污物、微生物的基本方法，对去除残留农药也有一定效果。一般浸泡时间不少于10min，然后再用清水冲洗一次。对于韭菜、卷心菜等可疑农药残留的蔬菜，也可用小苏打清洗。

（3）消毒。特别是对生吃的果蔬，洗净后，在安全、无害的消毒剂中浸泡10~15min，然后再用清水冲洗几遍，以减少食物表面的微生物污染。

3.3.3　食源性疾病及预防

1. 食源性疾病的概念

食源性疾病是指人体通过摄食食品中致病因素引起的感染性、中毒性等疾病，通常由细菌、病毒、寄生虫或化学物质经受污染的食物或水进入人体后导致。

食物感染是指因摄入感染性微生物（如细菌、立克次氏体、病毒或寄生虫）引起的疾病，而不是由细菌副产物（如毒素）引起的疾病。食物中毒性感染是指因食物中毒和食物感染共同引起的食源性疾病。在这类疾病中，寄主在摄入含大量致病菌的食物后，致病菌在内脏中不断繁殖，产生毒素，结果引起疾病症状。

食物中毒则是指食用了被有毒有害物质污染的食品或者食用了含有毒有害物质的食品后出现的急性、亚急性疾病。

食源性疾病是涵盖范围非常广泛的疾病，在全世界范围内都是一个日益严重的公共卫生问题。食源性疾病最常见的临床表现为胃肠道症状，如恶心、呕吐和腹泻（通常称为食物中毒）等，而且还能导致较长期疾病，如癌症、肾或肝衰竭、脑和神经疾病。

虽然大多数食源性疾病为散发性，但是食源性疾病暴发可呈现极大规模。如1994年，美国发生了一起由污染的冰淇淋引起的沙门氏菌病暴发，影响人群约为22.4万人。

2. 食源性疾病的分类

根据国家卫生健康委员会《食源性疾病监测报告工作规范（试行）》，食源性疾病可分为细菌性、病毒性、寄生虫性、化学性、有毒动植物性、真菌性及其他等七个类别。

1）细菌性食源性疾病

细菌性食源性疾病是因人们食用被细菌污染的食品所致，按发病机制分为感染性与中毒性。细菌性感染性疾病如非伤寒沙门氏菌病、致泻大肠埃希菌病、副溶血性弧菌病、弯曲菌病、单核细胞增生李斯特菌病、志贺氏菌病、克罗诺杆菌病（阪崎肠杆菌病）、产气荚膜梭菌病等。细菌性食物中毒如肉毒毒素中毒、葡萄球菌肠毒素中毒、米酵菌酸中毒、蜡样芽孢杆菌病等。

> **知识链接** 　　　　　　　　　　沙门氏菌病
>
> 　　沙门氏菌常存在于被感染的动物及其粪便中。进食受到沙门氏菌污染的禽、肉、蛋、鱼、乳类及其制品即可导致食物中毒。一般在进食后 12～36h 出现症状，主要有腹痛、呕吐、腹泻、发热等，一般病程 3～4d。

2）病毒性食源性疾病

病毒性食源性疾病是由食物或饮水中的病毒所致。常见病毒性食源性疾病主要是诺如病毒病，以及病毒性肝炎（甲型、戊型肝炎）。

> **知识链接** 　　　　　　　　　　诺如病毒病
>
> 　　诺如病毒感染性腹泻是由诺如病毒引起的常见急性肠道传染病。该病毒的传播途径易实现，主要通过污染的食物、水传播，也可经接触病人排泄物和呕吐物，经污染的手、物体和用具，以及呕吐产生的气溶胶等方式传播。暴发多发生在人群集场所。感染诺如病毒后多在 48h 时内会出现呕吐、腹泻等急性胃肠炎症状，以呕吐症状更多见，故也称为"冬季呕吐病"，病程一般 2～3d，预后良好。

3）寄生虫性食源性疾病

寄生虫性食源性疾病又称食源性寄生虫病，是指进食生鲜或未经彻底加热的含有寄生虫虫卵或幼虫的食品而感染的一类疾病的总称。

食源性寄生虫病是影响我国食品安全和人民健康的主要因素之一，主要有广州管圆线虫病、旋毛虫病、华支睾吸虫病（肝吸虫病）、并殖吸虫病（肺吸虫病）、绦虫病。

> **知识链接** 　　　　　　　　食源性寄生虫病的预防措施
>
> 　　食源性寄生虫病是人兽共患寄生虫病，其传播循环较难切断。因此，健康教育是防治的重要措施，要使公众了解本病的传播途径及其危害性，把好"病从口入"关，不吃生的或半熟的鱼、蟹、蛤蜊、螺和肉类。不喝生水，不吃不洁的生菜。刀和砧板要生熟分开。加强粪便管理和进行无害化处理，保护水源。提倡家畜集中屠宰，加强肉品检疫检验和管理。治疗患者、病畜和开展灭鼠，减少传染源。

4）化学性食源性疾病

化学性食源性疾病又称化学性食物中毒，是因人们食入化学性中毒食品所引起的食物中毒。多为违法添加的非食用物质、农药、违法添加禁用兽药或饲料添加剂、食品加工或环境污染物所致。

据统计，常见化学性食物中毒有农药中毒（如有机磷、氨基甲酸酯）、亚硝酸盐中毒、瘦肉精中毒、甲醇中毒、杀鼠剂中毒（抗凝血性、致惊厥性）等。

> **知识链接** 　　　　　　　　　　亚硝酸盐中毒
>
> 　　食源性急性亚硝酸盐中毒是中国常见的化学性食物中毒，每年都有多起发生。当人们食用硝酸盐或亚硝酸盐含量较高的腌制肉制品、泡菜及变质的蔬菜，或误将工业盐作为食盐、面碱等食用均可导致急性中毒。主要预防措施有：避免误食亚硝酸盐，禁止在食品中添加工业用盐；存放亚硝酸盐处加以标示；不吃腐烂的蔬菜，少吃腌制品，勿食大量刚腌制的菜；不饮用过夜的温锅水等。发现亚硝酸盐中毒后，可先进行催吐，及时送医诊治。

5）有毒动植物性食源性疾病

一些动植物源性食物中就含有天然毒素，可导致食物中毒。

常见的有毒动植物所致疾病有菜豆中毒、桐油中毒、发芽马铃薯中毒（龙葵素中毒）、河豚毒素中毒、贝类毒素中毒、组胺中毒、乌头碱中毒等。

知识链接 菜豆中毒

菜豆（四季豆、豆角）以及芸豆、扁豆、刀豆等在烹调时如炒煮不够熟透，其中的有害成分豆角皂苷和红细胞凝集素未被破坏，可能会引起食物中毒。中毒后 2~4h 出现肠胃炎症状，病程一般为数小时或 1~2d，一般程度的中毒可自愈，严重者需就医治疗。

预防菜豆中毒最有效的措施是烹调时烧熟煮透，无论是炒、炖、凉拌，都要加热至菜豆失去原有的生绿色，食用时无豆腥味，不能贪图色泽或脆嫩的口感而减少烹煮时间。食用前择净豆角的两端及荚丝，因这些部位所含毒素最多。

6）真菌性食源性疾病

真菌性食源性疾病主要是毒蘑菇中毒、霉变甘蔗中毒、脱氧雪腐镰刀菌烯醇中毒。

全国食物中毒事件情况的通报显示，有毒动植物及毒蘑菇引起的食物中毒事件报告死亡人数最多，毒蘑菇中毒多为农村群众自行采摘野蘑菇而误食引起。

7）其他

其他类型的食源性疾病。

知识链接 毒蘑菇中毒

中国现有毒蕈 105 种，但其中能威胁生命的有 20 余种，而极毒者仅有 9 种。常见 17 种毒蘑菇：大鹿花菌、赭红拟口蘑、白毒鹅膏菌、毒鹅膏菌、毒蝇鹅膏菌、细环柄菇、大青褶伞、细褐鳞蘑菇、毛头鬼伞、半卵形斑褶菇、毒粉褶菌、介味滑锈伞、粪锈伞、美丽黏草菇、毛头乳菇、臭黄菇、白黄黏盖牛肝菌。

人们在采食野生蘑菇时，由于可食蘑菇和毒蘑菇常混杂生长，外观相似，很难区别，常易发生因误食而导致的食物中毒。预防毒蘑菇中毒主要是避免误食，切勿采集不认识或未吃过的蘑菇，最好是在有识别毒蘑菇经验的人员指导下进行采摘。野生鲜蘑菇在食用前要在沸水中煮 5~7min，弃去汤汁，用清水漂洗后再食用。

3. 食源性疾病的预防

1）世界卫生组织"食品安全五大要点"

（1）保持清洁。操作食物之前要洗手，备制食物过程中要经常洗手；便后洗手；清洗和消毒所有用于制备食物的设备表面；避免昆虫、害虫及其他动物进入厨房和接触食物。

（2）生熟分开。将生的畜禽类、水产品与其他食物分开；处理生食物要用专用的设备和用具，如刀具和案板；将食物存放在器皿内，避免生熟食物相互接触。

（3）做熟。彻底煮熟食物，尤其是畜禽类、水产品；制备汤或炖菜（煲）等要煮沸，确保温度达到 70℃。煮畜禽类、水产品食物时，确保汁水是清的，而不是淡红色。最好使用食物温度计；熟食二次加热时，要彻底热透。

（4）在安全的温度下保存食物。熟食在室温下不得存放 2h 以上；所有熟食和易腐食物应及时冷藏（最好在 5℃以下）；食用前应保持食物达到足够的温度（超过 60℃）；

即使在冰箱中也不能过久地储存食物；冷冻食品不要在室温下化冻。

（5）使用安全的水和食物原料。使用安全的水或将水处理成安全的；挑选新鲜和卫生的食品；选择经过安全加工的食品，如经过巴氏消毒的牛奶；水果和蔬菜要清洗干净，尤其是在要生吃时；不要吃超过保质期的食物。

2）发现病死禽畜要报告，不加工、不食用病死禽畜

《中华人民共和国食品安全法》规定"禁止生产经营病死、毒死或者死因不明的禽、畜、兽、水产动物肉类及其制品"。发现病死禽、畜要及时向畜牧部门报告，病死禽畜按照畜牧部门的要求妥善处理。

3）国家全面禁止食用野生动物

野生动物携带细菌、病毒、寄生虫等病原体，食用野生动物可能致病。

《中华人民共和国野生动物保护法》和其他相关法律明确禁止食用的野生动物，即除家畜、家禽类外，所有陆生野生动物都不能食用，即使人工养的也不行。

3.4 植物性食物的营养与安全

植物性食物包括粮食、蔬菜、水果及菌藻类等，是膳食中的重要组成部分。

粮食是谷物、豆类、薯类及其加工产品的统称。

3.4.1 谷类、薯类

谷类即谷物，指小麦、稻谷、玉米、杂粮等，杂粮如高粱、大麦、青稞、荞麦、燕麦、莜麦、粟（谷子）、黍、稷（稷子、穄）、薏苡、绿豆等；薯类指甘薯、马铃薯等。

1. 主要成品粮

成品粮指谷物经过加工处理形成的大米、面粉等产品。

1）大米

大米可分为籼米、粳米、籼糯米和粳糯米四类。按食用品质分为大米和优质大米（优质籼米、优质粳米）。大米中蛋白质含量为8%左右，主要为谷蛋白。大米的营养价值与其加工精度直接相关，以精白米和糙米比较，精白米中蛋白质减少8.4%、脂肪减少56%、纤维素减少57%、钙减少43%、维生素 B_1 减少59%、B_2 减少29%、烟酸减少48%。因此在以精白米为主食的地区，常易患脚气病等维生素 B 族缺乏症。

2）小麦粉

小麦粉又称面粉、白面，根据加工精度和灰分可分为精制粉、标准法或普通粉三个类别，此外还有全麦粉。按照食品用途和面筋含量高低分为三类：强筋小麦粉主要作为各类面包的原料和其他要求较强筋力的食品原料；中筋小麦粉主要用于各类馒头、面条、面饼、水饺、包子类面食品、油炸类面食品等；弱筋小麦粉主要作为蛋糕和饼干的原料。小麦含有12%～14%的蛋白质，面筋占总蛋白质的80%～85%。面粉质量取决于小麦的品种和制作方法，小麦粉加工精度越高，面粉越白，其中的维生素和矿物质含量就越低。

2. 薯类

常见薯类有马铃薯（又称土豆、山药蛋、洋芋、地蛋、薯仔、荷兰薯）、甘薯（又称

番薯、山芋、红薯、白薯、地瓜）、木薯、薯蓣（山药）、芋头和芭蕉薯等。薯类是为居民提供淀粉的主要食物之一。

1）马铃薯

马铃薯是世界五大农作物之一，含蛋白质约2%，其中赖氨酸和色氨酸含量较高；含淀粉为10%～20%，水分为70%～80%。马铃薯还含有丰富的维生素C，以及铁、磷、维生素B族和胡萝卜素等。马铃薯因其营养很全面，既可做主食，也可当蔬菜食用。

未成熟和发芽的马铃薯中含有较多有毒的龙葵素，应避免食用，以防食物中毒。

2）甘薯

甘薯的碳水化合物含量高达25%，蛋白质含量一般为1.5%，脂肪含量仅为0.2%，甘薯中胡萝卜素、维生素B_1、维生素B_2、维生素C、烟酸含量比谷物高。红心甘薯中胡萝卜素含量比白心甘薯高。甘薯的最大特点是能供给人体大量由胶原蛋白和黏液多糖类形成的黏液物质，它对人体的消化系统、呼吸系统和泌尿系统各器官的黏膜有特殊的保护作用。甘薯同马铃薯一样，钾含量较高。

3. 谷类的营养价值

在中国传统膳食结构中以大米、小麦粉占有突出地位，是最主要的能量来源，人体每天所需能量的50%～70%、蛋白质的50%～55%均来自谷物及其制品。

（1）碳水化合物与膳食纤维。谷类食物中碳水化合物一般占重量的75%～80%，主要是淀粉形式存在，集中在胚乳内，此外还有糊精、葡萄糖、果糖等。淀粉是人类最理想、最经济的热能来源。在谷物的米糠、麸皮中还含有较多的膳食纤维。

（2）蛋白质。谷类蛋白质含量在8%～10%，粟米最高为11.5%。按干重计算，糙米的蛋白质含量与马铃薯、甘薯相近，木薯中蛋白质含量较低。

谷类食品所含的蛋白质主要为醇溶蛋白及谷蛋白。不同谷类中蛋白质的氨基酸组成有所不同，且必需氨基酸不平衡，多数缺乏赖氨酸及苏氨酸，玉米还缺乏色氨酸，赖氨酸通常为谷类蛋白质中的第一限制氨基酸。因此谷类蛋白质营养价值低于动物性食物。

（3）脂类。谷类含有的少量脂类主要集中在胚芽，通常含量在1%左右，玉米和小米可达4%。从米糠中可提取与机体健康有密切关系的米糠油、谷维素和谷甾醇。

（4）维生素。谷类食物是人体所需维生素B族的重要来源，其中以硫胺素和烟酸含量为最高，主要集中在胚芽和糊粉层中，但受谷物加工碾磨的影响较大。胚芽中还含有较丰富的维生素E。玉米和小米含有少量的胡萝卜素。

（5）矿物质。谷类矿物质含量在1.5%～3%，主要有钙、磷，存在于谷皮和糊粉层中。由于谷类食物中含有较多的植酸，影响矿物质在人体内吸收利用，所以粮谷类食物钙、铁的生物利用率很低。

4. 谷类的安全性

1）粮食的霉变与霉菌毒素污染

在持续高温多雨条件下，粮食在生长、收获及储存过程中各环节均可受到真菌污染使其霉变，降低和失去营养价值。霉变的大米、花生、玉米等会造成黄曲霉毒素、伏马菌素的严重超标，小麦发霉变质为赤霉病麦，以及黄粒米霉变等，均易引起食物中毒。被镰刀菌污染的麦类和玉米，所产生的T-2毒素，是导致地方病大骨节病的原因。

粮食受潮后要及时晾干晒透，防止存储过程中霉菌污染，要将其水分控制≤14%、相对湿度≤70%、温度≤10℃，不用霉变粮食加工制售食品。

2）农药残留和工业"三废"的污染

由于土壤污染、用未经处理的工业废水对农田进行灌溉时，其中可能含有的镉、铅、砷、汞、铬、酚和氰化物等环境污染物，容易对农作物造成污染。

农作物在种植期间直接喷洒施用和环境污染中的农药，通过水、空气和土壤途径再进入粮谷作物，粮食在储存中使用熏蒸剂也会有一定的农药残留。

3）粮食仓储害虫

常见的储粮害虫有谷象、米象、玉米象、谷蠹、螨类及蛾类等。应推广生物防治等无毒、无害办法，改善粮食储存的卫生条件，采用药物熏蒸剂杀灭害虫和虫卵。

4）违法添加非食用物质和滥用食品添加剂

在小麦粉中使用过氧化苯甲酰、溴酸钾、二氧化钛、滑石粉属于违法行为。过氧化苯甲酰曾作为面粉增白剂，对小麦粉有后熟和增白作用，可以提高小麦的出粉率。

在面制品中违法使用吊白块、硼砂、漂白剂（硫磺）、膨松剂（硫酸铝钾、硫酸铝铵）等。如在面粉、米粉及其制品中违法添加吊白块以增加其韧性和漂白，添加硼酸与硼砂来增筋，严重地危害了消费者的健康。

对已发生霉变的大米陈粮，用工业用矿物油"抛光"后的有毒大米流入粮食市场，坑害消费者。农民在柏油路面上晾晒粮食，可造成粮食的3,4-苯并[a]芘污染。

3.4.2 豆类及坚果类

豆类分大豆和杂豆类。大豆按皮色可分黄大豆、黑大豆、青大豆、其他大豆等，杂豆类有蚕豆、绿豆、小豆、芸豆、豇豆、豌豆、饭豆、小扁豆、鹰嘴豆、木豆、羽扇豆、利马豆等。大豆以黄豆为主，是营养价值最高的豆类。

1. 豆类的营养价值

1）大豆的营养价值

大豆的蛋白质含量为35%~40%，在植物性食物中含蛋白质为最多。除甲硫氨酸外，其余必需氨基酸的组成和比例与动物蛋白相似，而且富含谷物缺乏的赖氨酸，是与谷物蛋白质互补的天然理想食品。大豆蛋白是中国居民膳食中优质蛋白质的重要来源。

大豆含脂肪15%~20%，其中不饱和脂肪酸占85%，亚油酸高达50%，且消化率高，还含有较多磷脂。大豆中碳水化合物含量为25%~30%，有一半是膳食纤维，其中棉籽糖和水苏糖在肠道细菌作用下发酵产生气体，可引起腹胀。因而在计算大豆的碳水化合物的含量时，应折半计算。

每100g大豆分别含有铁11mg和钙367mg，明显多于谷类，但由于大豆中植酸含量较高，可能会影响铁和锌等矿物元素的生物利用。大豆中维生素B_1、维生素B_2和烟酸等维生素B族含量也比谷类多数倍，并含有一定数量的胡萝卜素和丰富的维生素E。

蚕豆、豌豆、绿豆、小豆、芸豆等豆类含碳水化物55%~60%，蛋白质为20%~25%，蛋白质的含量也明显高于谷类食物。

2）大豆中的植物化学物质

大豆还含有多种植物化学物质，如大豆异黄酮、植物甾醇、大豆皂苷及大豆低聚糖等，它们具有某些特殊的生理功能。

3）大豆食品的营养价值

大豆食品分为发酵豆制品和非发酵豆制品两类。发酵豆制品是以大豆为主要原料，经微生物发酵而成的豆制食品，如腐乳、大豆酱、豆豉、纳豆、发酵豆浆等。非发酵豆制品则以大豆或杂豆为主要原料不经发酵过程制成，如豆浆、豆腐、豆腐脑（花）、豆腐干、腌渍豆腐、腐皮、腐竹、膨化豆制品、豆粉、熟制大豆、大豆蛋白等。

豆制品加工中经浸泡、磨细、过滤、加热等处理后，其中的纤维素和抗营养因子等减少，使营养素更易于被人体吸收利用，其蛋白质、矿物质的消化吸收率从65.3%上升至92%～96%。由于去除了大豆粗糙的植物纤维，减少了它对胃肠黏膜的刺激作用。因此，对于患胃肠道疾病、消化道功能减弱的老年人及牙齿不全的幼儿，豆制品是理想的易于消化食品。豆制品发酵后蛋白质部分分解，较易消化吸收，某些营养素（如微生物在发酵过程中合成的维生素 B_2）含量有所增加。

大豆制成豆芽，除含原有的营养成分外，还含有较多维生素 C。

2. 豆类的安全性

1）豆类抗营养因子

豆类中含有多种胃蛋白酶抑制剂、胰蛋白酶抑制剂等。胰蛋白酶抑制剂影响人体对蛋白的消化与吸收，会造成机体胰腺增重。抗胰蛋白酶因子用加热的方法可使其失去活性，因此豆类食品应彻底煮熟，忌食半生不熟的豆类及其制品。

植物红细胞凝血素是一种存在于豆类中，但含量很少的有毒蛋白质，它能凝结人血液的蛋白质，也是影响动物生长的因子，在加热的过程中可以被破坏。

大豆中含有许多酶，其中的脂肪氧化酶是产生豆腥味及其他异味的主要酶类。采用95℃以上加热 10～15min，或用乙醇处理后减压蒸发、纯化大豆脂肪酶等方法，均可脱去部分豆腥味。

2）豆制品微生物污染严重

豆制品生产中有许多为作坊式手工操作，卫生条件差，所以在生产过程中必须严格控制微生物污染。豆奶生产也必须严格控制微生物污染，确保食品安全。

3）豆制品加工的非法添加

在腐竹、豆腐皮等豆制品中添加吊白块等有毒物质，会危害人体健康。

3. 坚果与籽类

坚果是具有坚硬外壳的木本类植物种子的可食用颗粒，包括核桃、板栗、杏核、扁核桃（巴旦木）、山核桃（含碧根果）、开心果、香榧、夏威夷果（澳洲坚果）、松籽、榛子、腰果、银杏、莲子、菱角、椰子干等。籽类是瓜、果、蔬菜、油料等植物种子的可食用颗粒，包括葵花籽、西瓜籽、南瓜籽、花生等。

以坚果、籽粒或其果仁等为主要原料，经加工制成的食品即为坚果与籽类食品。

除板栗外，坚果类所含的蛋白质都较高，均在14%以上，并富含维生素 E、维生素 B 族、叶酸及钙、磷、铁、锌等多种矿物质元素，含有大量的单不饱和脂肪酸和多不饱和脂肪酸及较多的膳食纤维。而板栗、莲子、白果等则含碳水化合物多而脂肪较少。研究发现，每周吃少量的坚果可能有助于心脏的健康。

花生蛋白质中含有较多的精氨酸与组氨酸，但异亮氨酸、甲硫氨酸含量低，故营养价值不及大豆蛋白。花生含油40%～50%，比大豆高，其中不饱和脂肪酸占80%。花生中维生素B_1、维生素B_2和烟酸含量丰富，此外还含丰富的磷脂、维生素E、胆碱及多种矿物元素。

去壳花生易被黄曲霉菌污染而产生黄曲霉毒素，因此不可食用霉烂花生。

3.4.3 蔬菜类与水果类

1. 蔬菜类的营养价值

蔬菜是指可作副食品的草本植物及少数可作副食品的木本植物和菌类植物，是中国居民膳食中的重要组成部分。依据《新鲜蔬菜分类与代码》（SB/T 10029—2012），蔬菜类可分为绿叶菜类、白菜类、根菜类、豆类、瓜类、葱蒜类、茄果类、薯芋类、多年生、水生、芽菜类、野生、食用菌类及其他类蔬菜。

一般新鲜蔬菜含65%～95%的水分，多数含水量在90%以上。蔬菜的碳水化合物主要是膳食纤维，含量约3%左右，大部分能量低于209kJ（50kcal）/100g，属于低能量食物。蔬菜是胡萝卜素、维生素B_2、维生素C、叶酸、钙、磷、钾、铁等微量营养素及植物化学物质的良好来源。

蔬菜种类不同，其营养特点也各异。白菜、菠菜、西蓝花等嫩茎、叶、花菜类蔬菜是胡萝卜素、维生素C、维生素B_2、矿物质及膳食纤维的良好来源。深色蔬菜的胡萝卜素、核黄素和维生素C含量一般较浅色蔬菜高。蔬菜叶部维生素含量一般高于其根茎部，叶菜营养价值一般又高于瓜菜，根菜膳食纤维较叶菜低。水生蔬菜中菱角和藕等碳水化合物含量较高。蔬菜含有酚类、萜类和含硫化合物等植物化学物质，有益于人体健康。

2. 水果类的营养价值

水果品种繁多，根据《新鲜水果分类与代码》（SB/T 11024—2013）可分为香蕉类、荔枝类、果蔗类、莱果类、柑果类、聚复果类、落叶浆果类、常绿果树核果类、常绿果树浆果类、常绿果树坚（壳）果类、西甜瓜类及其他类。

多数新鲜水果含水分85%～90%，是膳食中维生素C、胡萝卜素及维生素B族、钾、镁、钙等矿物质和膳食纤维的重要来源。

芒果、柑橘、木瓜、山楂、沙棘、杏、刺梨等黄色和红色水果中胡萝卜素含量较高；枣类（鲜枣、酸枣）、柑橘类（橘、柑、橙、柚）和浆果类（猕猴桃、沙棘、黑加仑、草莓、刺梨）中维生素C含量较高；香蕉、黑加仑、枣、红果、龙眼等的钾含量较高。成熟水果所含的营养成分一般比未成熟的水果高。

水果含双糖或单糖较蔬菜多，如苹果和梨以果糖为主，葡萄、草莓以葡萄糖和果糖为主。水果中的果酸如柠檬酸、苹果酸、酒石酸等有机酸含量比蔬菜丰富，能刺激人体消化腺分泌，增进食欲，有利于食物消化。同时有机酸对维生素C的稳定性有保护作用。水果含有丰富的膳食纤维，一般在2%左右，能促进肠道蠕动，尤其水果含较多的果胶，有降低胆固醇作用。此外，水果中还含有酚类和萜类等植物化学物质。

3. 蔬菜与水果的保健功能

蔬菜与水果是健康饮食的重要组成部分，其摄入量过少是全球十大死亡高危因素之一。食用各种蔬菜与水果，可确保充分摄入多数微量营养素、膳食纤维素和营养化学物质。更多地食用蔬菜与水果可有助于替代饱和脂肪、糖或食盐含量较高的食品。

1）蔬菜与水果与癌症预防

新鲜蔬菜与水果是公认的最佳防癌食物。有充分证据表明蔬菜与水果能降低口腔、咽、食管、肺、胃、结肠和直肠等癌症的危险性，且很可能降低喉、胰腺、乳腺、膀胱等癌症的危险性。蔬菜与水果的防癌作用与其所含营养成分，包括抗氧化剂如类胡萝卜素、维生素C、类黄酮类化合物、异硫氰酸盐及有机硫化物等，矿物质和其他活性成分等有关。另外，蔬菜与水果富含膳食纤维，能缩短食物残渣在肠道通过时间，并可与潜在的致癌物、次级胆汁酸、短链脂肪酸结合，促进其排出。

2）蔬菜与水果与心血管疾病预防

蔬菜与水果的摄入可影响血压与心血管疾病。研究表明，每增加一份绿叶蔬菜、十字花科蔬菜、薯类的摄入，可使女性冠心病发病风险分别降低30%、24%、22%。结果提示，适当多吃蔬菜与水果特别是绿叶蔬菜、富含维生素C的蔬菜和水果，可降低患冠心病的风险。增加蔬菜与水果摄入，同时降低脂肪摄入与仅增加蔬菜与水果的摄入两种膳食模式，均可有效降低血压，在群体水平上可降低心血管疾病的发病风险。

3）蔬菜与水果与2型糖尿病预防

研究表明，适当多吃蔬菜与水果可降低2型糖尿病的发病率，因为蔬菜与水果中的膳食纤维可降低餐后血糖反应，也可能通过抗氧化成分来介导。应鼓励糖尿病病人选择各种蔬菜和含糖低的水果，特别是富含膳食纤维的蔬菜与水果。

4）蔬菜与水果与控制体重

蔬菜与水果富含水分和膳食纤维，体积大而能量密度较低，能增强饱腹感，从而降低能量摄入，故富含蔬菜与水果的膳食有利于维持健康体重。增加蔬菜与水果在食物中的比例，对预防超重和肥胖是有重要意义的。

5）蔬菜与水果与防治便秘

蔬菜与水果中含有丰富的纤维素，是膳食纤维的重要来源。由于膳食纤维吸水，可增加粪便体积和重量，促进肠道蠕动，软化粪便，增加排便频率，降低粪便在肠道中停留的时间，故可以防治便秘。

4. 食用菌的营养价值

食用菌是可食用的大型真菌。中国是食用菌生产大国，目前栽培的有70多种，产量较大的有香菇、黑木耳、平菇、金针菇、杏鲍菇、双孢菇、毛木耳、茶树菇、滑子菇、银耳、真姬菇、草菇、竹荪、大球盖菇、羊肚菌、鸡腿菇、姬松茸、牛杆菌等。

食用菌营养丰富，具有高蛋白、低脂肪的特点，含有多糖、胡萝卜素、铁、锌和硒等矿物质。新鲜蘑菇含蛋白质3%~4%，比大多数蔬菜高得多，干蘑菇则高达40%，大大超过畜禽类、水产品和蛋类中的含量。食用菌不仅味道鲜美，风味独特，而且很多种类还具有一定的保健作用和药用价值，如黑木耳、香菇等含有多糖体，能够提高机体的免疫能力，抑制肿瘤的生长，又如植物甾醇类物质"香菇素"具有降血脂功能。

5. 食用藻的营养价值

食用藻是一类水生的没有真正根、茎、叶分化的最原始的低等植物。多数为海水藻类，如海带、紫菜、裙带菜、羊栖菜等；少数为微藻，如螺旋藻、雨生红球藻等。

藻类中含有蛋白质，特别是紫菜中含量较多，一般在22%以上。藻类中的碳水化合物主要以黏多糖的形式存在，因其不能被人体消化、吸收，故属膳食纤维。藻类中含有多种维生素如胡萝卜素、维生素B族等，尤以紫菜中的含量较高。藻类中所含的矿物质最具营养价值，紫菜、海带等海产菌藻类中还富含碘。

6. 蔬菜类与水果类的安全性

（1）不采摘、不买卖、不食用野生蘑菇，慎防野生蘑菇食物中毒。

（2）蔬菜与水果中的抗营养因子和有害物质。蔬菜与水果中含有一些影响人体对营养素消化吸收的抗营养因子及有害物质，如毒蛋白、毒苷类物质、硫苷、皂苷、生物碱等。抗营养因子和有害物质含量比较高时，还可能引起食物中毒，如生豆角（蛋白酶抑制剂、血球凝集素）、鲜黄花菜（秋水仙碱）等。

（3）农药残留。农药残留污染是蔬菜与水果的主要安全问题，近年来蔬菜农药残留已引起人们极大的关注，以有机磷农药残留问题较为严重。蔬菜与水果在销售前为改善其商品价值或延长储存期，人为地使用某些有害化学物品所造成的污染，也屡被媒体曝光。

（4）肠道致病菌和寄生虫卵的污染。蔬菜种植时常以人畜粪便作肥料，因此肠道致病菌和寄生虫卵的污染较为严重，水果在采摘、运输中也易受到污染。生食时一定要洗净、去皮或进行药物消毒等。

（5）污水、废水污染。用污水或工业废水灌溉农作物，会使蔬菜与水果中的毒害化学物质含量超标，可引起人们的慢性中毒。因此，生活污水和工业废水排放必须符合国家环保要求。

（6）腐烂变质。蔬菜与水果富含水分和糖类等营养物质，表皮薄、脆，极易造成机械损伤，引起微生物的侵染，采收后，损伤部位呼吸作用增强，加速腐烂变质。此外，当蔬菜与水果腐烂变质时，由于细菌和酶的作用，可将其中的硝酸盐还原成亚硝酸盐，对人体造成危害。

（7）蔬菜与水果制品加工中的污染。蔬菜与水果制品加工生产中，原辅料不符合卫生要求，不严格执行食品安全标准，使用工业盐，违法添加非食用物质和滥用食品添加剂，均可造成严重的食品污染。

3.5 动物性食物的营养与安全

动物性食物包括畜类、禽类、水产类、奶类、蛋类等及其制品。

3.5.1 畜类与禽类

畜类包括猪、牛、羊、驴、马、兔等的肌肉、内脏及其制品，畜肉有时简称为肉。禽类指鸡、鸭、鹅、火鸡等的肌肉及其制品，包括调制肉制品、腌腊肉制品、酱卤肉制品、熏烧焙烤肉制品、肉干制品及肉类罐头制品。

畜禽制品是指猪、牛、羊、鸡、鸭、鹅、马、驴、骡、兔等屠宰加工后的酮体、头、蹄、尾、内脏和供食用的皮、血,以及以肉为原料的肉制品。

畜肉含有较多的肌红蛋白,呈现红色,称为红肉;禽肉及水产动物的肌红蛋白含量较少,称为白肉。

1. 畜类的营养价值

畜肉富含蛋白质、脂类、维生素 A、维生素 B 族及铁、锌等矿物质。因畜类动物的种类、年龄、肥瘦程度及部位不同,其营养成分差别很大。

畜肉蛋白质主要存在于肌肉和结缔组织中,含量为 10%~20%,其氨基酸组成与人体需要较接近,营养价值较高。牛羊肉蛋白质含量一般为 20%,猪肉为 13.2%。

猪肉的脂肪含量平均为 18%,为最高,羊肉次之,牛肉最低。但牛羊肉的脂肪组成以棕榈酸和硬脂酸等饱和脂肪酸为主。畜肉的脂肪含量因牲畜的肥瘦程度和部位不同有较大差异。

畜类肝脏的维生素 A、维生素 B 族含量和铁含量也很高。畜类内脏都含有较高水平的胆固醇,以脑为最高,每 100g 脑中含 2 400mg 以上,其他脏器在 300mg 左右,是瘦肉的 2~3 倍;畜肉中铁主要以血红素形式存在,有较高的生物利用率。

2. 禽类的营养价值

禽类是一类食用价值很高的食物。禽肉蛋白质含量为 16%~20%,其中鸡肉的蛋白质含量较高,约达 20%;鹅肉约 18%,鸭肉相对较低,约 16%。禽类蛋白质的氨基酸组成与鱼类相似,利用率较高。

禽肉脂肪含量差别较大,火鸡的脂肪含量在 3% 左右,鸡和鸽子在 9%~14%,鸭和鹅达 20% 左右。不饱和脂肪酸中以单不饱和脂肪酸为主,多不饱和脂肪酸比例较低。胆固醇含量在肝中较高,一般每 100g 为 350mg 左右,约是肌肉中含量的 3 倍。

禽类可提供多种维生素,主要以维生素 A 和维生素 B 族为主。内脏含量比肌肉中多,肝脏中含量最多。禽类含有多种矿物质,内脏含量普遍高于肌肉,其中铁主要以血红素形式存在,消化吸收率很高。

3. 畜类与禽类的安全性

1)人兽共患传染病和寄生虫病

人兽共患的传染病主要有禽流感、新城疫、口蹄疫、布氏杆菌病、炭疽、鼻疽、猪水泡病、猪瘟、猪丹毒、结核等。常见人兽共患寄生虫病主要有绦虫、囊虫病、旋毛虫病、猪弓形体病等,人若吃了感染寄生虫的畜肉,便会感染上寄生虫病。所以,一定要做好畜禽屠宰前的检疫和宰后检查,剔除患病畜禽。对病畜禽肉应销毁或做无害化处理。

2)细菌污染

畜类、禽类在加工、保藏、运输和销售中很容易污染致病菌,如沙门氏菌、金黄色葡萄球菌等,如果在食用前未充分加热,可引起食物中毒。据统计,畜类、禽类食品是引起细菌性食物中毒最多的食品。

3)兽药残留与饲料添加剂

动物饲料中的兽药、饲料添加剂、农药残留及化学污染物,超过限量标准亦会构成严重的污染,危害人体健康,如饲料中含有二噁英,违禁使用瘦肉精的问题。

4）食品加工过程中的违法行为

在畜禽制品加工过程中，违法添加工业染料、硼酸、硼砂等非食用物质及滥用护色剂（硝酸盐、亚硝酸盐）、水分保持剂、着色剂、防腐剂等食品添加剂，熏烤肉类食品因加工方法不当造成多环芳烃污染，都会影响人体健康。

5）某些含有毒物质的动物组织

家畜体内的某些腺体如甲状腺（栗子肉）、肾上腺（小腰子）和病变淋巴腺（花子肉）多含有对人体有害的物质，一般不宜食用。食用畜禽肝脏时要选择健康可食的肝脏，彻底清除肝内有毒物和积血，加热充分，不可过量食用，以防维生素 A 中毒。

3.5.2　水产类

水产类即水产品，这里指供食用的海洋或淡水渔业生产的鱼类、甲壳类、软体动物类等动物性水产品，不包括藻类等水生植物。动物性水产制品是指以鲜、冻动物性水产品为主要原料，经相应工艺加工制成的水产制品。

1. 鱼类的营养价值

鱼类蛋白质含量为 15%～22%，蛋白质氨基酸组成一般较为平衡，利用率较高。鱼类脂肪含量差异较大，为 1%～10%，平均 5%左右；脂肪多由亚油酸、亚麻酸、二十碳五烯酸（EPA）和二十二碳六烯酸（DHA）等不饱和脂肪酸组成。

鱼肉含有一定数量的维生素 A、维生素 D、维生素 E，维生素 B_2 和烟酸等的含量也较高。鱼油和鱼肝油是维生素 A 和维生素 D 的重要来源。鱼类矿物质含量为 1%～2%，高于畜禽类，其中硒和锌的含量丰富，钙、钠、钾、镁等含量也较多。海产鱼类富含碘。

鱼类碳水化合物的含量较低，约 1.5%左右，主要存在形式为糖原。

2. 水产品的安全性

1）水产品的寄生虫污染

有的鱼体内有寄生虫，生食或经烧煮若未能将虫卵杀死，虫卵会随食物侵入人体，可能使人患上寄生虫病。在中国常见的有华支睾吸虫、卫氏并殖吸虫等。

2）水产品中的毒害物质

水产品中的毒害物质如河豚毒素、贝毒、鱼肉毒素、组胺素。为防止食用水产品引起食物中毒，严禁餐饮业者加工制作鲜河豚，禁食被赤潮污染的贝类。如鲨鱼、鲅鱼、旗鱼必须去除肝脏，鳇鱼应除去肝、卵。凡青皮红肉类的鱼，如鲐巴鱼、金枪鱼、鳝鱼、甲鱼等易分解产生大量组胺，人食后常发生过敏性反应，出售时必须注意鲜度质量。

3）水产品的腐败变质

鱼体表面、鳃和肠道中存在有较多的细菌，腐败后的鱼体表黏液浑浊并有臭味，鱼鳞易于脱落，眼球下陷并浑浊无光，鳃由鲜红变成褐色并有臭味，腹部膨胀，肛门突出，出现脊柱旁发红现象，更严重者将骨肉分离。因此，水产品应在低温冷藏保鲜。

4）水产品有毒化学物质污染和蓄积

由于水域污染，致使水体中含有大量的农药、水产养殖药物、重金属、多氯联苯等，这些毒害物质如甲基汞等极易在水产品中蓄积，并可能对人体健康产生危害。

5）水产品加工和流通中的违法行为

甲醛等对人体健康具有毒害作用，水产品加工过程存在使用甲醛、过氧化氢、火碱处理水产品及过量使用多聚磷酸盐、亚硫酸盐的违法行为；在水产品运输和储藏过程中也有使用违禁物质如孔雀石绿、抗生素、"鱼浮灵"等的违法行为。

3.5.3 禽蛋类

禽蛋类指鸡蛋、鸭蛋、鹅蛋、鹌鹑蛋等鲜蛋及其制品。蛋制品包括粗加工蛋制品（如咸蛋、咸蛋黄、糟蛋、卤蛋、皮蛋）、精加工蛋制品（如蛋液、蛋粉、调制蛋制品）等。

1. 蛋类的营养价值

蛋类营养价值很高，其蛋白质氨基酸组成与人体需求最为接近，优于其他动物性蛋白，是天然食物中营养价值最高的蛋白质。

不同品种蛋类的营养成分大致相同。全蛋的蛋白质含量相似，为12%左右，蛋黄高于蛋白。加工成咸蛋或松花蛋后，无明显变化。

鸡蛋脂肪含量为10%～15%，有98%的脂肪存在于蛋黄中，蛋白含脂肪极少。蛋黄中的脂肪呈乳化状态，消化吸收率高。胆固醇集中在蛋黄，其中鹅蛋黄含量最高，每100g达1 696mg，其次是鸭蛋黄，鸡蛋黄每100g也达1 510mg。

蛋类蛋黄中维生素含量丰富、种类齐全，包括所有的维生素B族、维生素A、维生素D、维生素E、维生素K和微量维生素C。鸭和鹅蛋维生素含量总体略高于鸡蛋。

矿物质主要存在于蛋黄，含量为1.0%～1.5%，蛋白部分含量较低。其中钙、磷、铁、锌、硒等含量丰富。蛋黄中铁因卵黄高磷蛋白的干扰，其生物利用率较低，仅为3%左右。蛋类中碳水化合物含量较低。

2. 蛋类的安全性

1）鲜蛋的沙门氏菌污染

鲜蛋内的微生物或来自卵巢、生殖腔，或来自不洁产蛋场所及运输、销售环节。沙门氏菌及其他微生物引起的腐败变质是鲜蛋的主要卫生问题，鲜蛋要在低温下保藏。

2）饲料的安全

当家禽的饲料受蓄积性有害物质或农药污染时，可造成蛋中农药或其他有害物质的残留，如将有致癌作用的工业染料苏丹红1号添加在禽类饲料中。

3）蛋制品安全

蛋制品主要有皮蛋、卤蛋、咸蛋、糟蛋、液态蛋、蛋粉和蛋片。禽蛋加工前必须是新鲜、清洁、完整的；加工皮蛋严禁用工业硫酸铜，少用或不用氧化铅作品质改良剂。

3.5.4 奶类

奶类即乳品，包括鲜奶和乳制品。常见的鲜奶有牛奶、山羊奶和马奶等生奶，其中以牛奶的食用量最大。乳制品有液体乳（灭菌乳、巴氏灭菌乳、调制乳）、乳粉、发酵乳、炼乳、干酪、奶油、婴幼儿配方乳粉等。

1. 奶类的营养价值

奶类是一种营养成分齐全、组成比例适宜、易消化吸收、营养价值高的天然食品，主要提供优质蛋白质、钙和维生素 A、维生素 B_2。

牛奶中蛋白质含量平均为 3%，以酪蛋白为主，其次为乳清蛋白和乳球蛋白。牛奶消化率高达 90%以上，其必需氨基酸比例也符合人体需要，属于优质蛋白质。

人奶蛋白质含量为 1.5%，适合婴儿消化，且分娩后第一天初乳蛋白质含量在 5%以上。人奶中蛋白质组成与牛奶有极大差异，人奶中酪蛋白：清蛋白为 0.3：1，而牛奶中则为 4：1。乳清蛋白营养价值较高。

奶的脂肪含量为 3%～4%，并以微脂肪球形式存在。乳脂肪中脂肪酸组成复杂，必需脂肪酸含量并不高，只占 3%左右。奶油中低熔点脂肪酸占 35%，有利于消化吸收。

奶中碳水化合物主要为乳糖，对婴儿的消化道具有重要意义，它不仅可以调节胃酸、促进胃肠蠕动，而且还有益于乳酸菌的繁殖，抑制肠道腐败菌生长，可改善婴幼儿肠道菌群的分布，有助于钙的吸收。

牛奶中富含钙、磷、钾，且容易被人体吸收，是膳食中钙的最佳来源。但牛奶中铁的含量不高，低于人奶中铁的含量，不能满足人体的需要。

牛奶中含有的维生素，其含量因季节、饲养条件及加工方式不同而有变化。

2. 奶类的安全性

1）微生物污染

奶类的主要污染是微生物污染。刚挤出来的鲜牛奶含有很多细菌、包括致病菌，所以未经消毒直接饮用是危险的，家庭中饮用牛奶最简单的消毒方法是加热煮沸。

乳制品加工过程中，各生产工序必须连续生产，防止原料和半成品积压而导致微生物的繁殖和交叉污染，造成金黄色葡萄球菌食物中毒。

2）抗生素等药物残留

动物在饲养中滥用各种抗生素、药物，饲料中的农药残留均会造成乳的污染，将影响人体健康。

3）生产过程的违法行为

在奶类加工生产中，发现有添加皮革水解物、三聚氰胺、β-内酰胺酶（解抗剂）、硫氰酸钠等非食品用物质及滥用增稠剂、香精、着色剂等违法行为，以及在乳制品中添加未经批准的进口食品原料或添加剂的现象。

> **知识链接** 　　三聚氰胺乳粉事件
>
> 2008 年因不法分子在原料乳中添加三聚氰胺发生的"三鹿牌婴幼儿乳粉"食品安全事件，全国累计报告因食用问题乳粉导致泌尿系统出现异常的患儿 29.4 万人，累计住院患儿 52 019 人，6 名患儿死亡。

4）其他污染

当奶牛患有布氏杆菌病、结核、口蹄疫、乳腺炎等疾病时，其致病菌可通过乳腺排出，使乳受到污染，因此必须给予相应的消毒卫生处理，或限于食品工业用，或废弃。

饲料中霉变后产生的霉菌毒素、有毒化学物质等都会对奶造成污染。

3.6 其他食品的营养与安全

3.6.1 食用油

食用油包括食用植物油和食用动物油脂,食用植物油如大豆油、菜籽油、棕榈油、花生油、葵花籽油、棉籽油、玉米油、芝麻油、橄榄油、亚麻籽油、核桃油、茶籽油等,食用动物油脂如猪油、牛油、羊油等。根据加工方式也分为食用植物调和油和色拉油。

1. 食用油的营养价值

食用油是能量的主要来源之一。经食用油烹制的食物不仅由生变熟,改善口味,还能促进食欲和增加饱腹感。所以,食用油是日常饮食不可缺少的食物之一。

食用植物油一般含脂肪99%以上,是必需脂肪酸亚油酸和α-亚麻酸的主要来源,也是维生素E的首要来源,不含胆固醇。富含n-3脂肪酸的有亚麻籽油、核桃油,富含n-6脂肪酸的有红花籽油、葡萄籽油、葵花籽油、玉米油、大豆油等,富含n-9脂肪酸的如茶籽油、橄榄油、花生油、菜籽油等。可见单一油种的脂肪酸构成不同,应经常更换食用油的种类或用食用植物调和油。

食用动物油脂含脂肪90%左右,含饱和脂肪酸多,含胆固醇也多,食用过多会使血液中胆固醇水平升高,诱发动脉粥样硬化。

2. 食用植物油的安全性

1)酸败

食用植物油在储藏过程中,脂肪酸等氧化分解为小分子醛酮等,导致酸价和过氧化值升高,危害人体健康。为防止油脂酸败变质,应要求油脂纯度高,油脂中水分含量≤0.2%,避免微生物污染,添加抗氧化剂。油脂应在密封、避光、低温的条件下储存。

2)有机溶剂的残留

食用植物油生产分浸出和压榨两种生产工艺。浸出法生产植物油时需用溶剂,经过脱脂、脱胶、脱臭、脱酸等工艺而成,其出油率高,成本低,但可能造成溶剂残留。市售大豆油即采用浸出法生产,中国要求在食用油包装上标明其生产工艺。

3)煎炸油反复使用

食用植物油在高温煎炸过程中,易形成杂环化合物、热氧化聚合物等毒害物质,为确保煎炸油安全,在使用中应控制油温在200℃以下,连续使用时间不超过10h。

4)黄曲霉毒素污染

植物油料作物种子被霉菌毒素污染后,榨出的毛油中亦含有毒素。花生很容易被黄曲霉毒素污染,黄曲霉毒素含量过高的花生油必须经碱炼去毒后才能食用。

5)严防"地沟油"流入食品市场

国家严禁食用回收油和二手油,严禁在食用油中掺杂,制假。要加强餐厨废弃物及废弃油脂的收运环节管理,严厉打击制售"地沟油"犯罪行为。

3.6.2 饮料酒

饮料酒是酒精度在 0.5% vol 以上的酒精饮料，包括发酵酒、蒸馏酒和配制酒，以及无醇啤酒和无醇葡萄酒。饮料酒可根据不同原料、生产工艺和产品特性进行分类。

饮料酒产品分类表中，发酵酒分为啤酒、葡萄酒、果酒、黄酒、果酒、奶酒（发酵型）及其他发酵酒，蒸馏酒分为白酒、白兰地、威士忌、伏特加/俄得克、朗姆酒、金酒及杜松子酒、龙舌兰酒、奶酒（蒸馏型）、水果蒸馏酒和其他蒸馏酒，配制酒，露酒等。

1. 饮料酒主要提供能量

白酒是以粮谷为主要原料，用大曲、小曲或麸曲及酒母等为糖化发酵剂，经蒸煮、糖化、发酵、蒸馏而制成的饮料酒。白酒特别是高度白酒，酒精含量为 20%～65%，基本上是纯能量食物。过量饮用则会对身体健康造成危害。

啤酒是以麦芽、水为主要原料，加啤酒花（包括酒花制品），经酵母发酵酿制而成的，含有二氧化碳的、起泡的、低酒精度的发酵酒。啤酒是世界上消费量最多的酒，一般含有 3.4%酒精，还含有果糖、麦芽糖和糊精等，以及钙、磷、钾、锌等矿物质。

葡萄酒是以鲜葡萄或葡萄汁为原料，经全部或部分发酵酿制而成的，含有一定酒精度的发酵酒。其营养成分有酒精（约含 8.9%）、有机酸、挥发酯、多酚及单宁物质，丰富的氨基酸、糖、多种维生素，还有钾、钙、镁、铜、锌、铁等矿物质。

黄酒是以稻米、黍米等为主要原料，加曲、酵母等糖化发酵剂酿制而成。黄酒是中国最古老的饮用酒，具有很高营养价值。黄酒含有酒精（均值 10.2%）、糖类、有机酸、维生素等，其氨基酸含量居各种酿造酒之首。

2. 饮料酒的安全性

加强饮料酒质量安全，要严格落实生产各环节监管制度，严厉查处打击使用工业乙醇等非食用物质及滥用甜味剂、色素等食品添加剂违法行为。细化和完善相关流通许可制度，依法查处取缔无证无照酒类经营者。加强检验检测和监测评估，健全追溯体系。严厉打击制售假冒伪劣酒类产品，规范配制酒中添加食用酒精和食品添加剂，提高广大群众识假辨假和防范风险的意识和能力。

3.6.3 生活饮用水的安全性

生活饮用水就是供人类生活的饮水和生活用水，水源污染是生活饮用水安全的最大隐患。水污染是指水体因某种物质的介入，而导致其化学、物理、生物或者放射性等方面特性的改变，从而影响水的有效利用，危害人体健康或破坏生态环境，造成水质恶化的现象。

1. 水源性疾病

水源性疾病是指由于饮用水而引起的传染病、地方病和中毒性疾病。

1）介水性传染病

介水性传染病是通过饮用或接触受病原体污染的水而传播的疾病，如霍乱、伤寒、副伤寒、病毒性肝炎（甲型肝炎、戊型肝炎和未分型肝炎）、细菌性痢疾、阿米巴性痢疾、布鲁氏菌病及其他感染性腹泻病，在中国主要是指通过饮用水传播的肠道传染病。

2）生物地球化学性地方病

由于某些地区的地质化学成分特殊，可造成饮水和食物中某些微量元素过多或不足。中国农村饮水不安全的主要原因是氟超标、砷超标、苦咸水、污染水及铁、锰等其他饮水水质超标，因而导致慢性非传染性疾病和癌症罹发，以饮水中氟化物、砷等引起的地方病多见。

3）化学性污染

当工业"三废"、农药或生活污水污染水体，有毒有害化学物质可引起急性化学中毒事件，导致慢性非传染性疾病和癌症罹发。中国发布的《有毒有害水污染物名录(第一批)》，共包括二氯甲烷、三氯甲烷、三氯乙烯、四氯乙烯、甲醛、镉及镉化合物、汞及汞化合物、六价铬化合物、铅及铅化合物、砷及砷化合物等10类物质。

2. 生活饮用水水质的安全性

生活饮用水是供人生活的饮水和用水。须符合《生活饮用水卫生标准》（GB 5749—2022）等法规标准的要求。生活饮用水水质应保证用户饮用安全，并符合以下基本要求：生活饮用水中不应含有病原微生物，生活饮用水中化学物质不应危害人体健康，生活饮用水中放射性物质不应危害人体健康，生活饮用水的感官性状良好，生活饮用水应经消毒处理。

3. 中国居民日常生活饮用水分级

（1）一级。来自无污染水源的高海拔天然雪山冰川矿泉水，矿物质含量丰富均衡，资源珍稀，满足人体健康饮水需求，提升生命质量，为优质天然矿泉水，水质符合国家饮用天然矿泉水标准。

（2）二级。普通天然矿泉水，含有矿物质，给消费者带来健康、便利。水资源相对较多，无污染或微污染，水质符合国家饮用天然矿泉水标准。

（3）三级。水源较丰富，可能微污染或轻度污染，加工工艺较复杂，以满足日常饮水方便需求。水质大部分属于饮用净水。

（4）四级。经过人工处理的非包装水，水源丰富，轻度污染或污染。属于安全水的范畴，满足消费者基本生活需求。

知识链接 农村安全饮用水

农村饮水安全是指农村居民能及时取得足量够用的生活饮用水，且长期饮用不影响人身健康。我国《农村饮水安全评价准则》对水量、水质、用水方便程度、供水保证率等指标有明确规定。

（1）水量。根据丰水地区和缺水地区进行分类规定，丰水地区每人每天可获取的水量不低于35L，缺水地区不低于20L。

（2）水质。农村集中供水工程的用水户，要执行现行水质标准。对分散供水工程的用水户，要求饮用水中无肉眼可见杂质、无异色异味、用水户长期饮用无不良反应。

（3）用水方便程度。取水往返时间不超过20min，取水距离不超过800m，牧区可适当放宽。

（4）供水保证率。要大于90%，即一年90%以上的时间供水能得到保障。

3.7 特殊食品

《中华人民共和国食品安全法》规定，国家对保健食品、特殊医学用途配方食品和婴幼儿配方食品等特殊食品实行严格监督管理。

3.7.1 食品营养强化的目的与要求

1. 食品营养强化的目的

食品营养强化、平衡膳食(膳食多样化)、应用营养素补充剂是世界卫生组织推荐的改善人群微量营养素缺乏的三种主要措施。

强化是指为预防或纠正某一人群或特定人群的营养素缺乏,将一种或多种必需营养素添加到某食品中(不管该食品中是否含有这样的营养素)。食品营养强化不需要改变人们的饮食习惯就可以增加人群对某些营养素的摄入量,从而达到纠正或预防人群微量营养素缺乏的目的。

食品营养强化的主要目的有:

(1)弥补食品在正常加工、储存时造成的营养素损失。

(2)在一定的地域范围内,有相当规模的人群出现某些营养素摄入水平低或缺乏,通过强化可以改善其摄入水平低或缺乏导致的健康影响。

(3)某些人群由于饮食习惯和(或)其他原因可能出现某些营养素摄入量水平低或缺乏,通过强化可以改善其摄入水平低或缺乏导致的健康影响。

(4)补充和调整特殊膳食用食品中营养素和(或)其他营养成分的含量。

食品营养强化的优点在于,既能覆盖较大范围的人群,又能在短时间内收效,而且花费不多,是经济、便捷的营养改善方式,在世界范围内广泛应用。

2. 食品营养强化剂

食品营养强化剂是指为了增加食品的营养成分(价值)而加入食品中的天然或人工合成的营养素和其他营养成分。

1)食品营养强化剂的使用规定

(1)食品营养强化剂在食品中的使用范围、使用量应符合《食品安全国家标准 食品营养强化剂使用标准》(GB 14880—2012)的要求。允许使用的化合物来源,也应符合标准相关的规定。

(2)特殊膳食用食品中营养素及其他营养成分的含量,按相应的食品安全国家标准执行,允许使用的食品营养强化剂及化合物来源应符合 GB 14880—2012 和(或)相应产品标准的要求。

(3)保健食品中食品营养强化剂的使用和食盐中碘的使用,按相关国家标准或法规管理。

(4)使用的食品营养强化剂化合物来源应符合相应的质量规格要求。

(5)对于部分既属于食品营养强化剂又属于食品添加剂的物质,如维生素 C、维生素 E、柠檬酸钾、碳酸钙等,如果以营养强化为目的,其使用应符合 GB 14880—2012 的规定。如果作为食品添加剂使用,则应符合《食品安全国家标准 食品添加剂使用标准》(GB 2760—2014)的要求。

(6)对于部分既属于食品营养强化剂又属于新资源食品的物质,如二十二碳六烯酸、低聚半乳糖、多聚果糖、花生四烯酸等,如果以营养强化为目的,其使用应符合 GB 14880—2012 的要求;如果作为食品原料,应符合新资源食品相关公告的规定。

2）中国允许使用的食品营养强化剂品种及使用量

（1）允许使用的食品营养强化剂。GB 14880—2012 附录 A 列出了允许使用的食品营养强化剂品种、使用范围及使用量。

中国允许使用的食品营养强化剂主要有维生素类、矿物质类、其他类等。

（2）食品营养强化剂的使用量。食品营养强化剂的使用量指化合物来源中有效成分的使用量，是在生产过程中允许的实际添加量。鉴于不同食品原料本底所含的各种营养素含量差异性较大，而且不同营养素在产品生产和货架期的衰减和损失也不尽相同，所以强化的营养素在终产品中的实际含量可能高于或低于标准规定的该食品营养强化剂的使用量。

3. 使用食品营养强化剂的要求

（1）食品营养强化剂的使用不应导致人群食用后营养素及其他营养成分摄入过量或不均衡，不应导致任何营养素及其他营养成分的代谢异常。

（2）食品营养强化剂的使用不应鼓励和引导与国家营养政策相悖的食品消费模式。

（3）添加到食品中的营养强化剂应能在特定的储存、运输和食用条件下保持质量的稳定。

（4）添加到食品中的营养强化剂不应导致食品一般特性如色泽、滋味、气味、烹调特性等发生明显不良改变。

（5）不应通过使用食品营养强化剂夸大食品中某一营养成分的含量或作用误导和欺骗消费者。

4. 可强化食品类别的选择要求

（1）应选择目标人群普遍消费且容易获得的食品进行强化。

（2）作为强化载体的食品消费量应相对比较稳定。

（3）中国居民膳食指南中提倡减少食用的食品不宜作为强化的载体。

3.7.2 婴幼儿配方食品

婴幼儿配方食品和婴幼儿辅助食品，都属于特殊膳食用食品。

特殊膳食用食品是指为满足特殊的身体或生理状况和（或）满足疾病、紊乱等状态下的特殊膳食需求，专门加工或配方的食品。这类食品的营养素和（或）其他营养成分的含量与可类比的普通食品有显著不同。

GB 13432—2013
《食品安全国家标准
预包装特殊膳食用食品标签》

1. 婴幼儿配方食品分类

我国婴幼儿配方食品按适用月龄，可分为婴儿配方乳粉和较大婴儿及幼儿配方乳粉，即市场上婴幼儿配方乳粉Ⅰ段（1段）适用于0～6月龄、Ⅱ段（2段）适用于6～12月龄、Ⅲ段（3段）适用于12～36月龄；按配方食品的主要原料，又可分为乳基和豆基配方食品类。

1）婴儿配方食品

乳基婴儿配方食品（婴儿配方乳粉）：指以乳类及乳蛋白制品为主要原料，加入适量的维生素、矿物质和（或）其他成分，仅用物理方法生产加工制成的液态或粉状产品。适于正常婴儿食用，其能量和营养成分能够满足0～6月龄婴儿的正常营养需要。

豆基婴儿配方食品：指以大豆及大豆蛋白制品为主要原料，加入适量的维生素、矿物质和（或）其他成分，仅用物理方法生产加工制成的液态或粉状产品，适于正常婴儿食用。其能量和营养成分能够满足0～6月龄婴儿的正常营养需要。

对于0～6月的婴儿最理想的食品是母乳，在母乳不足或无母乳时才可食用婴儿配方食品。6个月龄以上婴儿食用婴儿配方食品时，应配合添加辅助食品。

《食品安全国家标准 婴儿配方食品》（GB 10765—2021）规定了产品的技术要求。标签中应注明产品的类别、属性（如乳基或豆基产品及产品状态）和适用年龄，"对于0～6月龄的婴儿最理想的食品是母乳，在母乳不足或无母乳时可食用本产品"。标签上不能有婴儿和妇女的形象，不能使用"人乳化""母乳化"或近似术语表述。

2）较大婴儿和幼儿配方食品

较大婴儿和幼儿配方食品是以乳类及乳蛋白制品和（或）大豆及大豆蛋白制品为主要原料，加入适量的维生素、矿物质和（或）其他辅料，仅用物理方法生产加工制成的液态或粉状产品，适用于较大婴儿（6～12月龄）和幼儿（12～36月龄）食用，其营养成分能满足正常较大婴儿和幼儿的部分营养需要。

《食品安全国家标准 较大婴儿配方食品》（GB 10766—2021）和《食品安全国家标准 幼儿配方食品》（GB 10767—2021）均规定了产品的技术要求、标签、使用说明及包装等。使用较大婴儿配方食品时，还须配合添加辅助食品。

2. 婴幼儿配方乳粉标签

1）婴幼儿配方乳粉标签必须标注的内容

食品名称、配料表、净含量和规格、生产者和（或）经销者的名称、地址和联系方式、生产日期和保质期、储存条件、食品生产许可证编号、产品标准代号（进口商品除外）、营养成分表、注册号、食用方法、适宜人群信息和食品属性（如乳基或豆基产品及产品状态）；还应标明"对于0～6月婴儿最理想的食品是母乳，在母乳不足或无母乳时可食用本产品"，较大婴儿配方乳粉应标明"须配合添加辅助食品"。

2）婴幼儿配方乳粉标签可选择标注的内容

食品安全国家标准允许的含量声称、功能声称，以及用于产品追溯、提醒或警示、产品售后服务等信息。其中，由于中国食品安全国家标准对0～6月龄婴儿配方乳粉中必需成分（如蛋白质、脂肪、碳水化合物、维生素B_1、维生素B_2、维生素C、钙、铁、锌等）的含量值有明确规定，婴儿配方乳粉必须符合标准规定的含量要求，不应对其必需成分进行含量声称和功能声称。

3）婴幼儿配方乳粉标签不得含有的内容

涉及疾病预防、治疗功能；明示或者暗示具有保健作用；明示或者暗示具有益智、增加抵抗力或者免疫力、保护肠道等功能性表述；对于按照食品安全标准不应当在产品配方中含有或者使用的物质，以"不添加""不含有""零添加"等字样强调未使用或者不含有；虚假、夸大、违反科学原则或者绝对化的内容；与产品配方注册的内容不一致的声称。

4）配料表与营养成分表

配料表应当将食用植物油具体的品种名称按照加入量的递减顺序标注。

营养成分表应应当按照婴幼儿配方乳粉食品安全国家标准规定的营养素顺序列出，并按照能量、蛋白质、脂肪、碳水化合物、维生素、矿物质、可选择性成分等类别分类列出。

5）婴幼儿配方乳粉标签声称表述

产品名称中有动物性来源的，应当根据产品配方在配料表中如实标明使用的生乳、乳粉、乳清（蛋白）粉等乳制品原料的动物性来源。使用的乳制品原料有两种以上动物性来源时，应当标明各种动物性来源原料所占比例。

声称生乳、原料乳粉等原料来源的，应当如实标明具体来源地或者来源国，不得使用"进口奶源""源自国外牧场""生态牧场""进口原料"等模糊信息。

声称应当注明婴幼儿配方乳粉适用月龄，可以同时使用"1段、2段、3段"的方式标注。

3. 婴幼儿配方乳粉营养素添加要求

中国婴儿配方食品标准规定，不应使用危害婴儿营养与健康的物质；所使用的原料和食品添加剂不应含有谷蛋白；不应使用氢化油脂；不应使用经辐照处理过的原料；只有经过预糊化后的淀粉才可以加入婴儿配方食品中，不得使用果糖。

婴幼儿配方乳粉添加的营养素

对乳基婴儿配方食品，首选碳水化合物应为乳糖、乳糖和葡萄糖聚合物。只有经过预糊化后的淀粉才可以加入婴儿配方食品中，不得使用果糖。婴儿配方乳粉中不得使用果糖，主要是果糖的添加可能对患有遗传性果糖不耐受的婴幼儿造成潜在的生命威胁。

乳糖是人乳中含量最丰富的碳水化合物，除能供给能量外，还可以调节益生菌菌群，促进钙镁锌等矿物质的吸收。乳糖甜度较低，对于婴儿的味觉发育和牙齿也具有一定的保护作用。乳基婴儿配方食品中要求乳糖占碳水化合物总量应≥90%。

较大婴儿和幼儿配方食品不应使用危害婴儿营养与健康的物质；不应使用氢化油脂；不应使用经辐照处理过的原辅材料。

4. 婴幼儿配方乳粉产品配方注册管理

婴幼儿配方乳粉产品配方，是指生产婴幼儿配方乳粉使用的食品原料、食品添加剂及其使用量，以及产品中营养成分的含量。中国实施婴幼儿配方乳粉产品配方注册管理制度。

婴幼儿配方乳粉产品配方注册，是指国家市场监督管理总局依据本办法规定的程序和要求，对申请注册的婴幼儿配方乳粉产品配方进行审评，并决定是否准予注册的活动。

> **知识链接**　　　　　　　　　　婴幼儿辅助食品
>
> **1. 婴幼儿谷类辅助食品**
>
> 婴幼儿谷类辅助食品是以一种或多种谷物（如小麦、大米、大麦、燕麦、黑麦、玉米等）为主要原料，且谷物占干物质组成的 25%以上，添加适量的食品营养强化剂和（或）其他辅料，经加工制成的适于 6 月龄以上婴儿和幼儿食用的辅助食品。产品可分为婴幼儿谷物辅助食品、婴幼儿高蛋白谷物辅助食品、婴幼儿生制类谷物辅助食品和婴幼儿饼干或其他婴幼儿谷物辅助食品等。

2. 婴幼儿罐装辅助食品

婴幼儿罐装辅助食品是食品原料经处理、灌装、密封、杀菌或无菌灌装后达到商业无菌，可在常温下保存的适于 6 月龄以上婴幼儿食用的食品。产品分为泥（糊）状罐装食品、颗粒状罐装食品和汁类罐装食品等类型。

3.7.3 特殊医学用途配方食品

1. 特殊医学用途配方食品分类与适用人群

特殊医学用途配方食品是指为了满足进食受限、消化吸收障碍、代谢紊乱或特定疾病状态人群对营养素或膳食的特殊需要，专门加工配制而成的配方食品。包括适用于 0~12 月龄的特殊医学用途婴儿配方食品，和适用于 1 岁以上人群的特殊医学用途配方食品。

特殊医学用途配方食品的适用人群

应该明确，特殊医学用途配方食品是食品，不是药品，但不是正常人吃的普通食品。该类产品必须在医生或临床营养师指导下，单独食用或与其他食品配合食用。例如，有过敏症状的婴儿需要乳蛋白部分水解或深度水解或氨基酸配方食品等。

1）特殊医学用途婴儿配方食品（适用于 0~12 月龄）

特殊医学用途婴儿配方食品是指针对患有特殊紊乱、疾病或医疗状况等特殊医学状况婴儿的营养需求而设计制成的粉状或液态配方食品。在医生或临床营养师的指导下，单独食用或与其他食物配合食用时，其能量和营养成分能够满足 0~12 月龄特殊医学状况婴儿的生长发育需求。

常见特殊医学用途婴儿配方食品有：无乳糖配方或低乳糖配方食品、乳蛋白部分水解配方食品、乳蛋白深度水解配方或氨基酸配方食品、早产/低出生体重婴儿配方食品、婴儿营养素补充剂、氨基酸代谢障碍配方食品等。

2）适用于 1 岁以上人群的特殊医学用途配方食品

特殊医学用途配方食品按其营养成分可分为：适用于 1~10 岁和 10 岁以上人群的全营养配方食品、特定全营养配方食品、非全营养配方食品等类型。

2. 特殊医学用途配方食品标签、说明书

特殊医学用途配方食品的标签、说明书应当真实准确、清晰持久、醒目易读，不得含有虚假内容，不得涉及疾病预防、治疗功能。

应当使用规范的中文标注产品名称、产品类别、配料表、配方特点、感官、适宜人群、不适宜人群、食用方法和食用量、不良反应、净含量和规格、生产日期和保质期、储藏条件、注意事项及警示说明等内容。

应当按照食品安全国家标准的规定在醒目位置标示下列内容：请在医生或者临床营养师指导下使用；不适用于非目标人群使用；本品禁止用于肠外营养支持和静脉注射。

3.7.4 保健食品

1. 保健食品的概念

保健食品是指声称并具有特定保健功能或者以补充维生素、矿物质为目的的食品。

即适用于特定人群食用，具有调节机体功能，不以治疗疾病为目的，并且对人体不产生任何急性、亚急性或慢性危害的食品。

1）保健食品的名称

根据《保健食品注册与管理办法》规定，保健食品的名称由商标名、通用名、属性名依次排列组成。

（1）商标名，是指保健食品使用依法注册的商标名称或者符合《中华人民共和国商标法》规定的未注册的商标名称。

（2）通用名，是指表明产品主要原料等特性的名称。

（3）属性名，是指表明产品剂型或者食品分类属性等的名称。

经国家食品药品监督管理局批准的保健食品，才具备资格使用，也必须使用保健食品标识（图3-2）和批准文号。

图3-2 保健食品标识

2）保健食品标识与批准文号

在保健食品的包装或标签上都会见到一个天蓝色的"帽子"型标识，俗称"小蓝帽"或"蓝帽子"。这是我国保健食品特有的标识。

"小蓝帽"下方有"批准文号"，如"国食健字 G××××××××"，或"国食健字 J××××××××"。"国食健字"代表的是批准部门，G 或 J 的后面有 8 位阿拉伯数字，这就是该产品的"批准文号"，相当于产品的"身份证号码"。

3）保健食品的属性

保健食品不能代替药品，只能是对日常饮食的补充，保健食品必须具有三种属性：

（1）食品属性。保健食品属于食品，其基本属性决定了保健食品必须有营养。保健食品可以使用列入目录的中药材为原料，其形态可有胶囊、吞服片、咀嚼片、含片、冲剂、口服液等多种形式，有严格的摄入量和特定的食用人群，而普通食品则没有这些要求。

（2）功能属性。保健食品针对特定的适宜人群具有一定保健功能，即调节人体生理活性功能，这是与其他食品和物品的重要区别点。

（3）非药品属性。保健食品不能直接用于治疗疾病，不能代替药品。无论是哪种类型保健食品，都有保健目的，长时间服用可使人体健康受益。

4）营养素补充剂

营养素补充剂是指以补充维生素、矿物质等营养物质保健功能而不以提供能量为目的的产品。其作用是补充膳食供给的不足，预防营养缺乏和降低发生某些慢性退行性疾病的风险。

营养素补充剂产品主要形式为片剂、胶囊、颗粒剂、粉剂或口服液等。固体制剂每天食用量不得超过 20g，液体制剂每天食用量不得超过 30mL。

知识链接 营养素补充剂的保健功能——补充维生素、矿物质

我国营养素补充剂的保健功能为补充维生素、矿物质。包括补充：钙、镁、钾、锰、铁、锌、硒、铜、维生素A、维生素D、维生素B_1、维生素B_2、维生素B_6、维生素B_{12}、烟酸（尼克酸）、叶酸、生物素、胆碱、维生素C、维生素K、泛酸、维生素E。

2. 保健食品标签与说明书

保健食品标签是指保健食品包装上的文字、图形、符号及一切说明物。保健食品包装上应按照规定印有或者贴有标签，可单独销售的包装应附有说明书。如果标签内容包含了说明书全部内容，可不另附说明书。

1）保健食品标签与说明书的内容

申请注册或者备案的保健食品产品标签与说明书，应包括产品名称、原料、辅料、功效成分或者标志性成分及含量、适宜人群、不适宜人群、保健功能、食用量及食用方法、规格、储藏方法、保质期、注意事项等内容及相关制定依据和说明等。

保健食品标签与说明书主要内容不得涉及疾病预防、治疗功能，并声明"本品不能代替药物"。

2）保健食品标注的警示用语

为了引导消费者理性消费，更易于区分保健食品与普通食品、药品，保健食品标签应设置警示用语区及警示用语。警示用语区应位于最小销售包装物（容器）的主要展示版面，所占面积不应小于其所在面的20%。警示用语区内文字与警示用语区背景应有明显色差。警示用语应使用黑体字印刷，包括以下内容：保健食品不是药物，不能代替药物治疗疾病。

3）保健食品生产日期和保质期

保健食品在产品最小销售包装（容器）外明显位置应清晰标注生产日期和保质期。如果日期标注采用"见包装物某部位"的形式，应当准确标注所在包装物的具体部位。保质期的标注使用"保质期至××××年××月××日"的方式描述。

4）保健食品投诉服务电话

保健食品标签应标注投诉服务电话、服务时段等信息。投诉服务电话字体应与"保健功能"的字体一致。

保健食品生产经营企业应保证在承诺的服务时段内接听、处理消费者投诉、举报，并记录、保存相关服务信息至少2年。

3. 保健功能目录

允许保健食品声称的保健功能目录，是指依照国家市场监督管理总局《保健食品原料目录与保健功能目录管理办法》制定的具有明确评价方法和判定标准的保健功能信息列表。

1）纳入保健功能目录的保健功能应当符合下列要求：

（1）以补充膳食营养物质、维持改善机体健康状态或者降低疾病发生风险因素为目的；

（2）具有明确的健康消费需求，能够被正确理解和认知；

（3）具有充足的科学依据，以及科学的评价方法和判定标准；

（4）以传统养生保健理论为指导的保健功能，符合传统中医养生保健理论；

（5）具有明确的适宜人群和不适宜人群。

2）有下列情形之一的，不得列入保健功能目录：

（1）涉及疾病的预防、治疗、诊断作用；

（2）庸俗或者带有封建迷信色彩；

（3）可能误导消费者等其他情形。

根据规现行定，我国保健食品的功能包括增强免疫力、辅助降脂、辅助降糖等27项功能。

4. 保健食品消费指南

1）保健食品消费提示

（1）保健食品是食品，不是药物，不能代替药物治疗疾病。

（2）选购保健食品要认清、认准产品包装上的保健食品标识及保健食品批准文号，依据其功能和适宜人群科学选用，按标签、说明书的要求食用。保健食品产品注册信息可在国家市场监督管理总局网站查询。

（3）选购保健食品要到正规的商场、超市、药店等经营单位购买，并索要发票或销售凭据。

（4）消费者如对所购买的保健食品质量安全有质疑，或发现存在虚假宣传等违法行为，请及时向当地市场监管部门举报，也可拨打投诉举报电话：12315。

2）营养素补充剂的合理使用

中国营养学会"居民营养素补充剂使用科学共识"（科学普及版），对大众健康和营养素补充剂行为提供以下指导：

（1）满足营养需求，是每个人保持良好营养状况的必需条件。2岁以上健康个体，按照《中国居民膳食指南》践行平衡膳食原则，能够满足充足营养，维持良好身体健康状况，不推荐额外补充。

（2）确定自己膳食是否满足营养需要，需经过膳食、营养状况指标和体征等来评估。由于各种原因，无法通过膳食满足营养需要的个体，应咨询营养专业人员（营养师、营养专家或医生），合理进行膳食调整或营养素补充，预防营养缺乏。

（3）对于营养素缺乏的个体，补充营养素是简便有效的方法。同时应积极采取膳食改善措施，包括选择强化食品、营养素补充剂作为营养素补充的来源，以弥补不足、纠正营养素缺乏状况。

（4）孕妇、乳母、幼儿、老年人等，由于特殊生理时期的某些营养素需求高，应经常咨询（医院、保健中心）营养师、营养专家或医生，合理进行营养调理，以保障特殊生理时期的营养需要。营养调理的手段包括膳食、营养素补充、合理运动等措施。

（5）特殊环境或特殊职业下的人群，如高原、高温、低温、低日照、高强度运动和体力活动等，根据工作性质使用营养素补充剂很有必要。建议咨询营养专业人员（营养师、营养专家或医生）个体辅导或诊疗。

（6）疾病状态人群或高危人群，应在医生和营养师的指导下，有针对性地进行营养诊断、评估和营养治疗。营养改善是促进身体康复、提高生命质量的重要保障。

（7）营养素的补充剂量，应参考WS/T 578《中国居民膳食营养素参考摄入量》系列标准进行，过量补充不一定增加健康益处，可能带来负面效应，甚至增加疾病风险。

实训 食品营养标签的解读与制作

【实训目标】
(1) 能正确解读、应用食品营养标签。
(2) 会计算食品的营养成分数据。
(3) 了解营养成分数据表达的基本方法及规定。
(4) 了解营养声称和功能声称的表达方式。

【知识准备】
(1) 食品名称。食品标签中的食品名称是反映食品真实属性的专用名称。
(2) 配料。配料是在制造或加工食品时使用的,并存在(包括以改性的形式存在)于产品中的任何物质,包括食品添加剂。
(3) 配料表。食品标签上的配料表,是将各种配料应按制造或加工食品时加入量的递减顺序一一排列,加入量不超过2%的配料可以不按递减顺序排列。当加工过程中所用的原料已改变为其他成分(如酒、酱油、食醋等发酵产品)时,可用"原料"或"原料与辅料"代替"配料"、"配料表"。
(4) NRV 计算。营养成分含量占营养素参考值(NRV)的百分数计算公式见下式:

$$NRV\% = \frac{X}{NRV} \times 100\%$$

式中,X——食品中某营养素的含量;
NRV——该营养素的营养素参考值。
(5) 食品营养标签编制的相关技术要求,见《食品安全国家标准 预包装食品营养标签通则》(GB 28050—2011)。

GB 28050—2011
《食品安全国家标准 预包装食品营养标签通则》

【实训准备】
(1) 学习标准。熟悉《食品安全国家标准 预包装食品营养标签通则》(GB 28050—2011)相关技术要求,了解《数值修约规则与极限数值的表示和判定》(GB/T 8170—2008)的有关规定。
(2) 核对产品标准。查询产品执行的企业标准或国家标准(地方标准)。
(3) 了解《中国食物成分表(标准版)》的用法,查询产品原辅料的营养成分数据。
(4) 按照 GB 28050—2011 营养标签的六种格式,结合产品特点,设计营养标签格式。

单元1 预包装食品营养标签的解读

【实训步骤】
任务1 看食品名称,了解食品的类型、属性
任务2 看配料表,了解食品的品质或成分组成
任务3 看营养成分表,了解能量和营养素的含量
留意营养成分表中的单位(食物参考量),如每100[克(g)或毫升(mL)]或每份。

阅读能量和营养素含量及食物参考量。可用于比较同类食品，计算从食物摄取的能量和营养素。

参考营养素参考值（NRV）%，查看食物提供能量或某种营养素的多寡。

任务 4　读懂营养声称/营养成分功能声称的含义

任务 5　选择符合消费者需求的食品

单元 2　采用计算法制作产品的营养标签

【实训步骤】

任务 1　确认产品的配方和原辅材料清单

根据产品所执行的企业标准或国家标准（地方标准），确认产品的原辅材料配料表（表3-3）。

表 3-3　产品原辅材料配料表

原辅材料名称	占总配方百分比/%	原辅材料名称	占总配方百分比/%
原料 a		原料 c	
原料 b		原料 d	

任务 2　收集各类原辅材料的营养成分信息

营养成分含量的间接计算，可以利用原料的营养成分含量数据，根据原料配方计算获得，也可利用可信赖的食物成分数据库数据，根据原料配方计算获得。

可用于计算的原料营养成分数据来源包括：供货商提供的检测数据；企业产品生产研发中积累的数据；权威机构发布的数据，如《中国食物成分表标准版》。

收集各类原辅材料的营养成分（表3-4）信息，并记录每个营养数据的来源。

表 3-4　各类原辅材料的营养成分

原辅材料名称	原辅材料的营养成分信息（每100g）				数据来源
	蛋白质/g	脂肪/g	碳水化合物/g	钠/mg	
原料 a					《中国食物成分表标准版》
原料 b					供应商提供
原料 c					供应商提供
原料 d					《中国食物成分表标准版》

任务 3　进行能量和营养成分数值修约

通过上述原辅材料的营养成分数据，计算产品 A 的每种营养成分数据和能量值，并结合能量及各营养成分的允许误差范围，对能量和营养成分数值进行修约（表3-5）。

表 3-5　营养成分修约值

项目	100g（修约前）	100g（修约后）
能量		
蛋白质		

续表

项目	100g（修约前）	100g（修约后）
脂肪		
碳水化合物		
钠		

任务4　营养素参考数值（NRV%）计算

根据修约后的能量、营养成分数值，参照表3-1中营养素的NRV数值，计算NRV%，并按修约间隔取整数。

对于NRV低于某数值的营养成分，如脂肪的NRV为≤60g，在计算产品脂肪含量占NRV的百分比时，应该按照60g来计算。饱和脂肪、胆固醇也采取类似方式计算。

任务5　营养标签形式的选择

根据包装面积和设计要求，选择适当形式的营养成分表。

> **知识链接**　　　　**如何使能量与核心营养素标示醒目**
>
> 使能量与核心营养素标示更加醒目的方法如：增大字号，改变字体（如斜体、加粗、加黑），改变颜色（字体或背景颜色），改变对齐方式或其他方式。

任务6　营养声称和营养成分功能声称的选择

根据以上营养素含量多少和声称要求条件，挑选营养素和声称内容。

（1）含量声称。GB 28050—2011附录表C.1列出的营养成分均可进行含量声称，并应符合相应要求。对营养成分进行含量声称时，须使用GB 28050—2011附录表C.2中规定的用语。

（2）比较声称。比较声称的条件是能量值或营养成分含量与参考食品的差异≥25%。

（3）营养成分功能声称。当能量或营养成分含量符合营养声称的要求和条件时，可根据食品的营养特性，选用GB 28050—2011附录D中相应的一条或多条功能声称标准用语。

任务7　营养标签的核定和归档

（1）最终根据营养素参考数值计算和营养声称判断，制作营养标签。

（2）把所有检验单、计算值和报告等归档。

单元3　采用直接检测法制作产品的营养标签

【实训步骤】

任务1　确定检验项目

按照GB 28050—2011规定，根据产品特性，在1+4的基础上，确定拟标示的营养成分。

任务2　选择检测标准及方法

营养成分检测应首先选择中国食品安全标准规定的检测方法，或与之等效的检测方法。无国家标准规定的检测方法时，可参考国际组织标准（AOAC）或权威科学文献。

任务3　通过检测产品直接得到营养成分含量数值

企业可以根据产品或营养成分的特性，确定抽检样品的来源、批次和数量。原则上这些样品应能反映不同批次的产品，具有产品代表性，保证标示数据的可靠性。

企业可自行开展营养成分的分析检测，也可委托有资质的检验机构完成。

对于采用计算法的，企业负责计算数值的准确性，必要时可用检测数据进行比较和评价。为保证数值的溯源性，建议企业保留相关信息，以便查询和及时纠正相关问题。

任务4　进行能量和营养成分数值修约

任务5　营养素参考数值（NRV%）计算

任务6　营养标签形式的选择

任务7　营养声称选择

任务8　营养标签的核定和归档

思考题

1. 中国食物成分是如何分类的？
2. 预包装食品营养标签强制标示内容有哪些？
3. 食源性疾病分哪些类型？
4. 食源性疾病预防的基本原则是什么？
5. 试述大豆的营养价值与保健功能。
6. 举例说明水果、蔬菜的营养特点与保健功能。
7. 选购动物源食品时应注意哪些问题？
8. 如何合理选择婴幼儿配方食品？
9. 如何合理选择保健食品？

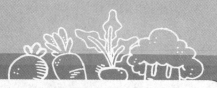

项目 4　居民膳食指导

4.1　中国居民一般人群膳食指南
4.2　中国居民平衡膳食模式及实践
4.3　中国居民特定人群膳食指南
4.4　营养配餐与食谱编制
4.5　食物的合理烹调
实训 4.1　膳食调查与评价
实训 4.2　大学生一日食谱设计

知识目标

1. 理解中国居民一般人群膳食指南；
2. 理解中国居民平衡膳食模式和图示；
3. 了解中国居民特定人群的膳食指南；
4. 了解食谱编制相关知识。

平衡膳食八准则

能力目标

1. 能积极践行健康中国合理膳食行动与中国居民膳食指南；
2. 能使用中国居民平衡膳食宝塔或餐盘等，根据个人特点合理搭配食物；
3. 能根据中国居民膳食平衡膳食模式评价膳食结构；
4. 能践行吃动平衡、减盐、减油、减糖行动，进行营养健康科普宣教活动。

课外拓展

1. 认真学习《中国居民膳食指南（2022）》中一般人群膳食指南的相关内容；
2. 对比中国居民平衡膳食模式图示要求，改进自己饮食习惯；
3. 研讨成年人食物选择原则，列出鼓励和限制摄入的食物名单及原因；
4. 讨论营养不良人群、家庭的合理膳食行动要求。

合理膳食是保证健康的基础。合理膳食行动是《健康中国行动（2019—2030 年）》的第 2 项行动。合理膳食及减少每天食用油、食盐、糖摄入量，有助于降低肥胖、糖尿病、高血压、脑卒中、冠心病等疾病的患病风险。

膳食指南是健康教育和公共政策的基础性文件，是国家实施国民营养计划，落实健康中国合理膳食行动的一个重要技术支撑。

《中国居民膳食指南》自 1989 年首次发布以来，已先后于 1997 年、2007 年、2016 年进行过三次修订。中国营养学会组织专家经过近三年的努力，于 2022 年修订完成并发布了《中国居民膳食指南（2022）》。

《中国居民膳食指南（2022）》包含 2 岁以上一般人群膳食指南，以及 9 个特定人群指南。同时还修订了中国居民平衡膳食宝塔、中国居民平衡膳食餐盘和儿童平衡膳食算盘等可视化图形，指导大众在日常生活中进行具体实践。

4.1 中国居民一般人群膳食指南

中国居民一般人群膳食指南适用于 2 岁以上的健康人群，共有八条指导准则。

4.1.1 准则一 食物多样，合理搭配

食物多样是平衡膳食模式的基本原则，各种食物中的营养素及有益膳食成分的种类和含量不同，只有多种食物组成的膳食才能满足人体所需的能量及全部营养素。谷物为主是平衡膳食的基础，谷类为主是指膳食中谷薯类食物提供的能量应占总能量一半以上。

1. 核心推荐

（1）坚持谷类为主的平衡膳食模式。

（2）每天的膳食应包括谷薯类、蔬菜水果、畜禽鱼蛋奶和豆类食物。

（3）平均每天摄入 12 种以上食物，每周 25 种以上，合理搭配。

（4）每天摄入谷类 200～300g，其中包含全谷物和杂豆类 50～150g；薯类 50～100g。

2. 关键事实

（1）食物多样是实践平衡膳食的关键，食物多样、平衡膳食才能满足人体的营养需求。

（2）合理搭配是实现平衡膳食的关键，只有将各类食物的品种和数量合理搭配才能实现平衡膳食的目标。

（3）谷类食物是人类最经济、最重要的能量来源。目前我国许多居民存在膳食结构不合理的问题，特别是成年人摄入供能食物的数量及比例搭配不合理。

（4）平衡膳食可提高机体免疫力，降低心血管疾病、高血压、2 型糖尿病、结直肠癌、乳腺癌的发病风险。

3. 实践应用

1）食物多样

食物多样指一日三餐膳食的食物种类全、品样多，是平衡膳食的基础，应由五大类食物组成。建议平均每天摄入不同品种的食物达到 12 种以上，每周达到 25 种以上。

（1）每日摄入各类食物品种数的建议指标。谷类、薯类、杂豆类平均每天 3 种以上，每周 5 种以上；蔬菜、菌藻和水果类平均每天有 4 种以上，每周 10 种以上；畜、禽、鱼、蛋、禽肉、畜肉类平均每天 3 种以上，每周 5 种以上；奶、大豆、坚果类平均每天有 2 种，每周 5 种以上。食品种类中未包括油和调味品。

按照一日三餐的分配食物品种数，建议早餐至少摄入 3～5 个品种，午餐摄入 4～6 种，晚餐 4～5 种；加上零食 1～2 个品种。食品种类中未包括油和调味品。

（2）如何做到食物多样。选小份是实现食物多样化的关键措施。同等能量的一份餐食，小份菜肴可增加食物的种类。尤其是儿童用餐时，选小份可以让孩子吃到品种多、营养素丰富的食物。与家人一起吃饭，也利于实现食物多样。

2）合理搭配

合理搭配是平衡膳食的保障。合理搭配是指食物种类和重量的合理化，膳食的营养价值通过合理搭配而提高和优化。中国居民平衡膳食宝塔是将五大类食物的种类和重量合理搭配的具体表现。

（1）同类食物互换。每类食物中都包含很多品种，通过食物品种互换，可避免每天食物品种单调重复，有利于丰富一日三餐的食物品种，从而达到食物多样。

（2）不同食物巧搭配。合理的烹调如粗细搭配、荤素搭配、深浅色彩搭配，不仅可以增加食物品种数量，还可以提高食物的营养价值和改善食物的风味。

3）如何做到谷物为主

（1）餐餐有谷类。一日三餐都要摄入充足的谷类食物。每餐都应该有米、面等主食，可选不同种类的谷类食物，采用不同的烹调加工方法。

（2）在外就餐，勿忘主食。在外就餐特别是聚餐时，点餐宜先点主食或蔬菜类，不能只点肉菜，就餐时主食和菜肴同时上桌，以免发生主食吃得很少或不吃主食的情况。

4）全谷、杂豆和薯类巧安排

（1）全谷、杂豆每天吃一次。一日三餐中至少一餐用全谷物和杂豆类，如吃燕麦片早餐、全谷物面包，在白米中放入适量的红小豆、绿豆来煮制米饭，用豆馅制作主食。有些杂豆如芸豆、花豆和绿豆等煮软后可制成凉菜，绿豆芽也可以炒菜。

（2）薯类巧应用。马铃薯和红薯经蒸、煮或烤后，可以直接作为主食食用；薯类也可切块放入米中一起煮制后食用。薯类可烹制如土豆炖牛肉、山药炖排骨、山药炒三鲜、芋头蒸排骨等家常菜肴。

> **知识链接**　　　　　　　　**全谷物与全谷物食品**
>
> 全谷物是指经过清理但未经进一步化加工，保留完整颗果结构的谷物籽粒；或虽经碾磨、粉碎、挤压等加工方式，但皮层、胚乳、胚芽的相对比例仍与完整颗果保持一致的谷物制品。
>
> 全谷物食品是在配方中含有全谷物原料，其质量占成品质量的比例不少于51%的食品（以干计）。常见的全谷物原料如糙米、全麦粉、玉米、小米、黄米、青稞、大麦、荞麦、燕麦、高粱、薏米、藜麦等。

4.1.2　准则二　吃动平衡，健康体重

食物摄入量和身体活动量是保持能量平衡、维持健康体重的两个主要因素。长期能量摄入量大于能量消耗量会导致体重增加，能造成超重和肥胖，增加与饮食相关的慢性病风险。如能量摄入不足或（和）能量消耗过多，就会导致体重过低或消瘦。

1. 核心推荐

（1）各年龄段人群都应天天运动、保持健康体重。

（2）食不过量，控制总能量摄入，保持能量平衡。

（3）坚持日常身体活动，每周至少进行5d中等强度身体活动，累计150min以上；主动身体活动最好每天4 000步。

（4）鼓励适当进行高强度有氧运动，加强抗阻运动，每周2~3d。

（5）减少久坐时间，每小时起来动一动。

2. 关键事实

（1）运动有利于身心健康，维持健康体重取决于机体的能量平衡。

（2）体重过轻或过重都可能导致疾病发生风险增加，缩短寿命；低体重和肥胖增加老年死亡风险。

（3）超重和肥胖是慢性病的独立危险因素。

（4）增加有规律的身体活动可以降低全因死亡风险；久坐不动会增加全因死亡率风险，是独立危险因素。

（5）增加身体活动可以降低心血管疾病、2 型糖尿病和结肠癌、乳腺癌等癌症的发病风险；有效消除压力，缓解抑郁和焦虑，改善认知、睡眠和生活质量。

3. 实践应用

1）如何保持健康体重

健康体重通常以体质指数（BMI）来判断，中国健康成年人正常的 BMI 应在 18.5～23.9，如果<18.5 为体重不足，≥24 为超重，≥28 为肥胖。65 岁以上老年人也不必追求年轻人的身材，体重和 BMI 可以略高些。

培养良好的饮食行为和运动习惯是控制体重或增重的必需措施。体重变化是判断一段时间内人体能量平衡的指标，家里准备一个电子体重秤，经常称一下早餐空腹时的体重，根据体重变化情况来调整食物的摄入量和身体活动量。

对于超重肥胖者的减肥速度以每月 2～4kg 为宜。一般减重膳食建议每天摄入能量减少 300～500kcal，严格控制用油和脂肪摄入。建议增加运动量每天累积达到 60～90min 中等强度有氧运动，每周 5～7d；抗阻肌肉力量锻炼隔天进行，每次 10～20min。

2）如何做到食不过量、吃动平衡

食不过量就是每天摄入各种食物所提供的能量，不超过也不低于人体所需要的能量。蔬菜等低能量食物，与高脂肪的食物、畜肉等能量较高食物，要合理搭配，既要保持能量平衡，也要保证营养素平衡。建立健康的饮食行为，如定时定量进餐，吃饭宜细嚼慢咽，实行分餐制，每顿少吃一两口，少吃高能量加工食品，减少在外就餐等。

3）如何安排身体活动

日常身体活动包括职业性身体活动、交通往来活动、家务活动和休闲时间进行的身体活动。建议成年人身体活动量每天主动运动为 4 000 步，或中等强度运动 30～60 min；每周进行中等强度身体活动 150～300 min（20～40 千步当量）；鼓励适当进行高强度有氧运动和阻抗运动，每周 2～3d，隔天进行。提醒减少久坐时间，每小时起来动一动。

主动运动时要兼顾不同类型的运动，做到有氧运动天天有，抗阻运动不可少，柔韧运动随时做。把运动作为每天必需的生活内容之一，融入到日常生活和工作中。培养运动意识和习惯，有计划安排运动，循序渐进，逐渐增加运动量，达到每周建议量。

知识链接 运动增强体质作用明显

我国 2020 年《第五次国民体质监测公报》显示，参加体育锻炼的成年人和老年人的身体机能、身体素质好于同性别同年龄组的不参加体育锻炼者，且呈现锻炼频率、运动强度越高，体质越好的趋势;参加体育锻炼人群的合格率比不参加体育锻炼者高 6.1 个百分点;且在反映心理健康维度的指标中,参加体育锻炼的成年人和老年人抑郁、焦虑得分均比不参加体育锻炼者低,表现出更加积极、健康的情绪和心理状态。

监测也显示,父母体育锻炼行为对幼儿的体质有正向促进作用,其中母亲的影响尤为明显。

4.1.3 准则三 多吃蔬果、奶类、全谷、大豆

新鲜蔬菜、全谷、奶类和大豆及制品是平衡膳食的重要组成部分,坚果是膳食的有益补充,对提高膳食维生素、矿物质、膳食纤维和植物化学物的摄入起到重要关键作用。

1. 关键推荐

(1)蔬菜、水果、全谷物和奶制品是平衡膳食的重要组成部分。

(2)餐餐有蔬菜,保证每天摄入不少于 300g 的新鲜蔬菜,深色蔬菜应占 1/2。

(3)天天吃水果,保证每天摄入 200~350g 的新鲜水果,果汁不能代替鲜果。

(4)吃各种各样的奶制品,摄入量相当于每天 300mL 以上液态奶。

(5)经常吃全谷物、大豆制品,适量吃坚果。

2. 关键事实

(1)新鲜蔬菜和水果提供丰富的微量营养素、膳食纤维和植物化学物。

(2)增加摄入蔬菜和水果、全谷物,可降低心血管疾病的发病及死亡风险。

(3)增加蔬菜摄入总量及十字花科蔬菜和绿色叶菜摄入,可降低肺癌发病风险。

(4)多摄入蔬菜水果、全谷物,可降低结直肠癌的发病风险。

(5)牛奶及其制品可增加儿童青少年骨密度;酸奶可以改善便秘、乳糖不耐受。

(6)大豆及其制品含有多种有益健康的物质,对降低绝经后女性骨质疏松、乳腺癌的发病风险有一定益处。

3. 实践应用

1)餐餐有蔬菜、天天吃水果

(1)如何挑选果蔬。应选择新鲜和应季蔬菜水果,以免储存时间过长造成营养素损失。购买蔬菜最好当天食用,量多时放入冰箱冷藏。建议少吃含盐多的腌菜和酱菜。

深色(深绿色、橙黄色和红紫黑色)蔬果富含有 β-胡萝卜素和植物化学物质,深色蔬菜应占到蔬菜总摄入量 1/2 以上。

挑选和购买蔬菜时要多变换,每天至少达到 3~5 种。夏天和秋天属水果最丰盛的季节,不同的水果甜度和营养素含量有所不同,每天至少 1~2 种,首选应季水果。

(2)餐餐有蔬菜。要保证在每餐的食物中有一半是蔬菜。一般三口之家每天需要购买 3 种或不少于 1kg 新鲜蔬菜,合理分配于三餐中。中晚餐至少有 2 个蔬菜的菜肴。

(3)天天吃水果。三口之家一周应该采购 4.5~7kg 新鲜应季的水果,购买水果时应选择变换种类。

(4)蔬果巧搭配。以蔬菜菜肴为中心,尝试一些新的食谱和搭配,让五颜六色的蔬菜水果装点餐桌,愉悦心情。蔬菜水果品种多,不能相互替代或长期缺乏。自制果蔬汁(不去渣)是多摄入果蔬的好办法。

（5）合理烹调保营养。保持蔬菜营养，就是要减少烹调加热时间和高温烹调。具体烹调方法有：先洗后切、凉拌生吃、急火快炒、开汤下菜、炒好即食。

3）如何做到多吃奶类和大豆

（1）选择多种奶制品。与液态奶相比，酸奶、奶酪、奶粉有不同风味，蛋白质浓度也不同，可以多品尝，丰富饮食多样性。乳糖不耐人群可选酸奶等制品，超重肥胖人群宜选择脱脂奶或低脂奶。应注意乳饮料是饮料，不属于奶制品。

乳制品互换的比例约为：鲜牛奶100g＝酸奶100g＝乳粉12.5g＝干奶酪10g。

（2）大豆及其制品，可以换着花样经常吃。每周可用豆腐、豆腐干、豆腐丝等制品轮换食用，既变换口味，又能满足营养需求。泡发大豆、豆芽也是不错的食材。

（3）把牛奶制品、豆制品当作膳食组成的必需品。如早餐饮用牛奶1杯（200～250mL），午饭加1杯酸奶（100～125mL）就可达到每天300mL液态奶摄入量。

4）全谷物、杂豆作为膳食重要组成

（1）全谷物是膳食好搭档。推荐每天吃全谷物食物50～150g，相当于一天谷物的1/4～1/3。

（2）巧用红豆、绿豆和花豆。杂豆可以和主食搭配食用，发挥膳食纤维、维生素B、钾、镁等均衡营养作用，提高蛋白质互补和利用。

（3）巧用现代炊具。全谷物入口感觉粗糙，杂豆不好煮熟，习惯精制米面细软口感的消费者，使用全谷物杂豆初期应学习适宜烹饪方法。

5）坚果有益不过量

坚果有益健康，但属高能食物，且其能量应该计入一日三餐的总能量之中。

4.1.4 准则四 适量吃鱼、禽、蛋、瘦肉

鱼、禽、蛋和瘦肉含有丰富的优质蛋白质、脂类、脂溶性维生素、维生素B族和矿物质等，是平衡膳食的重要组成部分。但有些动物性食物含有较多的饱和脂肪酸和胆固醇，摄入过多可增加肥胖、心血管疾病的发生风险，因此应当适量摄入。

1. 核心推荐

（1）鱼、禽、蛋类和瘦肉摄入要适量，平均每天120～200g。

（2）每周最好吃鱼2次或300～500g，蛋类300～350g，畜禽肉300～500g。

（3）少吃深加工肉制品。

（4）鸡蛋营养丰富，吃鸡蛋不弃蛋黄。

（5）优先选择鱼，少吃肥肉、烟熏和腌制肉制品。

2. 科学依据

（1）目前中国居民畜肉、禽肉、鱼和蛋类的食用比例不适当，畜肉摄入过高，鱼、禽肉摄入过低。

（2）鱼、畜禽肉和蛋类对人体所需的蛋白质、脂肪、维生素A、维生素B_2、维生素B_{12}、烟酸、铁、锌、硒的贡献率高。

（3）增加鱼类摄入可降低全因死亡风险及脑卒中的发病风险。

（4）适宜摄入禽肉和鸡蛋与心血管疾病的发病风险无明显关联。

（5）过量摄入畜肉能增加 2 型糖尿病、结直肠癌和肥胖发生的风险。

（6）烟熏肉可增加胃癌和食管癌的发病风险。

3. 实践应用

1）如何做到适量摄入

（1）控制总量、分散食用。肉类应分散到每天各餐中，最好每餐有肉，每天有蛋，避免集中食用。制定每周食谱，鱼和畜禽类可以换着吃，但每天最好不少于两类。

（2）切小块烹调、量化有数。烹调肉类时，宜切小块烹调。烹调成的大块畜禽肉或鱼，吃前最好分成小块再供食用，以便食用者掌握摄入量。

（3）外餐荤素搭配。如果需要在外就餐，点餐时要做到荤素搭配，清淡为主，尽量用鱼和豆制品代替畜禽肉。

2）如何合理烹调鱼和蛋类

（1）鱼虾等水产品。可采用蒸、煮、炒、熘等方法。

（2）鸡蛋。鸡蛋营养丰富，蛋黄是鸡蛋营养素种类和含量集中的部位，不能丢弃。可采用煮、炒、煎、蒸等方法。煮鸡蛋一般在水烧开后小火煮 5～6min 即可；煎蛋时火不宜过大，时间也不要过长。

3）如何合理烹调畜禽肉

（1）多蒸煮，少烤炸。肉类可采用炒、烧、爆、炖、蒸、熘、焖、炸、煨等方法，在滑炒或爆炒前可挂糊上浆，既可增加口感，又可减少营养素丢失。

肉类在烤或油炸时，由于温度较高，可使营养素遭受破坏，如果方法掌握不当，容易产生一些致癌化合物污染食物，影响人体健康。

（2）既要喝汤，更要吃肉。中国南方地区居民炖鸡，有喝汤弃肉的习惯，造成食物资源的极大浪费。实际上，鸡肉部分的营养价值比鸡汤高得多。

4）少吃烟熏和腌制肉制品

烟熏和腌制肉在加工过程中，不仅使用了较多的食盐，同时油脂过度氧化等也存在一些食品安全问题，长期食用会给人体健康带来风险，因此应尽量少吃。

5）其他动物性来源食品

建议每月吃动物内脏食物 2～3 次，且每次量不过多。无必要过分去追求山珍海味。

4.1.5　准则五　少盐少油，控糖限酒

中国居民食盐摄入量较高，应当降低食盐摄入量，培养清淡饮食习惯。目前居民食用油摄入也较多，是脂肪摄入超过适宜范围的重要因素，应减少烹调油和动物脂肪使用。糖是纯能量物质，建议儿童青少年不喝或少喝含糖饮料和食用高糖食品，烹调时也要尽量控制用量。酒的主要成分是酒精，过量饮酒会与多种疾病相关，因此不推荐任何人饮酒。成人若饮酒，应限量。

1. 核心推荐

（1）培养清淡饮食习惯，少吃高盐和油炸食品。成年人每天食盐不超过 5g，烹调油 25～30g。

（2）控制添加糖的摄入量，每天摄入不超过 50g，最好控制在约 25g 以下。

（3）每天反式脂肪酸摄入量不超过2g。

（4）足量饮水，成年人每天7~8杯（1 500~1 700mL），提倡饮用白开水和茶水；不喝或少喝含糖饮料。

（5）儿童青少年、孕妇、乳母以及慢性病患者不应饮酒。成年人如饮酒，一天饮用的酒精量不超过15g。

2. 关键事实

（1）中国居民油、食盐摄入量居高不下，儿童青少年糖的摄入量持续升高，成为中国肥胖和慢性病发生发展的关键影响因素。

（2）高盐（钠）摄入可增加高血压、脑卒中、胃癌和全因死亡的发生风险。

（3）脂肪摄入量过多可增加肥胖的发生风险；摄入过多反式脂肪酸会增加心血管疾病的发生风险。

（4）当糖摄入量<10%能量（约50g）时龋齿发病率下降，当添加糖摄入量<5%能量（约25g）时龋齿发病率显著下降。过多摄入含糖饮料可增加龋齿和肥胖的发病风险。

（5）饮酒可增加肝损伤、胎儿酒精综合征、痛风、结直肠癌、乳腺癌等的发生风险；过量饮酒还可增加心脑血管疾病等的发生风险。

3. 实践应用

1）如何减盐

（1）进行总量控制。在家烹饪时的用盐量不应完全按每人每天5g计算，也应考虑成人、孩子的差别，还有日常食用的零食、即食食品、黄酱、酱油等的食盐含量，以及在外就餐，也应该计算在内。使用限盐勺罐，每餐按量放入菜肴。

（2）巧用替代法。在烹制菜肴时放少许醋，使用花椒、八角、辣椒、葱、姜、蒜等天然调味料来调味，应尽可能保留食材的天然味道，以减少对咸味的依赖。

（3）合理运用烹调方法。烹制菜肴可以等到快出锅时或关火后再加盐，能够在保持同样咸度的情况下，减少食盐用量。

（4）少吃高盐（钠）食品，注意隐性钠问题。鸡精、味精、蚝油等调味料含钠量较高，某些预包装食品往往属于高盐（钠）食品。应减少酱菜、某些腌制类及其他过咸食物的摄入，购买营养标签中钠含量不超过30%NRV的食品。

（5）要选用碘盐。除高水碘地区外，所有地区都应推荐食用碘盐，以预防碘缺乏。

2）如何少油

（1）做到控制总量，品种多样。可将全家每天应食用的烹调油倒入带刻度油壶，来控制炒菜用油。不同食用油的脂肪酸组成差异很大。家里采购食用油时注意常换品种。

（2）选择合理烹调方法。尽量多用蒸、煮、炖、焖、水滑、熘、拌等减少用油量的烹调方法，少用炸、煎、烤等烹调方法。

（3）少吃油炸食品。油炸食品为高脂肪、高能量食品，容易造成能量过剩。可按照食品营养标签提供的信息，选择有低脂营养声称的食品。

（4）减少摄入动物脂肪与饱和脂肪酸。应特别注意限制加工零食和油炸香脆食品摄入，如炸薯条、土豆片、饼干、蛋糕、加工肉制品等零食，都可能富含饱和脂肪的黄油、奶油、烹饪的人造黄油、可可脂和棕榈油制作。

3）如何控制添加糖摄入量

建议尽量做到少喝或不喝含糖饮料，更不能用饮料替代饮用水；少吃糕点、甜点、冷饮等甜味食品；饭菜少放糖；要学会查看食品标签中的营养成分表，选择碳水化合物或糖含量低的饮料，注意隐形糖；在外就餐或外出游玩时更要注意控制添加糖摄入。

4）如何限酒

（1）孕妇、乳母、儿童和青少年应禁酒。

（2）特定职业或特殊状况人群应控制饮酒。例如驾车、操纵机器或从事其他需要注意力集中、技巧的工种者；对酒精过敏者；正在服用可能会与酒精产生作用的药物者；患有某些疾病（如高甘油三酯血症、胰腺炎、肝脏疾病等）者；血尿酸过高者。

（3）提倡文明餐饮，成年人若饮酒应限量。饮酒时注意餐桌礼仪，在庆典、聚会等场合不劝酒、不酗酒。饮酒不以酒醉为荣，做到自己饮酒适度，他人心情愉悦。

成年人饮酒饮用的酒精量<15g/d。换算成不同酒类，15g 酒精相当于啤酒（4%计）450mL、葡萄酒（12%计）150mL、白酒（38%计）50g、高度白酒（52%计）30mL。

> **知识链接　　添加糖**
>
> 添加糖是指在加工和制备食品时，添加到食物或饮料中的蔗糖（如砂糖、白糖、冰糖和红糖等）、葡萄糖、果糖和糖浆。添加糖主要来自于如含糖饮料、糕点、饼干、甜品、冷饮、糖果等。

4.1.6 准则六　规律进餐，足量饮水

一日三餐、定时定量、饮食有度，是健康生活方式的重要组成部分。饮食不规律、暴饮暴食、不合理节食等不健康的饮食行为会影响机体健康。足量饮水是机体健康的基本保障，应主动、足量喝水，少次多量，推荐喝白水或茶水，少喝或不喝含糖饮料。

1. 核心推荐

（1）合理安排一日三餐，定时定量，不漏餐，每天吃早餐。

（2）规律进餐、饮食适度，不暴饮暴食、不偏食挑食、不过度节食。

（3）足量饮水，少量多次。在温和气候条件下，低身体活动水平成年男性每天喝水 1700mL，成年女性每天喝水 1500mL。

（4）推荐喝白水或茶水，少喝或不喝含糖饮料，不用饮料代替白水。

2. 关键事实

（1）中国居民每日三餐规律的人群比例有所下降，在外就餐比例增加。

（2）规律三餐有助于控制体重，降低超重肥胖和糖尿病的发生风险。

（3）吃好早餐有助于满足机体营养需要，还有助于维持血糖平稳、改善认知能力和工作效率。

（4）暴饮暴食、经常在外就餐增加超重肥胖的发生风险。

（5）在平衡膳食的原则下，适度节食有助于控制体重。

（6）足量喝水可以保持机体处于适宜的水合状态，维护正常生理功能。

（7）我国居民饮水量不足的现象较为普遍，含糖饮料消费量呈上升趋势。

（8）饮水过少引起的脱水状态会降低认知能力和体能，增加泌尿系统疾病的患病风险。

3. 实践应用

1）如何安排一日三餐的时间和食物量

(1) 三餐的时间和食物量。一日三餐，两餐的间隔以 4~6h 为宜。早餐安排在 6:30—8:30，午餐 11:30—13:30，晚餐 18:00—20:00 为宜。学龄前儿童除了保证每日三次正餐外，还应安排两次零点。

用餐时间不宜过短，也不宜太长。建议早餐用餐时间为 15~20min，午、晚餐用餐时间为 20~30min。应细嚼慢咽享受食物的美味，并营造轻松、愉快的进餐氛围，可以放点轻音乐，谈论轻松的话题；进餐时应相对专注，不宜边进餐边看电视、看手机等。

合理分配一日三餐的食物量。早餐提供的能量应占全天总能量的 25%~30%，午餐占 30%~40%、晚餐占 30%~35%。

(2) 如何保证天天吃好早餐。早餐的食物应包括谷薯类、蔬菜水果、动物性食物、奶豆坚果等 4 类食物。

(3) 如何安排好午餐和晚餐。午餐的食物选择应当根据不同年龄人群的营养需要，遵照平衡膳食的要求。主食可选择米或面制品，做到粗细搭配；2~3 种蔬菜，1~2 种动物性食物，如鱼虾等水产品、鸡肉、瘦猪肉、牛羊肉，1 种豆制品，1 份水果。

晚餐不宜过于丰盛、油腻，应确保食物品种丰富，并考虑早、午餐的进餐情况，适当调整晚餐食物的摄入量，保证全天营养平衡。同时做到清淡少油少盐。主食可以选富含膳食纤维的食物，如小米、薏米、荞麦、红薯等，既能增加饱腹感，又可以促进肠胃蠕动；搭配蔬菜、水果、适量动物性食物和豆制品，多采用蒸、煮、炖、清炒等，少用炸、煎等烹调方法。晚餐时间不要太晚，至少在睡觉前 2h 进食。

2）在外就餐应注意什么

应选择食品安全状况良好、卫生信誉度在 B 级及以上的餐饮服务单位。点餐时要注意食物多样，荤素搭配；不铺张浪费，适量而止；尽量选择用蒸、炖、煮等方法烹调的菜肴，避免煎炸食品和含脂肪高的菜肴，以免摄入过多油脂；进食注意顺序，可以先吃少量主食，再吃蔬菜、肉类等；增加蔬菜摄入，肉类菜要适量；食量要适度。

3）零食要不要吃

零食是指非正餐时间食用的食物或饮料，不包括水。选择和食用零食应注意：选择营养素密度高的食物，如鸡蛋、牛奶、豆制品等，还可选择新鲜蔬菜水果以及坚果等；少选油炸或膨化食品。吃零食的量不宜多，以不影响正餐为宜，更不应该代替正餐。两餐之间可适当吃些零食，睡前 1h 不宜吃零食。

4）不暴饮暴食、不偏食挑食、不过度节食

(1) 不暴饮暴食。应采取以下措施：认识暴饮暴食对健康的危害；调整心理状态，及时疏解压力；积极调整或治疗心理疾病；尽量在家吃饭，少聚餐，营造愉悦就餐氛围；享受美食的同时，注意饮食有度有节。

(2) 不偏食挑食。应采取以下措施：充分认识偏食挑食对营养素摄入及健康的危害，尝试吃原来不吃的食物，变换烹调方式。

(3) 不过度节食。要避免采取过度节食或不科学的方式减轻或控制体重。应建立正确的健康观，合理安排一日三餐和身体活动。一旦发现由于过度节食导致的营养不良，要及早就医；需要时，在医生和营养师的指导下进行矫正和治疗。

减轻或控制体重时的节食，应在营养师指导下进行。基本原则是在相对低能量摄入的前提下（每天少摄入 500kcal 或 20%～30%的能量），满足机体各种营养素的需要。

5）日常生活如何适量喝水

（1）饮水量。在温和气候条件下，低身体活动水平成年男性每天水的适宜摄入量为 1700mL；女性每天水的适宜摄入量为 1500mL。不同年龄、性别人群水的适宜摄入量不同；不同的环境如高温、高湿、寒冷、高海拔等特殊环境，机体对于水分的需求也不同。

应主动喝水、少量多次。喝水可在一天的任意时间，每次 1 杯，每杯约 200mL。早、晚各饮 1 杯水，其他时间每 1～2h 喝 1 杯水。建议饮水的适宜温度在 10～40℃。

（2）如何做到不喝或少喝含糖饮料。建议用白水或茶水替代含糖饮料。白水廉价易得，安全卫生。经常适量饮茶，不仅补充水分，且有益于健康，但忌饮浓茶。饮用咖啡时，成人每天不超过 2～3 杯，应选择不加糖现煮咖啡，或饮用包装咖啡时不加糖。

4.1.7 准则七　会烹会选，会看标签

认识食物和会挑选食物是健康生活的第一步。了解各种食物营养特点，学会看懂营养标签，比较和选择食物，学习传统烹调技能，做到按需备餐、营养配餐，维护健康生活。生命的各个阶段都应该重视膳食计划，把食物多样、能量平衡放在首位，统筹好食物选购，设计好菜肴，合理分配三餐和零食茶点。

1. 核心推荐

（1）在生命的各个阶段都应做好健康膳食规划。

（2）认识食物，选择新鲜的、营养素密度高的食物。

（3）学会阅读食品标签，合理选择预包装食品。

（4）学习烹饪、传承传统饮食，享受食物天然美味。

（5）在外就餐，不忘适量与平衡。

2. 关键事实

（1）当前饮食行为的变化，为实行平衡膳食提出了挑战；保持传统文化，在家吃饭最容易做到平衡膳食。

（2）经常在外就餐或选购外卖食品的人，油、盐、糖摄入量相对较高，长期高频率下，超重、肥胖发生风险增加。

（3）学习食物知识，强化预包装食品营养标签和标识的学习和使用，是促成健康选择食品的有效手段。

3. 实践应用

1）选购食物 5 原则

挑选新鲜食物；挑选营养密度高的食物；挑选当地应季食物；看营养标签、生产日期；考虑成本，物美价廉。

2）如何实践健康饮食

健康饮食的关键在于"平衡"，同样的食物不同的加工方法会有不同的营养素密度和健康效益，鼓励"多吃"的食物多为简单加工食品和营养素密度高的食物。应少吃深

加工的食品，这些食物中脂肪、糖和盐等限制性成分含量都偏高。

3）外卖及在外就餐的点餐技巧

随着现代社会生活节奏的加快，在外就餐和选购外卖成品菜肴也是现在许多家庭选择的就餐形式。应注意以下几点：外卖及在外就餐应纳入膳食计划；挑选主食，不忘全谷物；挑选菜肴，少用油炸，注意荤素搭配；不要大份量、适量不浪费；提出少油、少盐健康诉求。

4.1.8 准则八 公筷分餐，杜绝浪费

讲究卫生、公筷公勺和分餐、尊重食物、拒绝食用"野味"，既是健康素养的体现，也是文明礼仪的一种象征。尊重劳动、珍惜食物、避免浪费是每个人应遵守的原则，在家吃饭、尊老爱幼是中华民族的优良传统。

1. 核心推荐

（1）选择新鲜卫生的食物，不食用野生动物。

（2）食物制备生熟分开，熟食二次加热要热透。

（3）讲究卫生，从分餐公筷做起。

（4）珍惜食物，按需备餐，提倡分餐不浪费。

（5）做可持续食物系统发展的践行者。

2. 关键事实

（1）饮食卫生是预防食源性疾病发生的前提。

（2）我国食物浪费问题比较突出，减少食物浪费是食物系统可持续发展的需要。

（3）良好健康饮食行为的培养，有助于平衡膳食和传承新时代健康饮食文化。

3. 实践应用

1）注意饮食卫生、预防食源性疾病

（1）在日常生活中必须做到：选择当地当季新鲜食物；水果、蔬菜要洗净，食物生熟要分开；食物加热和煮熟；食物储存得当。

（2）使用公筷公勺，采用分餐，保障饮食安全。使用公筷公勺或实行双筷制，可以有效地降低经口、经唾液传播传染性疾病的发生和交叉感染的风险。相较于合餐制，分餐制就餐时一人一小份，每个人餐具相对独立。分餐制还有利于明确食物种类、控制进餐量，实现均衡营养，培养节约、卫生、合理的饮食习惯。

2）不吃野生动物

《关于全面禁止非法野生动物交易、革除滥食野生动物陋习、切实保障人民群众生命健康安全的决定》确立了中国全面禁食野生动物的制度，除鱼类等水生野生动物外，全面禁止食用包括人工繁育、人工饲养类在内的陆生野生动物。

3）珍惜食物、杜绝浪费

（1）按需选购，合理储存。珍惜食物要从每个人做起，日常生活应做到按需购买食物。对于可短期储存的食物，应根据食物特性在适宜温湿度条件下存放，并限期吃完。

（2）小份量、光盘行动。在家烹饪应按需备餐、准备小份量食物，推行光盘行动。珍惜食物不浪费，减少使用不可降解的一次性餐（饮）具。

（3）合理利用剩饭剩菜。剩余的肉类食物应尽快冷藏，在短期内食用。米饭可放凉后放入冰箱，叶菜类菜肴最好一次吃掉。剩余饭菜再次食用时，须注意食品安全。

（4）外出就餐，按需点菜不铺张。在外点餐根据人数确定数量，不铺张。公共餐饮应推行分餐、简餐、份饭。份饭即就餐者每人一份饭菜，自己享用。

4）人人做食物系统可持续发展的推动者

对于一般个体或家庭而言，推动食物系统可持续化发展最直接的方式之一是改变饮食结构和就餐方式，并杜绝食物浪费。从推动食物系统可持续发展的角度，

针对目前我国食品浪费现象广泛存在的问题，厉行节约反对浪费，既是保障国家粮食安全的迫切需要，也是弘扬中华民族勤俭节约传统美德、落实膳食指南、推进文明餐饮，促进"新食尚"的重要举措。

知识链接　　　　　　　食物系统可持续发展

食物系统是指涉及生态、社会、经济生活的方方面面的巨大系统，是农林水产业、农业相关产业、加工制造业、批发业、零售业、餐饮业和消费联合构成的一个相互作用、相互影响的系统。

可持续发展理论是指既满足当代人的需要，又不对后代人满足其需要的能力构成危害的发展，以公平性、持续性、共同性为三大基本原则。最终达到共同、协调、公平、高效、多维的发展。

要想提高食物系统的可持续性，就要鼓励人们有更健康的饮食结构，减少食物浪费，改革食物生产模式。提倡增加水果、蔬菜、全谷物等有益健康的植物性食物消费，减少油、盐、糖、深加工食品和畜肉类食物的过度消费，向平衡/合理膳食转变。

4.2　中国居民平衡膳食模式及实践

4.2.1　中国居民平衡膳食模式

1. 膳食模式

膳食模式又称膳食结构，是指膳食中不同食物的品种、数量、及其比例和消费的频率。膳食模式的形成是一个长期过程，受一个国家或地区的人口、农业生产、食物流通、食品加工、消费水平、饮食习惯、文化传统和科学知识等诸多因素影响。

《中国居民营养与慢性病状况报告（2020年）》提示的居民食物摄入量，城市居民蔬菜和水果、畜禽肉类、蛋类、鱼虾类、乳类及其制品、大豆及其制品等食物摄入量高于农村，粮谷类、薯类食物、烹调油和烹调盐摄入量低于农村。与2015年调查结果相比，粮谷类食物摄入总量略有减少，蔬菜、水果、畜禽肉类、大豆及制品摄入量变化不大，乳类及其制品摄入量略有增加，烹调油摄入量略有增加，烹调盐摄入量有所减少。

居民不健康生活方式仍然普遍存在。脂肪供能比持续上升，农村首次突破30%推荐上限。家庭人均烹调用盐和用油量仍远高于推荐值。

知识链接　　　　　　　世界膳食模式的主要类型

（1）动物性食物为主型。以欧美等发达国家和地区为代表。动物源性食品占较大比例，年均消费畜肉类、禽、蛋等量较大；而谷类食物消费仅 50~70kg。膳食营养组成的特点是高能量、高

蛋白、高脂肪、低膳食纤维，优点是优质蛋白质、钙、维生素 A 等营养素较丰富。缺点是容易导致营养过剩，诱发肥胖症、心脑血管疾病、糖尿病、脂肪肝等慢性病。

（2）植物性食物为主型。以大部分亚非发展中国家和地区为代表。膳食结构以植物性食物为主，年人均消费多达 140～200kg；而动物性食物消费年均仅 20～30kg。膳食营养组成的特点是优质蛋白质比例较低，某些矿物质和维生素常显不足，易患营养缺乏病。

（3）动植物性食物均衡型。此类膳食中植物性食物和动物性食物比重适宜，膳食蛋白质中的优质蛋白质比例约占 50%以上。这种膳食模式既满足人体对营养素的需要，又可预防与饮食相关的慢性病，一些国家和地区的饮食结构趋于此膳食模式。

（4）其他如地中海式膳食模式、DASH 膳食等。地中海膳食模式由蔬菜、水果、海产品、五谷杂粮、坚果和橄榄油，以及少量牛肉和乳制品、酒（以红葡萄酒为主）等构成。饮食结构的特点是高纤维素、高维生素、低饱和脂肪酸。

2. 中国居民平衡膳食和构成

平衡膳食模式是根据居民膳食营养素参考摄入量、居民营养与健康状况所推荐的食物种类和比例，能最大限度地满足不同年龄阶段健康人群的的生理和营养健康需要而设计的膳食。平衡膳食模式是中国居民膳食指南的核心。

1）中国居民平衡膳食模式食物组成

经设计平衡膳食模式完全符合不同能量水平下营养素的需要,列出了从 1 000～3 000kcal 共 11 个等级能量需要量水平下的各类食物量，如表 4-1 所示。涵盖了 2 岁儿童以上人群的能量需要量的膳食组成。

表 4-1 中国居民平衡膳食模式——不同能量下的食物组成

食物种类/（g/d）	能量水平/kcal											
	1 000	1 200	1 400	1 600	1 800	2 000	2 200	2 400	2 600	2 800	3 000
1 谷类	85	100	150	200	225	250	275	300	350	375	400
—全谷物	适量	适量	适量	50～150	50～150	50～150	50～150	50～150	125～200	125～200	125～200
—薯类（鲜重）	适量	适量	适量	50	50	75	75	100	125	125	125
2 蔬菜	200	250	300	300	400	450	450	500	500	500	500
—深色蔬菜	占所有蔬菜的1/2										
3 水果	150	150	150	200	200	300	300	350	350	400	400
4 畜禽肉类	15	25	40	40	50	50	75	75	75	100	100
蛋类	20	25	25	40	40	50	50	50	50	50	50
水产品	15	20	40	40	50	50	75	75	75	100	125
5 乳制品	500	500	350	300	300	300	300	300	300	300	300
6 大豆和坚果	5	15	15	25	25	25	25	35	35	35	35
7 烹调用油	15～20	20～25	20～25	25	25	25	30	30	30	30	35
8 烹调用盐	<2	<3	<4	<5	<5	<5	<5	<5	<5	<5	<5

2）中国居民平衡膳食模式的特点

（1）食物多样。中国居民平衡膳食模式包括谷薯类、蔬果类、畜禽鱼蛋奶类、大豆坚果类以及烹饪用油盐等五大类食物组成。推荐的食物品种每周在 25 种以上，以保障膳食能量和营养素的充足供给。

（2）植物性食物为主。谷薯类食物在能量的主要来源，其所提供的能量占总能量的50%左右，传承了我国"谷类为主"的膳食传统。另外，蔬菜、水果、大豆、坚果等都是鼓励多摄入的食物类别，所以植物性食物占总体膳食的比例较高。

（3）动物性食物为辅。膳食指南强调动物性食物摄入适量，既保障居民优质蛋白质摄入，弥补植物性食物中脂溶性维生素、维生素 B_{12}、锌、硒等微量元素的不足，又可预防因动物性食物摄入过多所引起的心脑血管疾病和某些癌症发生风险的增加。

（4）少油盐糖。少油盐糖是世界各国膳食指南的共识，故中国居民膳食指南也特别强调对油、盐、糖摄入量的控制。

4.2.2 中国居民平衡膳食模式图示

中国居民平衡膳食宝塔（2022）和中国居民平衡膳食餐盘（2022），阐释了平衡膳食的主旨思想和食物组成结构，利用塔形和太极图形，很好地突出了中国文化特色和平衡理念，也方便大众记忆和理解。

1. 中国居民平衡膳食宝塔

中国居民平衡膳食宝塔是根据《中国居民膳食指南（2022）》的准则和核心推荐，把平衡膳食的原则转化为各类食物的数量和比例的图形化表示（图4-1）。

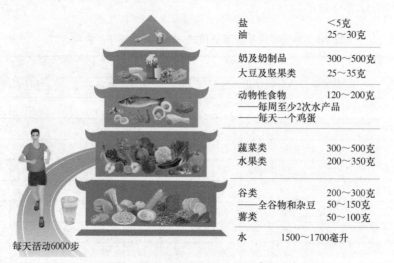

图 4-1 中国居民平衡膳食宝塔（2022）

中国居民平衡膳食宝塔形象化的组合，遵循了平衡膳食的原则，体现了一个在营养上比较理想的基本构成。平衡膳食宝塔共分五层，各层面积大小不同，体现了谷薯类、蔬菜水果、畜禽鱼蛋奶类、大豆和坚果类，及烹调用油盐五大类食物和食物量的多少。

五大类食物的数量是根据 1 600~2 400kcal 能量需要量水平设计，旁边的文字注释标明了在一段时间内，成年人每人每天各类食物摄入量的建议值范围（所有食物推荐量都以原料的生重可食部计算）。

1）第一层：谷薯类食物

谷薯类是膳食能量的主要来源（碳水化合物提供总能量的50%～65%），也是多种微量营养素和膳食纤维的良好来源。膳食指南中推荐2岁以上健康人群的膳食应做到食物多样、合理搭配。谷类为主是合理膳食的重要特征。

建议成年人每人每天摄入谷类200～300g，其中包含全谷物和杂豆类50～150g；另外，薯类50～100g，从能量角度相当于15～35g大米。

谷类、薯类和杂豆类是碳水化合物的主要来源，谷类包括小麦、稻米、玉米、高粱等及其制品，如米饭、馒头、面条、面包、饼干、麦片等。

全谷物保留了天然谷物的全部成分，是理想膳食模式的重要组成，也是膳食纤维和其他营养素的来源。杂豆与我国传统膳食中整粒食物如小米、玉米、绿豆、红豆、荞麦、燕麦片等都归为一类。2岁以上人群都应保证全谷物的摄入量，以此获得更多营养素、膳食纤维和健康益处。

薯类包括马铃薯、红薯等，可替代部分主食。

2）第二层：蔬菜类与水果类

蔬菜与水果是膳食指南中鼓励多摄入的两类食物，是膳食纤维、微量营养素和植物化学物的良好来源。推荐成年人每天蔬菜摄入量至少达到300g，水果200～350g。

我国蔬菜种类众多，涉及50个科、298种（包括亚种和变种）。深色蔬菜是指深绿色、深黄色、紫色、红色等有色的蔬菜，每类蔬菜提供的营养素略有不同，深色蔬菜一般富含维生素、植物化学物和膳食纤维，推荐每天占总体蔬菜摄入量的1/2以上。

水果多种多样，我国大宗水果如苹果、香蕉、梨、葡萄、柑橘、桃，以及西瓜、甜瓜等。建议吃新鲜水果，在鲜果供应不足时，可选择含糖量低的干果制品和纯果汁。

3）第三层：鱼、禽、肉、蛋等动物性食物

鱼、禽、肉、蛋等动物性食物是膳食指南推荐适量食用的食物。推荐每天鱼、禽、肉、蛋摄入量共计120～200g。

新鲜肉类是优质蛋白质、脂肪和脂溶性维生素的良好来源。建议每天畜禽肉的摄入量为40～75g，少吃加工类肉制品。猪肉含脂肪较高，应尽量选择瘦肉和禽肉。

常见水产品有鱼、虾、蟹和贝类，富含优质蛋白质、脂类、维生素和矿物质，推荐每天摄入量为40～75g，有条件可以优先选择。

蛋类主要鸡蛋、鸭蛋及其加工制品，蛋类营养价值较高，推荐每天1个鸡蛋（相当于50g左右）。吃鸡蛋不能弃蛋黄，因蛋黄的营养成分丰富，含有如胆碱、卵磷脂、胆固醇、维生素A、叶黄素、锌、维生素B族，无论对多大年龄人群都具有健康益处。

4）第四层：奶类、大豆和坚果

奶类、豆类是鼓励多摄入的食物。奶类、大豆和坚果类是蛋白质和钙的良好来源，营养素密度高。推荐每天应摄入至少相当于鲜奶300g的奶类及奶制品。多吃各种各样的乳制品，有利于提高奶类摄入量。

大豆包括黄豆、黑豆、青豆等，常见豆制品如豆腐、豆浆、豆腐干及千张等。坚果与籽类包括花生、葵花子、核桃、开心果、巴旦木、腰果等，部分坚果的营养价值与大豆相似，富含必需脂肪酸和必需氨基酸。推荐大豆和坚果摄入量共为25～35g，其他豆制品摄入量需按蛋白质含量与大豆进行折算。坚果无论作为菜肴还是零食，都是食物多样化的良好选择，建议每周摄入 70g 左右（相当于每天 10g 左右，如 2~3 个核桃，4~5 个板栗，一把带皮松子 30~35g）。

5）第五层：烹调油和盐

油盐作为烹饪调料必不可少，但建议尽量少用。推荐成年人平均每天烹调油不超过 25~30g，食盐摄入量不超过 5g。

按照 DRIs 的建议，1~3 岁人群膳食脂肪供能比应占膳食总能量 35%；4 岁以上人群占 20%~30%。在 1 600~2 400kcal 能量需要量水平下脂肪的摄入量为 36~80g。其他食物中也含有脂肪，在满足平衡膳食模式中其他食物建议量的前提下，烹调油需要限量。按照 25~30g 计算，烹调油提供 10% 左右的膳食能量。

烹调油包括各种动植物油，如花生油、大豆油、菜籽油、葵花籽油等植物油，猪油、黄油等动物油。烹调油要多样化，应经常更换种类，以满足人体对各种脂肪酸的需要。

我国居民食盐用量普遍较高，盐与高血压关系密切，限制食盐摄入量是我国长期行动目标。除了少用食盐外，也需要控制隐形高盐食品的摄入量。

酒和添加糖不是膳食组成的基本食物，烹饪使用和单独食用时也都应尽量避免。

6）身体活动和饮水

身体活动和水的图示，强调增加身体活动和足量饮水的重要性。水是膳食的重要组成部分，人体水的需要量主要受年龄、身体活动、环境温度等因素的影响。

低身体活动水平的成年人每天至少饮水 1 500~1 700mL（7~8 杯）。在高温或高身体活动水平的条件下，应适当增加饮水量。饮水过少或过多都会对人体健康带来危害。

来自食物中水分和膳食汤水大约占 1/2，推荐一天中饮水和整体膳食（包括食物中的水，汤、粥、奶等）水摄入共计 2 700~3 000mL。

身体活动是能量平衡和保持身体健康的重要手段。推荐成年人每天进行至少相当于快步走 6 000 步以上的身体活动，每周最好进行 150min 中等强度的运动，如骑车、跑步、庭院或农田的劳动等。

2. 中国居民平衡膳食餐盘

中国居民平衡膳食餐盘是按照平衡膳食原则，描述了一个人一餐中膳食的食物组成和大致比例。餐盘更加直观，一餐膳食的食物组合搭配轮廓清晰明了。

餐盘分成 4 部分，分别是谷薯类、动物性食物和富含蛋白质的大豆及其制品、蔬菜和水果，餐盘旁的一杯牛奶提示其重要性。此餐盘适用于 2 岁以上人群，是一餐中食物基本构成的描述。（图 4-2）与膳食平衡宝塔相比，平衡膳食餐盘更加简明，给大家一个框架性认识，用传统文化中的基本符号，表达阴阳形态和万物演变过程中的最基本平衡，一方面更容易记忆和理解，另一方面也预示着一生中天天饮食，错综交变，此消彼长，相辅相成的健康生成自然之理。2 岁以上人群都可参照此结构计划膳食，即便是对素食者而言，也很容易将肉类替换为豆类，以

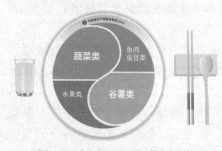

图4-2　中国居民平衡膳食餐盘

获得充足的蛋白质。

3. 中国儿童平衡膳食算盘

平衡膳食算盘是根据平衡膳食原则，转化各类食物份量的图形化表示，算盘主要针对儿童。与膳食宝塔相比，在食物分类上，把蔬菜、水果分为两类，算盘分成6行，提示食物种类和以彩珠标示的食物份量多少（图4-3）。

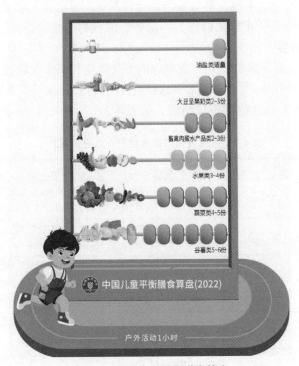

图4-3　中国儿童平衡膳食算盘

平衡膳食算盘给儿童一个大致膳食模式的认识，可以寓教于乐，与儿童很好沟通和记忆一日三餐食物基本构成的多少。每天吃谷薯类5~6份，蔬菜类4~5份，水果3~4份，畜禽肉蛋、水产品2~3份，大豆、坚果、奶类2~3份，油盐类适量。

跑步的儿童身挎水壶，表示鼓励喝白开水，图形下方提示儿童每天户外运1h。

4.2.3　常见食物的份量和重量估计

1. 食物份和份量确定原则

《中国居民膳食指南（2016）》首次提出了食物标准份量的概念。

食物份是消费者日常膳食包括在家和在外就餐时，一次食物的摄入单位。食物份量是指标准化的一份食物可食部分的数量，用于膳食指南的定量指导。

食物份量的确定，主要根据能量或蛋白质含量换算。

推荐的食物份量首先确定代表性食物份量，然后再用代表性食物换算为常见食物的份量，其确定方法如下：

（1）能量一致原则。对于谷类、薯类、畜禽类、蛋类、坚果、某些碳水化合物含量较高的鲜豆类和根类蔬菜、糖分高的水果等，食物之间以含有相同的能量进行折算。

（2）蛋白质等量原则。在能量一致的原则下，对于乳制品、豆类及豆制品、肉类产品，应同时考虑食物所提供的蛋白质应该与同一类食物的含量水平近似。例如，液态奶为代表性食物，当与酸奶折算时，应在能量相当的情况下，根据蛋白质含量与酸奶之间的折算。

（3）份量参考。通过居民营养与健康调查中的膳食摄入量统计分析，确定此习惯摄入量为代表性食物的份量基础，然后参考和比较其他国家地区的份量。通过如尽量取整数、与实际包装一致等矫正方法修正，确定最终的食物标准份量。

2. 食物标准份量

根据《中国居民膳食指南（2022）》建议的五类食物和多个食物组，在每个食物组中，选取消费频率高或消费量大、对营养素贡献权重大的食物，作为该类食物中的代表性食物。

常见的 11 种代表性食物的份量结果，见表 4-2。

表 4-2 常见食物的标准份量（以可食部计）

食物类别		标准份量/（g/份）	能量/kcal	备注
谷类		50～60	160～180	谷类按能量一致原则或 40g 碳水化合物进行代换。面粉 50g=70～80g 馒头，大米 50g=100～120g 米饭
薯类		80～100	80～90	薯类按 20g 碳水化合物等量原则进行代换，能量相当于 0.5 份谷类。红薯 80g=马铃薯 100g
蔬菜类		100	15～35	高淀粉类蔬菜，如甜菜、鲜豆类，应注明能量的不同，每份的用量应减少
水果类		100	40～55	100g 梨和苹果，相当于高糖水果如枣 25g，柿子 65g
畜禽肉类	瘦肉（脂肪含量<10%）	40～50	40～55	瘦肉的脂肪含量<10% 肥瘦肉的脂肪含量 10%～35%
	肥瘦肉（脂肪含量 10%～35%）	20～25	65～80	肥肉、五花肉脂肪含量一般超过 50%，应减少食用 畜禽类以能量为基础进行代换，参考脂肪含量区别
水产品类	鱼类	40～50	50～60	鱼类蛋白质含量 15%～20%，脂肪 1%～8% 虾贝类蛋白质含量 5%～15%，脂肪 0.2%～2%
	虾贝类		35～50	鱼虾类以能量为基础进行代换，参考脂肪含量区别
蛋类（含蛋白质 7g）		40～50	65～80	蛋类按 7g 蛋白质等量原则进行代换。脂肪不同时，能量有所不同。鸡蛋 50g/个，鹌鹑蛋 10g/个，鸭蛋 80g/个
大豆类（含蛋白质 7g）		20～25	65～80	大豆按 7g 蛋白质等量原则进行代换。脂肪不同时，能量有所不同。黄豆 20g=北豆腐 60g=南豆腐 110g=内酯豆腐 120g=豆干 45g=豆浆 360～380mL
坚果类（含油脂 5g）		10	40～55	坚果类按 5g 脂肪等量原则进行代换，每份蛋白质大约 2g。淀粉类坚果相对能量低，能量相当于 0.5 份油脂。如葵花籽仁 10g=板栗 25g=莲子 20g
乳制品	全脂（含蛋白质 2.5%～3.0%）	200～250mL	110	乳类按 5～6g 蛋白质等量原则进行代换，脂肪不同时，能量有所不同。
	脱脂（含蛋白质 2.5%～3.0%）	200～250mL	55	液态奶 200mL=奶酪 20～25g=乳粉 20～30g 全脂液态奶脂肪含量约 3%，脱脂液态奶脂肪含量约<0.5%
水		200～250mL	0	

在每一组食品中可用不同种类的食品依交换份互相交换。

在轻体力身体活动水平下,针对各年龄段人群所建议的每天或每周各类食物的摄入量(或份量),如表4-3所示。表中的"份"是指日常菜肴、食物的单位,不同类型的食物每份重量差别可能很大,其所含营养素的种类和数量差别较大,不能相互交换。

表4-3 不同年龄人群(轻体力身体活动水平)各类食物建议摄入量

项目	单位	幼儿/岁		儿童和青少年/岁			成年人/岁	
		2~	4~	7~	11~	14~	18~	65~
能量需要量水平	kcal/d	1 000~1 200	1 200~1 400	1 400~1 600	1 800~2 000	2 000~2 400	1 600~2 400	1 600~2 000
谷类(50g/份)	g/d	85~100	100~150	150~200	225~250	250~300	200~300	200~250
	份/d	1.5~2	2~3	3~4	4.5~5	5~6	4~6	4~5
全谷物和杂豆类	g/d	适量	适量	30~70	30~70	50~100	50~150	50~150
薯类(红薯85g/份)	g/d	适量	适量	25~50	25~50	50~100	50~100	50~75
	份/周	适量	适量	2~4	2~4	4~8	4~8	4~6
蔬菜(100g/份)	g/d	150~250	200~300	300	400~450	450~500	300~500	300~450
	份/d	1.5~2.5	2~3	3	4~4.5	4.5~5	3~5	3~4.5
水果(100g/份)	g/d	100~200	150~200	150~200	200~300	300~350	200~350	200~300
	份/d	1~2	1.5~2	1.5~2	2~3	3~3.5	2~3.5	2~3
奶类(200g/份)	g/d	500	350~500	300	300	300	300	300
	份/d	2.5	2~2.5	1.5	1.5	1.5	1.5	1.5
全谷物和杂豆类	g/d	适量	适量	30~70	30~70	50~100	50~150	50~150
	份/d	适量	适量					
大豆(25g/份)	g/周	35~105	105	105	105	105~175	105~175	105
	份/周	1.5~4	4	4	4	4~7	4~7	4
坚果(10g/份)	g/周	—	—		50~70(5~7份)			
	份/周				5~7			
肉类	g/d	50~70	70~105	105~120	140~150	150~200	120~200	120~150
其中畜禽类(瘦肉40~50g/份)	g/周	105~25	175~280	280	350	350~525	280~525	280~350
	份/周	2~3.5	3.5~5.5	5.5	7	7~10.5	5.5~10.5	5.5~7
其中蛋类(鸡蛋50g/份)	g/周	140~175	175	175~280	280~350	350	280~350	280~350
	份/周	2~3.5	3.5	3.5~5.5	5.5~7	7	5.5~7	5.5~7
其中水产品(鱼50g/份)	g/周	105~140	140~280	280	350	350~525	280~525	280~350
	份/周	2~3	3~5.5	5.5	7	7~10.5	5.5~10.5	5.5~7
食盐	g/d	<2	<3	<4	<5	<5	<5	<5
烹调油	g/d	15~20	20~25	20~25	25~30		25~30(轻体力活动水平)	
添加糖	g/d	—	—	<50,最好<25;不喝或少喝含糖饮料				
酒精	g/d	0					如饮酒,不超过15	

4.2.4 家庭膳食的设计和计划

中国居民膳食指南的应用和实践,是把营养和健康科学知识转化为平衡膳食模式的促进和推广过程。最常用的是设计平衡膳食、膳食管理和评价、营养教育和促进。

1. 设计家庭一日三餐的基本原则

(1) 食物种类和数量应能满足一家营养需要。
(2) 是全家喜爱食物和菜肴,价格适宜。
(3) 烹调用较短时间和较少劳动,并最大限度地保持了营养不损失。
(4) 三餐饭菜食物多样,并有饱腹感。
(5) 挑选食物时考虑其营养和保健功能等。

2. 膳食设计的基本步骤

1) 了解和确定膳食能量摄取目标

依据《中国居民膳食营养素参考摄入量 第1部分:宏量营养素》(WS/T 578.1—2017),对照年龄、性别和身体活动水平确定能量需要量范围,如表4-4。

表4-4 不同年龄轻体力活动的能量需要量(EER)　　单位:kcal/d

幼儿		儿童和青少年			成年人		老年人
2~3岁	4~6岁	7~10岁	11~13岁	14~17岁	18~49岁	50岁以上	65岁以上
1 000~1 250	1 200~1 400	1 350~1 800	1 800~2 050	2 000~2 500	1 800~2 250	1 750~2 100	1 500~2 050

注:幼儿为中体力活动水平。

按照表4-1列出的不同能量需要水平的食物量,就可以设计一日三餐。

2) 确定各组食物的用量

根据消费者适宜的能量需要量水平,查表4-1可简单地确定各组食物种类和摄入量。在对应或相近的能量水平中,选择五大类食物中的具体种类和数量,其中食物建议量均为食物可食部分的生重量。

为便于同类食物的交换和组合搭配,人们常常将每类食物简化为"份"。如以份量计划膳食,则可查表4-3。用"份量"表示食物量与表4-1的食物重量是相一致的,在一段时间内,如1~2周,各类食物摄入量的平均值。

如一天2 000kcal能量下,大约可摄取5份谷类,就可以分配成2份米饭、1份面包、1份燕麦片、1份八宝粥等,轻松做到食物多样化。

摄入量建议中的食物量为"可食部"重量,有些食物在采购时要折算为"市品"量。按照居民通常的加工、烹调和饮食习惯,去掉其中不可食用的部分后,剩余的即为食物的可食部。从食物的摄入量折算成采购量时,谷、豆、肉、奶类不必增加,蔬菜类应增加10%~15%,水果类应增加15%~30%,蛋类应增加10%,鱼、虾、贝类应增加20%。

3) 合理分配三餐的食物

按照适宜的三餐食物能量分配原则:早餐25%~30%,午餐30%~40%,晚餐30%~40%。根据食物分组,三餐可分别选择谷类、薯类、蔬菜、水产品、畜禽类或蛋类作为主食和烹调菜肴,植物油和调味品配合菜肴分配于菜肴中,选择水果类、奶类作为餐桌食物或零食。

注意食物选择上的多样性和深色叶菜、全谷物等。

4）选择食物品种，同类食物互换，充分利用本地资源

人们吃多种多样的食物，不仅是需要获得均衡的营养，也是为了使饮食更加丰富多彩，以满足人们的口味享受。食物小份量是保证食物的多样化的良好措施，也可以根据烹调方法、形态、颜色、口感的多样变换，享受食物，享受生活。

中国居民平衡膳食宝塔（餐盘）中包含的每一类食物中都有许多品种，虽然每种食物都不完全相同，但同一类中各种食物所含营养成分往往大体上近似，在膳食中可以互相替换。同类食物互换，就是以粮换粮、以豆换豆、以肉换鱼或蛋，可以更好地增加主食和菜肴的丰富性，调配丰富多彩的一日三餐。例如，大米可与面粉或杂粮互换、馒头可与相应量的面条、烙饼、面包等互换；大豆可与相当量的豆制品互换；原则上动物性食品可以互换，或者瘦肉可与等量的鸡、鸭、牛、羊、兔肉互换；鱼可与虾、蟹等水产品互换；牛奶可与羊奶、酸奶、乳粉或奶酪等互换。

食物同类互换，可以全量互换，也可以分量互换。例如，每天吃25g豆类及豆制品，可全换成相当量的豆浆或豆腐干，今天喝豆浆、明天吃豆腐干；也可1/3换豆浆、1/3换腐竹、1/3换豆腐。

中国幅员辽阔，各地的饮食习惯及物产不尽相同，应充分利用本地资源，因地制宜，更能有效地实现平衡膳食模式。例如，农村和城镇应使用当地和近郊的蔬菜水果等食物资源，鼓励家庭庭院的蔬菜自给自足；山区则可利用山羊奶及花生、瓜子、核桃、榛子等资源，提高蛋白质和脂肪供给；海产丰富地区可多食用水产品替代畜肉类。

由于地域、经济或物产所限，无法同类互换时，也可用豆类代替奶类、肉类，或用蛋类代替鱼、肉类。例如，瘦肉50g＝鸡蛋50g＝豆腐干45g＝北豆腐100g。

知识链接　成年女性一日膳食计划举例

本膳食计划是基于1 800kcal能量水平的平衡膳食模式，能量需要量为估计值，适合18岁以上轻体力活动水平的女性。其一日膳食安排如表4-5所示。

表4-5　成年女性一日膳食计划举例

食物和摄入量	谷薯类	谷类225g 薯类50g	蔬菜水果类	蔬菜400g 水果200g	鱼禽蛋和瘦肉	畜禽肉50g 水产品50g 蛋类40g	乳制品、大豆、坚果	大豆15g 坚果10g 乳制品300g	烹调油、食盐	烹调油25g 食盐<5g
重要建议		最好选择1/3的全谷类及杂豆食物		选择多种多样的蔬菜和水果，深色蔬菜最好占1/2以上		优先选择鱼和禽，要吃瘦肉，鸡蛋不要丢弃蛋黄		每天吃乳制品，经常吃豆制品，适量吃坚果		培养清淡饮食习惯，少吃高盐和油炸食品
早餐	燕麦粥1碗（燕麦25g），煮鸡蛋1个（40g），牛奶1杯（300g），西芹花生米1碟（西芹50g、花生10g）									
中餐	米饭（大米100g、小米25g），红烧翅根（鸡翅根50g），清炒菠菜（菠菜200g），醋熘土豆丝（土豆100g），紫菜蛋汤（紫菜2g、鸡蛋10g）									
晚餐	米饭（大米75g），清蒸鲈鱼（鲈鱼50g），家常豆腐（北豆腐100g），香菇油菜（香菇10g、油菜150g），中等大小苹果（200g）									
其他提示	足量饮水，每天7~8杯白开水		如添加糖，最好摄入量少于25g；如饮酒，摄入酒精量不要超过15g				吃动平衡，每天至少6 000步或进行30min中强度的运动；运动消耗能量至少270kcal			

5）合理烹调，清淡饮食，养成良好饮食习惯

少油和少盐是合理烹调的要素之一，日常生活应以减盐、减油、减糖为重点，养成清淡饮食习惯。肉类摄入量过多，则烹调时需要的油盐也较多，必然导致摄入的油盐多。膳食对健康的影响是长期的结果，应认真做好每一餐、每一天平衡膳食，长期坚持不懈，才能充分发挥平衡膳食对健康的有效作用。

6）确认和核查

膳食指南和食谱的制定原则是在一段时间内达到平衡和营养素的充足供给。应对照 WS/T 578《中国居民膳食营养素参考摄入量》系列标准，来计算评价食谱是否达到营养要求，或者一段时间内核查体重的变化，以使得膳食设计和需求一致。

实践膳食指南所倡导的原则和观点，保持平衡膳食，不仅需要意识、知识，更需要行动、措施和技巧。食物多样、食物定量、合理运动、分餐制是实践营养均衡和促进健康的关键环节，也是保障平衡膳食、食不过量、不浪费和饮食卫生的良好措施。

4.3 中国居民特定人群膳食指南

中国居民特定人群膳食指南包括备孕和孕妇膳食指南、乳母膳食指南，0～6月婴幼儿母乳喂养指南，7～24月龄婴幼儿月喂养指南，学龄前儿童膳食指南、学龄儿童膳食指南、老年人膳食指南、高龄老人膳食指南、素食人群膳食指南等9个人群的补充说明。除了24个月以下的婴幼儿，素食人群外，其他人群都需要结合膳食平衡八大准则而应用。

4.3.1 中国孕妇、乳母膳食指南

作为《中国居民膳食指南（2022）》重要组成部分，孕期妇女和哺乳期妇女的膳食指南，对帮助广大孕产期妇女，安排好饮食生活，正确对待哺乳期生活中各种饮食习俗对健康的影响，有利于哺乳期妇女舒缓、愉悦心情，从而可以更好地促进母乳喂养。

1. 中国备孕和孕期妇女膳食指南

备孕是指育龄妇女有计划地怀孕并对优孕进行必要的前期准备，是优孕与优生优育的重要前提。健康的身体状况、合理膳食、均衡营养是孕育新生命必需的物质基础。

妊娠期是指从末次月经的第一日开始计算，约为280日（40周）。妊娠早期指妊娠未达14周。妊娠中期指妊娠第14周～27^{+6}周。妊娠晚期指妊娠第28周及其后。

1）中国备孕和孕期妇女膳食指南

妊娠期是生命早期1 000d机遇窗口的起始阶段，营养作为最重要的环境因素，对母子双方的近期和远期健康都将产生至关重要的影响。孕前的健康和营养储备是优孕优育的必要前提，孕中期应合理增加膳食摄入量。

在一般人群膳食指南8条准则基础上，补充以下六条核心推荐：

（1）调整孕前体重至正常范围，保证孕期体重适宜增长。

（2）常吃含铁丰富的食物，选用碘盐，合理补充叶酸和维生素。

(3)孕吐严重者,可少量多餐,保证摄入含必需量碳水化合物的食物。
(4)孕中晚期适量增加奶、鱼、禽、瘦肉的摄入。
(5)经常户外活动,禁烟酒,保持健康生活方式。
(6)愉快孕育新生命积极准备母乳喂养。

2)应用实践

(1)孕前、孕期妇女的体重管理。

体重正常范围即体脂指数 BMI 18.5~23.9 kg/m² 的妇女最适宜孕育,肥胖或低体重的备孕妇女应通过合理膳食和适度的运动,将体重逐渐调整至正常范围,并维持相对稳定。

备孕期妇女平衡膳食宝塔 2022

《妊娠期妇女体重增长推荐值标准》(WS/T 801—2022)规定了我国妇女单胎自然妊娠体重增长推荐值,见表 4-6。

表 4-6 妊娠期妇女体重增长范围及妊娠中期和妊娠晚期每周体重增长推荐值

妊娠前体质指数分类	总增长值范围(kg)	妊娠早期增长值范围(kg)	妊娠中期和妊娠晚期每周体重增长值及范围(kg/week)
低体重(BMI<18.5 kg/m²)	11.0~16.0	0~2.0	0.46(0.37~0.56)
正常体重(18.5 kg/m²≤BMI<24.0 kg/m²)	8.0~14.0	0~2.0	0.37(0.26~0.48)
超重(24.0 kg/m²≤BMI<28.0 kg/m²)	7.0~11.0	0~2.0	0.30(0.22~0.37)
肥胖(BMI≥28.0 kg/m²)	5.0~9.0	0~2.0	0.22(0.15~0.30)

体重监测和管理要从备孕期开始,每周至少称重一次,使体重在整个孕期按计划适宜增长。体重增长过多者,应在保证营养素供应的同时控制总能量,增加身体活动,体重增长不足者,应适当增加食物量,并注意各类食物的合理搭配。

(2)如何满足对叶酸和铁的需要?

孕前 3 个月开始每天补充叶酸制剂 400μg,可使红细胞叶酸浓度达到有效预防子代神经管畸形发生的水平;孕期继续每天补充叶酸 400μg,可满足机体的需要。

动物血、肝脏及红肉中铁含量丰富,吸收率高,每日摄入瘦畜肉 50~100g,每周 1~2 次动物血或肝脏 20~50g,可满足机体对铁的需要。摄入含维生素 C 较多的蔬菜和水果,有助于提高膳食铁的吸收与利用率。

(3)如何获得足量的碘和维生素 D?

规律食用碘盐,每周摄入 1~2 次富含碘的海产食品。如海带、紫菜、贻贝(淡菜)等,可满足备孕和孕期妇女的碘营养需要。

天然食物中维生素 D 的含量较低,人体皮肤经紫外线照射可以合成维生素 D,冬春季,面部和双上臂暴露于阳光需 20~30min,夏季暴露部位较多时,阳光下 10min 左右即可。不能通过日光照射合成维生素 D 的妇女,可服用维生素 D 补充剂 10μg/d。

(3)早孕反应严重时,需保证碳水化合物食物的摄入量。

早孕反应严重者,每天必须摄取至少含有 130g 碳水化合物的食物。首选富含碳水化合物、易消化的食物,如米饭,面条,烤面包、烤馒头片、苏打饼干等,也可选用各种糕点、薯类、根茎类蔬菜和一些水果。食糖、蜂蜜适合于进食少或孕吐严重时迅速补充身体需要的碳水化合物。达不到上述基本进食目标的孕妇，应寻求医师帮助。

（4）孕期如何进行适当的身体活动。

若无医学禁忌，建议孕中、晚期妇女每天进行 30min 中等强度的身体活动。常见的中等强度运动如快走、游泳、打球、跳舞、孕妇瑜伽、各种家务劳动等。孕妇可根据自己的身体状况和孕前的运动习惯，选择熟悉的活动类型，量力而行，坚持不懈。

（5）母乳喂养需做哪些准备。

成功的母乳喂养需要积极的心理准备。孕妇应尽早了解母乳喂养的益处，加强母乳喂养的意愿，学习母乳喂养的方法和技巧，为母乳喂养做好各项准备。

3）中国孕期妇女平衡膳食宝塔建议一日食物量

中国孕期妇女平衡膳食宝塔建议的一日食物量，见表 4-7。

孕期妇女平衡膳食宝塔 2022

表 4-7　中国孕产妇平衡膳食宝塔建议的一日食物量

	备孕妇女、孕早期妇女	孕中期妇女	孕晚期妇女	哺乳期妇女（月子膳适用）
谷类*	200～250g	200～250g	225～275g	225～275g
其中全谷物和杂豆	75～100g	75～100g	75～125g	75～125g
薯类	50g	75g	75g	75g
蔬菜类	300～500g	400～500g	400～500g	400～500g
	新鲜绿叶蔬菜占有量 2/3 以上			
水果类	200～300g	200～300g	200～350g	200～350g
肉、蛋、禽、鱼类	130～180g	150～200g	175～225g	175～225g
其中瘦畜禽肉	40～65g 每周 1 次动物血或畜禽肝脏	50～75g 每周至少 1～2 次动物血或肝脏	50～75g	50～75g 每周至少 1～2 次动物肝脏，总量达 85g 猪肝或 40g 鸡肝
其中鱼虾类	40～65g	50～75g	75～100g	75～100g
其中蛋类	50g	50g	50g	50g
奶类	300g	300～500g	300～500g	300～500g
大豆	15g	20g	20g	25g
坚果	10g	10g	10g	10g
油	25g	25g	25g	25g
加碘食盐	5g	5g	5g	5g
水	1500～1700mL	1700mL	1700mL	2100mL

4）关键事实

① 孕前 3 个月开始补充叶酸，可增加受孕成功率、降低子代神经管畸形的风险。

② 孕前体重适宜，叶酸、铁、碘营养状况良好，有助于成功受孕并获得理想妊娠结局。

③ 孕期对能量、蛋白质、碘、铁、钙、叶酸等的需要量增加，缺乏会影响子代智

力和体格发育。

④ 孕早期碳水化合物摄入严重不足易发生酮症酸中毒，对胎儿脑及神经系统发育造成损害。

⑤ 孕期适宜增重有助于孕育健康胎儿，减少妊娠并发症、母体产后体重 滞留和肥胖的风险。

⑥ 主动身体活动有助于维持孕期体重适宜增长，户外活动接触阳光利于维生素 D 合成。

⑦ 吸烟和被动吸烟可，能导致流产、早产、胎盘发育异常、死胎、低出生体重和先天畸形。

⑧ 孕期饮酒，可导致胎儿酒精综合症、增加流产、死产和其他胎盘并发症的风险。

⑨ 愉快、健康的生活方式有助于优孕优生，充分准备有利于成功母乳喂养。

2. 中国哺乳期妇女膳食指南

1）中国哺乳期妇女膳食指南

哺乳期是指妇女产后用乳汁哺喂新生子代的特殊生理时期。

产褥期是妇女自胎儿及其附属物从身体娩出，到除乳腺外各个器官恢复或接近正常未孕状态所需的一段时，一般需 6 周。产褥期会与哺乳期概念所指的时间段有交叉。

"月子"的时间段可能与产褥期对应，但也可能时间更短或更长。

乳母营养是泌乳的基础，尤其是那些母体储备量较低、容易受膳食影响的营养素。

《中国哺乳期妇女膳食指南》是在一般人群膳食指南八条准则基础上，增加以下五条核心推荐：

（1）产褥期食物多样不过量，坚持整个哺乳期营养均衡。

（2）适量增加富含优质蛋白质及维生素 A 的动物性食物和海产品，选用碘盐，合理补充维生素 D。

（3）家庭支持，愉悦心情，充足睡眠，坚持母乳喂养。

（4）增加身体活动，促进产后恢复健康体重。

（5）多喝汤和水，限制浓茶和咖啡，忌烟酒。

哺乳期妇女平衡膳食宝塔 2022

2）实践应用

（1）如何合理安排乳母的膳食。

产妇在分娩后可能会感到疲劳无力或胃口、食欲较差，可选择较清淡、稀软、易消化的食物，如面片、挂面、馄饨、粥、蒸或煮的鸡蛋及煮烂的菜肴，之后就可过渡到正常膳食。

剖宫产的产妇，手术后约 24h 胃肠功能恢复， 应再给予术后流食 1d，但忌用牛奶、豆浆、大量蔗糖等胀气食品。情况好转后给予半流食 1~2d，再转为普通膳食。

（2）如何摄入充足的钙和碘。

乳母膳食钙推荐摄入量较一般女性增加 200mg/d，总量达到 1000mg/d。奶类是钙的最好食物来源。若乳母每天饮奶总量达 500mL，则可获得约 540mg 的钙，加上选用深绿色蔬菜、豆制品、虾皮、小鱼等含钙较丰富的食物，则可达到推荐摄入量。

同时乳母还应补充维生素 D 或晒太阳，增加钙的吸收和利用。

乳母膳食碘推荐摄入量比非孕非哺乳女性增加 120μg/d，总量达到 240μg/d。按照食盐摄入量 5g/d 计算，每天通过食盐摄入碘量约 100μg。因此，乳母要达到 240μg/d 碘的推荐量以满足身体需要，除食用碘盐外，还需增加碘含量比较丰富的海产品摄入。

建议每周摄入 1~2 次富含碘的海产品。可提供 140μg 碘的常见食物有海带（鲜，120g）、紫菜（3g）、贻贝（40g）、海鱼（50g）。

（3）如何建立母乳喂养信念。

信念和态度是支撑母乳喂养行为的动力，是决定母乳喂养成功与否的关键。

① 从孕期开始，寻求医疗卫生机构行业人员帮助，了解并掌握母乳喂养相关知识和技能。

② 乳母及家庭成员应充分认识到母乳喂养对婴幼儿与乳母自身近期、远期健康的好处，以及对家庭经济的收益。母乳喂养不仅可促进婴幼儿体格、心理行为、免疫功能等的发育，还可降低其成年后慢性疾病的风险；对于乳母而言，母乳喂养可降低产后出血和体重滞留风险，延长闭经时间，降低癌症风险等。

③ 使乳母及家庭成员充分认识到非母乳喂养（如配方奶喂养）给婴幼儿可能带来的健康风险，如过敏、过度喂养等，告知母亲使用奶瓶、人工奶嘴和安抚奶嘴的风险。

④ 帮助乳母分析母乳喂养过程中可能存在的障碍以及解决办法。如乳头内陷、乳腺炎、下奶延迟、新生儿低血糖、黄疸加重、母乳分泌不足等情况的处理。

（4）如何促进乳汁分泌。

影响泌乳量的因素主要包括婴儿和乳母两个方面，其中婴儿吸吮是母亲泌乳反射和排乳反射的启动因素。新生儿出生后 10~30min 内吸吮反射能力最强，因此在产后 1h 内应尽早让新生儿吸吮乳头及乳晕，是乳母及其家庭成员必需具有的喂养态度和行为，此时添加其他食物（糖水、配方奶等）可明显降低新生儿对乳头的吸吮，都不利于成功母乳喂养。

乳汁分泌与乳母生理、心理、认知、膳食营养、睡眠、身体活动等因素密切相关。

① 合理营养是乳汁分泌的物质基础，而食物多样是充足营养的保障。

② 调整产后心理和情绪。产后乳母心理和情绪可能发生变化，一般会在产后 10~14d 明显改善；如心理症状无减轻甚至加重，应及时寻求专业人员帮助和支持。

③ 生活规律，适宜身体活动，保证每日 7~9h 睡眠，以促进乳汁分泌和产后恢复。

（5）如何合理饮用汤、水和茶。

① 餐前不宜喝太多汤。可在餐前喝半碗至一碗汤，待到八九成饱后再喝一碗汤。

② 喝汤的同时要吃肉。肉汤的营养成分大约只有肉的 1/10，为了满足产妇和宝宝的营养，应该连肉带汤一起食用。

③ 不宜喝多油浓汤。太浓、脂肪太多的汤不仅会影响产妇的食欲，还会引起婴儿脂肪消化不良性腹泻。婴儿3个月内，乳母应避免饮用含咖啡因的饮品，如咖啡、茶。3个月后，乳母每日咖啡因摄入量应小于 200mg。

（6）产褥期（月子）习俗和心理健康。

坐"月子"作为由传统文化驱动的习俗，更多是彰显家庭伦理与和谐。通过坐"月子"的过程，妇女可从中获得更多心理慰藉，合理遵从坐"月子"的习俗，可以给产妇心理带来积极的影响，并且通过心理因素影响机体健康。

膳食是习俗、文化、心理的重要载体，食材选择、烹调方法、饮食制度、餐次安排都应充分考虑月子习俗对产妇身心健康的影响。

3）中国哺乳期妇女平衡膳食宝塔建议的食物量

中国哺乳期妇女平衡膳食宝塔建议的一日食物量，见表4-9。

4）关键事实

① 产褥期动物性食物构成明显高于其他哺乳期阶段，导致哺乳期营养不均衡。

② 因为乳汁分泌、补偿妊娠分娩的营养损耗、促进器官系统的恢复，乳母比一般育龄妇女需要更多的营养，特别是蛋白质、维生素A、钙和碘。

③ 母乳中维生素A和碘易受乳母膳食的影响，增加动物肝脏、海藻类食物的摄入，有利于提高乳汁中维生素A及碘的含量。

④ 母乳喂养有利于母婴健康，特别是能够降低母亲产后出血、体重滞留及乳腺癌发病风险。

⑤ 产后有规律的身体活动能够促进母亲身体恢复和维护母婴健康。

4.3.2 中国婴幼儿喂养指南

《中国婴幼儿喂养指南》是与一般人群膳食指南并行的喂养指导，因为2岁以前的婴幼儿，其生理功能状态、营养需要及摄取食物的能力，均与成年人群存在巨大的差异。

生命早期的营养和喂养，对体格生长、智力发育、免疫功能等近期及后续健康持续产生至关重要的影响。

婴幼儿时期的营养与健康状况关系到成人慢性病的发生发展。因此，对婴幼儿进行科学喂养和学龄前儿童合理膳食的指导，将有助于顺利成功地过渡到进食成人食物阶段。

1. 中国6月龄内婴儿喂养指南

《中国0~6月龄婴儿母乳喂养指南（2022）》适用于出生后180d内的婴儿。

6月龄内婴儿是一生中生长发育的第一个高峰期，对能量和营养素的需要高于其他任何时期。母乳既可提供优质、全面、充足和结构适宜的营养素，满足婴儿生长发育的需要，又能完美地适应其尚未成熟的消化能力，促进其器官发育和功能成熟，且不增加肾脏的负担。

一般情况下，母乳喂养能够完全满足6月龄内婴儿的能量、营养素和水的需要，6月龄内的婴儿应给予纯母乳喂养。

6月龄内婴儿母乳喂养指南关键推荐2022

《中国6月龄内婴儿母乳喂养指南》包括六条准则：

1）准则一　母乳是婴儿最理想的食物，坚持6月龄内纯母乳喂养

（1）核心推荐。

① 母乳喂养是婴儿出生后最佳喂养方式。

② 婴儿出生后不要喂给任何母乳以外的食物。

③ 应坚持纯母乳喂养至婴儿满6月龄。

④ 坚持让婴儿直接吸吮母乳，只要母婴不分开，就不用奶瓶喂哺人工挤出的母乳。

⑤ 由于特殊情况需要在婴儿6月龄前添加母乳之外其他食物的，应咨询医务人员后谨慎做出决定。

⑥ 配偶和家庭成员应支持和鼓励母乳喂养。

（2）关键事实。

① 母乳是最适合婴儿消化、代谢能力，能满足婴儿全面营养需求的天然实物。

② 母乳喂养能够确保婴儿体格健康成长。

③ 母乳喂养有利于婴儿脑神经功能和认知发展。

④ 母乳喂养有助于母婴情感交流，促进婴儿行为发展和心理健康。

⑤ 母乳喂养有助于婴儿免疫系统平衡发展，增加抗感染能力，降低过敏风险。

⑥ 母乳喂养有助于降低婴儿远期慢性病的发生风险。

⑦ 母乳喂养有助于母亲近期和远期健康。

（3）实践应用。

① 特殊情况下如何坚持母乳喂养。在母婴不分离的情况下，应尽量保证直接喂乳。一些特殊情况如危重早产儿、乳母上班期间等，即使母乳充足，乳母也无法确保婴儿在饥饿时直接哺乳婴儿，此时可采取间接哺乳方式。

间接哺乳就是提前将母乳吸出来合理储存，然后在一定时间内用奶瓶喂给婴儿。

② 纯母乳喂养的婴儿不需要喂水。

2）准则二　生后1h内开奶，重视尽早吸吮妈妈乳头

（1）核心推荐。

① 分娩后母婴即刻开始不间断的肌肤接触，观察新生儿觅食表现，帮助开始母乳喂养，特别是让婴儿吸吮乳头和乳晕，刺激母乳分泌。

② 生后体重下降只要不超过出生体重的7%，就应该坚持纯母乳喂养。

③ 婴儿吸吮前不许需要过分擦拭或消毒乳房。

④ 通过精神鼓励、专业指导、温馨环境、愉悦心情等辅助开奶。

（2）关键事实。

① 出生1h内即开始母婴肌肤接触，可明显提高1~4个月龄婴儿的母乳喂养率。

② 新生儿出生10~30min后即具备觅食和吸吮能力，生后30min至1h以前的吸吮有利于建立早期母乳喂养。

③ 早吸吮、早接触，可降低新生儿低血糖发生的风险。

④ 初乳富含生物活性成分和免疫物资，对新生儿免疫系统、肠道功能发展和成熟尤为重要。

⑤ 母乳喂养是婴儿尽早建立健康肠道微生态的重要因素。

⑥ 哺乳、泌乳与母亲神经心理活动之间存在双向良性互动。

（3）实践应用。

① 袋鼠式护理帮助尽早开奶。袋鼠式护理又称皮肤接触护理，是指将婴儿裸露皮肤趴在父母胸前，把两者皮肤互相接触的一种护理方式。由于婴儿趴在妈妈胸前的姿势，像袋鼠妈妈养育小袋鼠，所以称之为"袋鼠护理"。

袋鼠式护理有利于促进新生儿寻找母亲乳头进行吮吸，提高新生儿觅食主动性，有助于尽早开奶。还能稳定新生儿生命体征，缓解新生儿疼痛，促进发育。

② 母乳哺乳方法。帮助新生儿含吸住乳头及乳晕。推荐坐着喂奶，两侧乳房轮流喂，吸尽一侧再吸吮另一侧。若一侧乳房奶量已经能满足婴儿需要，应将另一侧乳房内

的乳汁用吸奶器吸出。完成喂奶后应将婴儿竖直抱起头靠在妈妈肩上轻轻拍背，排除婴儿吃奶时吞入胃里的空气，以防止溢奶。

3）准则三　回应式喂养，建立良好的生活规律

（1）核心推荐。

① 及时识别婴儿饥饿及饱腹信号并尽快做出喂养回应，哭闹是婴儿表达饥饿信号的最晚表现。

② 按需喂养，不要强求喂奶次数和喂奶时间，但生后最初阶段会在 10 次以上。

③ 婴儿异常哭闹时，应考虑非饥饿原因。

（2）关键事实。

① 母乳的分泌量，会随着婴儿的生长发育需求适应性增加。

② 新生儿出生时应具备良好的觅食能力和饥饿感知，并通过身体活动、表情、哭闹等行为来表达饥饿。

③ 随着月龄增加，婴儿胃容量明显增加。

④ 回应式喂养可兼顾足量摄乳，促进建立摄乳、活动和睡眠节奏。

（3）实践应用。

① 什么是回应式喂养和按需喂养。所谓回应式喂养也称顺应喂养，就是要及时地对婴儿发出的进食需求，迅速做出喂养回应。按需喂养则是指通过识别婴幼儿发出饥饿与进食的信号，在不限制哺乳次数和时长的前提下，立即、合理回应婴儿的进食需要。

婴儿饥饿是按需喂养的基础，饥饿引起哭闹时应及时哺喂，不要强求喂奶次数和时间，特别是 3 月龄内的婴儿。

② 如何判断哺喂时间。识别出婴儿的饥饿表现后，应立即哺喂。婴儿饥饿时可能会出现以下表现：张嘴、吸吮手指、嘴唇或舌头；从睡眠中醒来，转动头脑，有好似寻找乳房的倾向；身体活动增多，呈现烦躁、哭闹等不安状态。

③ 如何判断婴儿是否因为饥饿而哭闹。婴儿饥饿的早期表现包括：警觉、身体活动增加、脸部表情增加，婴儿饥饿的后续表现才是哭闹。婴儿转向或寻觅妈妈的乳房，张大嘴巴，舌头向下伸出，做出吸吮动作或者吸吮手指等反应。

如婴儿哭闹明显不符平日进食规律，应首先排除胃肠不适等非饥饿原因。非饥饿原因哭闹时，增加哺喂次数只能缓解婴儿的焦躁心理，并不能解决根本问题，应及时就医。

④ 从按需喂养模式过渡到规律喂养模式。新生儿胃容量小，胃排空较快，易感到饥饿，因此需要多次哺喂满足其饮食需求。随着婴儿成长发育，一般喂奶间隔从 1h 时逐渐延长至 3h 左右。婴儿 3 个月后，胃容量增大，进食习惯趋于规律，同时夜间睡眠时间延长，夜间喂奶次数也可逐渐减少。

4）准则四　适当补充维生素 D，母乳喂养不需补钙

（1）核心推荐。

① 纯母乳喂养的婴儿生后数日开始每天补充维生素 D 10μg。

② 纯母乳喂养的婴儿不需要补钙。

③ 新生儿出生后应及时补充维生素 K。

（2）关键事实。

① 母乳中维生素 D 含量低，单纯依靠母乳喂养不能婴儿维生素 D 的需要。

② 婴儿出生时，体内有少量源于母体的维生素 D 储备。

③ 婴儿皮肤具有通过紫外线照射合成维生素 D 的能力，但其接触日光的机会有限。

④ 纯母乳喂养婴儿每日补充维生素 D 10μg，可防止出现临床维生素 D 缺乏表现。

⑤ 母乳中的钙可以完全满足婴儿钙的适宜摄入量。

⑥ 母乳维生素 K 含量很低，不能满足婴儿需求，出生时补充维生素 K 可有效预防新生儿出血症的发生。

（3）实践应用。

① 如何给婴儿补充维生素 D。婴儿出生数日就应每日补充维生素 D 10μg，即在婴儿出生后 1～2 周左右，采用维生素 D 油剂或乳化水剂，每日补充维生素 D 10μg，可在母乳喂养前将滴剂定量滴入婴儿口中，然后再进行母乳喂养。对于每日口服补充维生素 D 有困难者，可每周或每月口服一次相当剂量的维生素 D。

配方奶粉喂养的婴儿，按照 700mL/d 的奶量估计就能获得足量的维生素 D。

如通过晒太阳来获得维生素 D，难度高，不确定性大，而给婴儿每日补充 10μg 维生素 D，易行可靠，且能满足婴儿在完全不接触日光照射情况下的维生素 D 需要。

② 如何给新生儿和婴儿补充维生素 K。母乳维生素 K 含量低，因新生儿（特别是剖宫产的）不能及时建立正常的肠道菌群，无法合成足够的维生素 K，容易发生维生素 K 缺乏出血性疾病。大量使用抗生素的婴儿，肠道菌群可能被破坏，也会面临维生素 K 缺乏风险。

按照相关规范，目前新生儿出生后产科护理程序一般都会给予肌内注射维生素 K，使用剂量是 1mg，出生体重小于 1 500g 的早产儿 0.5mg。除了肌内注射外，目前没有婴幼儿广泛适用的口服维生素 K 补充剂。

5）准则五　任何动摇母乳喂养的想法和举动，都必须咨询医生或其他专业人员，并由他们帮助做出决定

（1）核心推荐。

① 绝大多数母亲都能纯母乳喂养自己的孩子。

② 母乳喂养遇到困难时，需要医生和专业人员的支持。母亲不要放弃纯母乳喂养，除非医生针对母婴任何一方原因明确提出不宜母乳喂养的建议。

③ 相对于纯母乳喂养，给 6 月龄内婴儿任何其他食物喂养，对婴儿健康都会有不利影响。

④ 任何婴儿配方奶都不能与母乳相媲美，只能作为母乳喂养失败后的无奈选择，或母乳不足时对母乳的补充。

⑤ 不要直接用普通液态奶、成人和普通儿童乳粉、蛋白粉、豆奶粉等喂养 6 月龄内婴儿。

（2）关键事实。

① 在重视母乳喂养并给予母亲全面支持和帮助的条件下，绝大部分婴儿都能得到成功的纯母乳喂养。

② 母婴双方由于代谢异常、疾病或药物治疗等造成不宜母乳喂养的情况，具有较强专业复杂性，需要专业技术背景才能做出判断。

③ 婴儿配方食品的不良促销行为会干扰和阻碍母乳喂养的顺利实施。

④ 尽管代乳品不断在配方和工艺上改进，但是仍无法与母乳媲美。

⑤ 相对于普通食品喂养，婴儿配方食品是不能获得足量母乳喂养时的可选择补充。

（3）实践应用。

以下几种情况，建议咨询营养师或医生，选用适合于6月龄内婴儿配方奶喂养：①婴儿患病，包括先天性、遗传性代谢疾病；②母亲患病，如传染病、精神病；③母亲因各种原因摄入药物和化学物质；④经过专业人员指导和各种努力后，乳汁分泌仍不足。

6）准则六　定期监测婴儿体格指标，保持健康生长

（1）核心推荐。

① 身长和体重是反映婴儿喂养和营养状况的直观指标。

② 6个月龄内婴儿每月测量1次身长、体重和头围，病后恢复期可适当增加次数。

③ 选用国家卫生标准《7岁以下儿童生长标准》（WS/T 423—2022）判断生长状况。

④ 出生体重正常婴儿的最佳生长模式，是基本维持其出生时在群体中的分布水平。

⑤ 婴儿生长有自身规律，不宜追求参考值上限。

（2）关键事实。

① 婴儿期是生长发育的高峰期，体格指标与婴儿体格生长、智力发育水平有较强的关联，是反映营养状况的全面指标。

② 体格生长指标是婴儿发展指标中最易于获得且最灵敏的观察指标。

③ 追求过快生长，会增加远期健康风险。

④ WHO《儿童生长标准》适用于各个国家。

（3）实践应用。

① 如何测量婴儿、幼儿的体格指标。

婴儿体格检查的主要是体重、身长和头围等指标。体重是指人体的总重量（裸重）；身长是指婴儿平卧位头顶到足跟的长度；头围则是指婴儿右侧齐眉弓上缘经过枕骨粗隆最高点的头部周长。

婴儿体格指标的测量方法按照《人群健康监测人体测量方法》（WS/T 424—2013），中两岁及以下婴幼儿身长（4.1）、体重测量方法（4.3.1）、头围测量方法（4.4）测量。

② 如何评价婴儿生长发育状况。

胎龄24～42周单胎新生儿出生时体格生长状况，可依据《不同胎龄新生儿出生时生长评价标准》（WS/T 800—2022）判定。

0～36月龄儿童的生长发育情况，依据《7岁以下儿童生长状况判定》（WS/T 423—2013）判断；或对比《0～6岁儿童健康管理技术规范》（WS/T 479—2015）中的附录B的"儿童生长发育监测图"（2006年WHO儿童生长标准）各指标变化，情况进行婴儿发育评估，判断婴儿是否得到正确、合理喂养。

2. 中国7～24月龄婴幼儿喂养指南

母乳仍然是7～24月龄婴幼儿重要的营养来源，但单一的母乳喂养已经不能完全满

足其对能量及营养素的需求，必须引入其他营养丰富的食物。

7～24月龄婴幼儿消化系统、免疫系统的发育，感知觉及认知行为能力的发展，均需要通过接触、感受和尝试，来体验各种食物，逐步适应并耐受多样的食物，从被动接受喂养转变到自主进食。这一过程从婴儿7月龄开始，到24月龄时完成。父母及喂养者的喂养行为对7～24月龄婴幼儿的营养和饮食行为也有显著的影响。回应婴幼儿摄食需求，有助于健康饮食行为的形成，并具有长期而深远的影响。

7～24月龄婴幼儿处于生命早期1000d健康机遇窗口期的第三阶段，适宜的营养和喂养不仅关系到婴幼儿近期的生长发育，也关系到长期的健康。《中国7～24月龄婴幼儿喂养指南》适用于满6月龄（出生180天）至刚不满2周岁（24月龄内）的7～24月龄婴幼儿，包括六条准则：

1）准则一　继续母乳喂养，满6月龄起添加辅食，从富含铁的泥糊状食物开始

（1）核心推荐。

① 婴儿满6月龄后仍需继续母乳喂养到两岁或以上。

② 从满6月龄起逐步引入各种食物，辅食添加过早或过晚都会影响健康。

③ 首先添加肉泥、肝泥、强化铁的婴儿谷粉等富铁的泥糊状食物。

④ 有特殊需要时须在医生的指导下调整辅食添加时间。

（2）关键事实。

① 继续母乳喂养，有益于减少婴幼儿感染及过敏的发生。

② 6月龄前引入辅食未见明显的健康益处。

7～24月龄婴幼儿平衡膳食宝塔2022

③ 4月龄前添加辅食，增加儿童超重肥胖及代谢性疾病风险。

④ 过晚添加辅食，婴儿贫血、铁和维生素A等营养缺乏风险增加。

⑤ 7～24月龄婴儿贫血高发，缺铁及缺铁性贫血危害婴幼儿认知发育和免疫功能。

（3）实践应用。

① 7～24月龄婴幼儿的母乳喂养次数。

母乳仍然是7～24月龄婴幼儿能量、以及蛋白质、钙等重要营养素的重要来源。6～8月龄婴儿每天的母乳量应不低于600mL，每天应保证母乳喂养4～6次。9～12月龄婴儿每天的母乳量约600mL，每天应母乳喂养至少4次。1～2岁龄幼儿每天的母乳量约500mL，每天母乳喂养不超过2～3次。对于母乳不足或不能母乳喂养的婴幼儿，满6月龄后需要继续以配方奶作为母乳的补充。

② 婴幼儿辅食添加的时间和种类。

辅食即辅助食品，是指婴幼儿在满6月龄后，继续母乳喂养的同时，为了满足营养需要而添加的其他各种性状的食物，包括家庭配制的和工厂生产的。

《婴幼儿辅食添加营养指南》（WS/T 678—2020）规定了健康足月出生的满6～24月龄的婴幼儿进行辅食添加基本原则、分年龄段辅食添加指导及辅食制作要求。

i）辅食添加时间。纯母乳喂养到6月龄，且在孩子健康时添加辅食。婴幼儿进餐时间应逐渐与家人一日三餐时间一致。同时，继续母乳，建议母乳喂养到2岁及以上。

ii）辅食种类。种类由单一到多样，每次只添加一种新的食物，添加量由少到多。每引入一种新的食物应适应3～5d，观察是否出现呕吐、腹泻、皮疹等不良反应，适应

一种食物后再添加其他新的食物。

婴幼儿辅食一般包括谷物、根茎类和薯类，奶类，蛋类，维生素 A 丰富的蔬果，其他蔬果，豆类及其制品/坚果类等 7 类常见食物。辅食添加应逐渐达到每天摄入其中的 4 类及以上。

婴幼儿辅食添加常见种类谷物类因其容易消化和不易引起过敏反应，是婴幼儿进行辅食添加时的首选。

iii）含铁丰富的食物。主要有瘦猪肉、牛肉、动物肝脏、动物血等，这些食物含铁高，且易于被人体吸收。添加辅食首先含铁丰富的泥糊状，一个鸡蛋、50g 左右瘦肉、以及平均每天 5～10g 肝脏类食物。

iv）含维生素 A 丰富的食物。如动物肝脏、蛋黄、鱼肝油、全脂乳制品等，以及红黄、绿色果蔬。

2）准则二　及时引入多样化食物，重视动物性食物，包括易过敏食物

（1）关键推荐。

① 每次只引入一种新的食物，逐步达到食物多样化。

② 不盲目回避易过敏食物，1 岁内适时引入各种食物。

③ 从泥糊状食物开始，逐渐过渡到固体食物。

④ 逐渐增加辅食频次和进食量。

（2）关键事实。

① 肉、蛋、鱼、禽类动物性食物是优质的辅食。

② 食物多样化才能满足 7～24 月龄婴幼儿的营养需求。

③ 7～24 月龄婴幼儿辅食多样化的比例低。

④ 早期引入易过敏食物可诱导免疫耐受，从而减少过敏。

（3）实践应用。

① 满 6～8 月龄段的辅食添加。

i）辅食种类：首先补充含铁丰富、易消化且不易引起过敏的食物，如稠粥、蔬菜泥、水果泥、蛋黄、肉泥、肝泥等，逐渐达到每天能均衡摄入蛋类、肉类和蔬果类。

ii）辅食频次：由尝试逐渐增加到每日 1～2 餐，以母乳喂养为主。

iii）辅食数量：每餐从 10～20mL（约 1～2 勺），逐渐增加到约 125mL（约 1/2 碗）。

添加稠粥或面条，每餐 30 g～50 g；从开始尝试菜泥到水果泥，逐步从泥状食物到碎末状的碎菜和水果；开始逐步添加蛋黄、及猪肉、牛肉等动物性食物。

因考虑到辅食摄入量有较大的个体差异，以不影响总奶量为限。

iv）辅食性状：从泥糊状逐渐到碎末状。

v）辅食质地：可用舌头压碎的程度，如同软豆腐状。

② 9～12 月龄段的辅食添加。

i）辅食种类：在 8 月龄基础上引入禽肉（鸡肉、鸭肉等）、畜肉（猪肉、牛肉、羊肉等）、鱼、动物肝脏和动物血等，逐渐达到每天能均衡摄入蛋类、肉类和蔬果类。

ii）辅食频次：规律进食，每日 2～3 餐，1～2 次加餐，并继续母乳喂养。

ii）辅食数量：每餐逐渐增加到约 180 mL（约 3/4 碗）。

从稠粥过渡到软饭，约 100g/d；碎菜 50～100g/d，水果 50g/d，水果可以是片块状或手指可以拿起的指状食物；蛋黄可逐渐增至 1 个/d，以红肉类为主的动物性食物 25～50g/d。

ⅳ）辅食性状：碎块状及婴儿能用手抓的指状食物。

ⅴ）辅食质地：可用牙床压碎的程度，如同香蕉状。

③ 1～2 岁段的辅食添加。

ⅰ）辅食种类：食物种类基本同成人。逐渐增加辅食种类，最终达到每天摄入 7 类常见食物中的 4 类及以上。

ⅱ）辅食频次：每日 3 餐，2 次加餐，继续母乳喂养。

ⅲ）辅食数量：每餐从约 180 mL（约 3/4 碗）逐渐增加至约 250 mL（约 1 碗）。

逐渐过渡到与成人食物质地相同的饭、面等主食，约 100～150 g/d；蔬菜 200～250 g/d，水果 100～150 g/d；动物性食物 50～80 g/d，鸡蛋 1 个/d。

ⅳ）辅食性状：块状、指状食物及其他小儿能用手抓的食物，必要时切碎或捣碎。

ⅴ）辅食质地：可用牙床咀嚼的程度，如同肉丸子状。

中国居民 7～24 月龄婴幼儿平衡膳食宝塔建议的一日食物量，见表 4-8。

表 4-8 7～24 月龄婴幼儿平衡膳食宝塔建议的一日食物量

月龄	母乳	谷类	蔬菜类	水果类	鱼、禽、蛋、肉类		油	盐
					鸡蛋	肉、禽、鱼		
7～12 月龄	700～500mL	继续母乳喂养，逐步过渡到谷类为主食	20～75g	25～100g	25～100g	15～50g（至少 1 个蛋黄）	25～75g	0～10g	不建议额外添加
13～24 月龄	600～400mL		50～100g	50～150g	50～150g	25～50g	50～75g	5～15g	0～1.5g

3）准则三 尽量少加糖盐，油脂适当，保持食物原味

（1）核心推荐。

① 婴幼儿辅食应单独制作。

② 保持食物原味，尽量少加糖、盐及各种调味品。

③ 辅食应含有适量油脂。

④ 1 岁以后逐渐尝试淡口味的家庭膳食。

（2）关键事实。

① 婴幼儿可以从母乳、多样化食物中获取足够的钠。

② 婴幼儿期含糖饮料摄入增加儿童期超重肥胖和龋齿风险。

③ 生命早期体验影响婴幼儿口味发展。

④ 婴幼儿膳食需要较高脂肪供能。

（3）实践应用。

① 调辅食制作味品要求。辅食应保持原味，12 月龄内不宜添加盐、糖及刺激性调味品。1 岁后逐渐尝试淡口味的膳食。

② 以谷物为主的辅食应添加适量和适宜的油脂。7～12 月龄的婴幼儿不超过 10g/d，13～24 月龄为 5～15g/d。富含 α-亚麻酸的油脂有亚麻籽油、胡麻油、核桃油、大豆油和菜籽油。

③ 辅食制作烹调要求。蔬菜应先洗后切。烹调以蒸煮为主，尽量减少煎、炸的烹调方法。

4）准则四　提倡回应式喂养，鼓励但不强迫进食

（1）核心推荐。

① 进餐时父母或喂养者与婴幼儿应有充分的交流，识别其饥饱信号，并及时回应。

② 耐心喂养，鼓励进食，但绝不强迫喂养。

③ 鼓励并协助婴幼儿自己进食，培养进餐兴趣。

④ 进餐时不看电视，不玩玩具，每次进餐时间不超过 20min。

⑤ 父母或喂养者应保持良好的进餐习惯，成为婴幼儿的榜样。

（2）关键事实。

① 婴幼儿能感知饥饱。

② 回应式喂养有益于婴幼儿生长发育，减少超重肥胖风险。

③ 婴幼儿期的饮食习惯可影响至青春期。

（3）实践应用。

① 如何培养婴幼儿自主进食。

7～9 月龄婴儿喜欢抓握，喂养时可以让其抓握、玩弄小勺等餐具。10～12 月龄婴儿已经能捡起较小的物体，手眼协调熟练，可以尝试让其自己抓着香蕉、煮熟的土豆块或胡萝卜等自喂。13 月龄幼儿愿意尝试抓握小勺自喂，但大多洒落。18 月龄幼儿可以用小勺自喂，但仍有较多洒落。24 月龄幼儿能用小勺自主进食并较少洒落。

在婴幼儿学习自主进食的过程中，父母应给与充分的鼓励，并保持耐心。

② 如何合理安排婴幼儿的餐次和进食时间。婴幼儿的进餐时间应逐渐与家人一日三餐的进餐时间一致，并在早餐和午餐、午餐和晚餐之间，以及睡前额外增加 1 次喂养。

婴儿满 6 月龄后应尽量减少夜间喂养。一般 7～9 月龄婴儿每天辅食喂养 2 次，母乳喂养 4～6 次；10～12 月龄婴儿每天辅食喂养 2～3 次，母乳喂养 4 次；13～24 月龄幼儿每天辅食喂养 3 次，母乳喂养不超过 4 次。

婴幼儿注意力持续时间较短，一次进餐时间宜控制在 20min 以内。

5）准则五　注重饮食卫生和进食安全

（1）核心推荐。

① 选择安全、优质、新鲜的食材。

② 制作过程始终保持清洁卫生，生熟分开。

③ 不吃剩饭，妥善保存和处理剩余食物，防止进食意外。

④ 饭前洗手，进食时应有成年人看护，并注意进食环境安全。

（2）关键事实。

① 婴幼儿的抵抗力弱，更易发生感染性疾病。

② 婴幼儿期易发生食源性肠道传染病。

③ 进食意外是造成婴幼儿窒息死亡的重要原因之一。

（3）实践应用。

① 辅食制作原料要求。婴幼儿辅食添加所使用的食品和原料应符合相应的食品安全标准和/或相关规定，应新鲜、优质和无污染，应保证婴幼儿安全、满足营养需要。

② 辅食制作卫生要求。制作辅食的餐用具应保持清洁；制作过程应始终保持清洁卫生和生熟分开；辅食应煮熟、煮透；水果等生吃的食物要清洗干净；辅食应现做现吃，制作好的辅食应及时食用，如未及时食用应妥善保存，尽早食用。

③ 如何保证婴幼儿进食安全。当婴幼儿开始尝试家庭食物时，应避免大块食物哽噎而导致的意外，同时禁止食用整粒的花生、腰果等坚果。鱼刺等卡在喉咙是最常见的进食意外，果冻等胶状食物不慎吸入气管后不易去除。

有筷子、汤匙等餐具插进咽喉、眼眶，均是可能发生的意外伤害。弄翻火锅、汤、粥会造成大面积烫伤，误食农药、化学品等意外在婴幼儿中时有发生。这些与进食相关的意外事件与婴幼儿进食时随意走动，家属看护不严有密切的关系。为保证进食安全，婴幼儿进食时应固定位置，必须有成人的看护，并注意进食场所的安全。

6）准则六　定期监测体格指标，追求健康生长

（1）核心推荐。

① 体重、身长、头围是反映婴幼儿营养状况的直观指标。

② 每3个月测量一次身长、体重、头围等体格生长指标。

③ 平稳生长是婴幼儿最佳的生长模式。

④ 鼓励婴幼儿爬行、自由活动。

（2）关键事实。

① 生命早期的生长影响终生健康。

② 7~24月龄是生长迟缓的高发期。

③ 身体活动促进婴幼儿生长发育。

（3）实践应用。

① 绘制和评估婴幼儿的生长曲线。从婴儿出生起，将其每次体检所测得的身长、体重、头围等数据，按月龄标点在相应的WHO儿童生长标准上，将各个数据点连接成线，形成婴幼儿个体化的生长曲线。

生长曲线和参考值是基于大部分儿童的生长发育数据推算的范围，是群体研究的结果。每一个儿童都会有其自己的生长曲线，并不是每个儿童的生长曲线一定处于平均水平或上游水平。参考值的上限指的是同龄儿童中处于上游2%或3%的水平，显然不可能所有的儿童都处于此水平。大部分儿童的生长指标都会比较接近均值或中位数水平（P_{50}），但均值或中位数水平也不是每个儿童的生长目标。

评价某一个儿童的生长时，应将其现在的情况与以往进行比较，尤其应以其出生时的状况为基准，观察其发育动态，才更有意义。如果盲目追求过快生长，可能会引起童年期肥胖，并增加成年期肥胖、糖尿病、高血压、心血管疾病的发生风险。

② 婴幼儿身体活动。7~12月龄婴儿，鼓励每天进行翻身、爬行、抓握等各种形式的身体活动，尤其是互动式地板游戏。对于尚不能自主行动的婴儿，建议每天分次完成

累计至少 30min 的俯卧活动。12~24 月龄幼儿，每天以亲子活动为主的各种强度身体活动累计时间应至少达到 180min，其中大运动（大运动是指大肌肉群共同参与的运动，包括抬头、抬胸、翻身、坐、爬、站、走、跑等）锻炼为主的身体活动时间至少 60min。

婴幼儿每天应尽可能减少久坐行为，每次坐姿不超过 30min 为宜，并鼓励和看护者一起阅读和听故事。1 岁及以上幼儿每天应累计进行 2h 户外活动。2 岁以下婴幼儿避免使用电子屏幕。

> **知识链接**
>
> **0 岁~5 岁儿童推荐睡眠时间**
>
> 睡眠是指个体与外界环境互动及反应水平降低，表现为身体活动度降低、闭眼、卧位等特征，并可恢复清醒的一种生理和行为状态。睡眠时间为一天 24h 内每段睡眠时间的累计值。
>
> 我国《0 岁~5 岁儿童睡眠卫生指南》（WS/T 579—2017）规定了儿童睡眠卫生指导、评估方法和问卷、判断标准的指南。其中，0~5 岁儿童推荐睡眠时间如下：
>
> 0~3 个月，13~18h；4~11 个月，12~16h；1~2 岁，11~14h；3~5 岁，10~13h。

4.3.3 中国儿童和青少年膳食指南

1. 中国学龄前儿童膳食指南

学龄前儿童是指满 2 周岁后至满 6 周岁前的儿童。

2~5 岁儿童仍处于快速生长发育阶段，营养需求较大，所摄入的食物种类和膳食模式已接近成人，但消化功能尚未完全成熟，其膳食制备与成人有一定的差异。此时儿童的自主性、好奇心、学习模仿能力增强，学龄前期是形成良好饮食行为和健康生活方式的关键时期。

1）核心推荐

《中国学龄前儿童膳食指南》是基于 2~5 岁儿童的生理和营养特点及饮食习惯培养规律，在一般人群膳食指南八条准则基础上，增加 5 条核心推荐：

（1）食物多样，规律就餐，自主进食，培养健康饮食行为。

（2）每天饮奶，足量饮水，合理选择零食。

（3）合理烹调，少调料少油炸。

（4）参与食物选择与制作，增进对食物的认知和喜爱。

（5）经常户外活动，定期体格测量，保障健康成长

学龄前儿童平衡膳食宝塔 2022

2）学龄前儿童平衡膳食宝塔建议的食物量

中国学龄前儿童平衡膳食宝塔建议的一日食物量，见表 4-9。

表 4-9　学龄前儿童平衡膳食宝塔建议的一日食物量

年龄	谷类	薯类	蔬菜类	水果类	肉、蛋、禽、鱼类		奶类	大豆	坚果	油	盐	饮水
					畜禽肉鱼	蛋类		适当加工				
2~3 岁	75~125g	适量	100~200g	100~200g	50~75g	50g	350~500g	5~15g	—	10~20g	<2g	600~700mL
4~5 岁	100~150g	适量	150~300g	150~250g	50~75g	50g	350~500g	15~20g	适量	20~25g	<3g	700~800mL

3）实践应用

（1）学龄儿童的合理膳食及餐次安排。

建议学龄前儿童平均每天食物种类数达到 12 种以上，每周达到 25 种以上，烹调油和调味品不计算在内。为了让儿童膳食更加丰富，推荐以下几种方法：①选择小份量食物；②与家人共餐；③同类食物互换；④荤素搭配；⑤根据季节更换和搭配食物；⑥变换烹调方式。

应每天安排早、中、晚三次正餐，上、下午各一次加餐，若晚餐较早时，可在睡前 2h 安排一次加餐。加餐以奶类、水果为主，配以少量松软面点，尽量不选择油炸、膨化食品、甜点及含糖饮料。

（2）培养专注进食和自主进食。

倡导学龄前儿童专注进食，鼓励和指导儿童自主进食，这对培养儿童良好的饮食习惯和健康成长至关重要。进餐时应注意：①尽量定时定位就餐；②避免进餐同时有其他活动；③吃饭细嚼慢咽，但不拖延；④让儿童自己使用筷子、匙进食。

（3）避免挑食、偏食及过量进食。

由于学龄前儿童自主性的萌发，会对食物表现出不同的兴趣和喜好，可能出现一时性偏食和挑食，应给予重视和引导，具体方法如下：

① 鼓励儿童选择多种多样的食物，及时提醒和纠正儿童挑食、偏食或过量进食的不健康行为。

② 家长应与孩子一起进餐，以身作则、言传身教，培养儿童健康的饮食行为。

③ 对于儿童不喜欢吃的食物，可通过鼓励儿童反复尝试并及时表扬、变换烹调方式、改变食物形式或质地、食物份量 以及更新盛放容器等方法加以改善。

④ 避免儿童过度进食，让儿童养成专注进餐、自主进食和适量进食的健康饮食行为。

⑤ 家庭和托幼机构为儿童制定相对 固定的进餐计划，营造整洁温馨的进餐环境。

（4）培养饮奶习惯。

建议学龄前儿童每天饮奶，每日饮奶量为 350~500mL 或相当量的奶制品，以满足钙、优质蛋白等营养需求。推荐选择液态奶、酸奶、奶酪等无添加糖的奶制品，限制乳饮料、奶油摄入。家长应以身作则常饮奶，鼓励和督促儿童每日饮奶，从小养成天天饮奶的好习惯。

若儿童因乳糖不耐受或继发乳糖不耐受，空腹饮奶后出现如腹胀、腹泻、腹痛等症状的肠胃不适，可采取以下方法来改善：①饮奶前或同时进食固体食物如主食；②少量多次饮奶；③选择酸奶、奶酪等发酵乳制品；④选用无乳糖奶或饮奶时加用乳糖酶。

（5）首选白水、控制含糖饮料。

建议学龄前儿童每天水的总摄入量为（含饮水和汤、奶等） 1 300~1 600mL，其中饮水量为 600~800mL，并以饮白水为佳，少量多次饮用。

过量摄入添加糖会对儿童的健康造成危害，增加患肥胖、龋齿等疾病的风险。含糖饮料（如可乐、果汁饮料等）是添加糖的主要来源，建议学龄前儿童不喝含糖饮料，首选白水，更不能用含糖饮料替代白水。家长应以身作则，不喝含糖饮料。

（6）合理选择零食。

建议学龄前儿童的零食尽可能与加餐相结合，零食量不宜多，应不影响正 餐食欲。

吃前洗手，吃完漱口，睡前30min内不吃零食。选择零食应注意以下几点：①优选奶制品、水果、蔬菜和坚果；②少吃高盐、高糖、高脂及可能含反式脂肪酸的食品，如膨化食品、油炸食品、糖果甜点、冰淇凌等；③不喝或少喝含糖饮料；④零食应新鲜卫生、易消化；⑤要特别注意儿童的进食安全，避免食用整粒豆类、坚果，防止食物呛入气管发生意外。

（7）从小培养淡口味。

建议烹调学龄前儿童膳食时，以淡口味为宜，尽量少放盐和糖，少用含盐量较高的酱油、豆豉、耗油、咸味汤汁及酱料等。不应过咸、油腻和辛辣，尽可能少用或不用味精、鸡精、色素、糖精等调味品。可选择天然、新鲜香料（如葱、蒜、洋葱、香草等）和新鲜蔬果汁（如番茄汁、柠檬、南瓜汁、菠菜汁等）调味。

建议每日食盐摄入量：2~3岁<2g，4~5岁<3g。

学龄前儿童膳食多采用蒸、煮、炖、煨等烹调方式，少用油炸、烧烤、煎等方式。

（8）培养认知食物与喜爱食物。

应尽可能为儿童创造更多认识和感受食物的机会，建议组织儿童参加各种参观体验活动，如去农田认识农作物，观察家里和幼儿园内种植的蔬菜、水果的生长过程，聆听关于蔬菜和水果的营养故事等。建议家长和孩子一起选购食物，并让孩子参与力所能及的食物加工活动（如择菜等），增加其对食物的接受度，增进亲子关系。

（9）鼓励积极规律的身体活动。

建议每天身体活动总时间应达到180min，其中中等及以上强度的身体活动时间累计不少于60min。应鼓励学龄前儿童经常参加户外活动，每天至少120min。应鼓励儿童积极玩游戏，建议每天结合日常生活多做运动如公园玩耍、散步、爬楼梯、收拾玩具等；适量做较高强度的运动和户外活动，包括：有氧运动（骑小自行车、轮滑、跳绳、快跑、游泳）、伸展运动、肌肉强化运动（攀架、健身球）、团体运动（跳舞、小型球类游戏）。家庭和托幼机构应定期组织运动会或亲子游戏。

（10）限制久坐行为和视屏活动。

学龄前儿童久坐时间和视屏时间过长均对健康产生不利影响。建议学龄前儿童减少久坐行为和视屏时间，每次久坐时间不超过1h，每天累计视屏时间不超过1h，且越少越好。家长应以身作则，减少久坐和视屏时间。

（11）定期体格测量。

建议学龄前儿童每半年测量一次身高和体重，及时了解学龄前儿童生长发育水平的动态变化，依据WS/T 423—2022《7岁以下儿童生长标准》判断其发育和营养状况，并根据儿童体格指标变化及时调整膳食和运动。

（12）为孩子正确选择零食。

零食是指非正餐时间食用的各种少量食物和饮料（不包括水）。零食是儿童饮食中的重要内容，应尽可能与加餐相结合，安排在两次正餐之间，量不宜多，以不影响正餐为宜为前提。睡前30min不要吃零食。吃零食要注意食用安全，避免整粒的豆类、坚果类食物呛入气管发生意外，建议坚果和豆类食物磨成粉或打成糊食用。此外，还需注意吃零食前要洗手，吃完漱口。

《中国儿童青少年零食指南（2018）》

《中国儿童青少年零食指南（2018）》对常见儿童零食进行了的食用分级：

① 可经常食用。多由天然食材制成，并经过较少的加工过程，富含必需的营养。这类零食对于孩子来说是比较安全的。建议每天都可以吃适量。

② 适当食用。使用天然食材制成，经过加工、调味、再制成的过程，这些零食的营养素含量相对丰富，但是却含有或添加中等量油、糖、食盐等。建议一周适量吃1～2次。

③ 限量食用。含有或添加较多量油、糖、食盐的食品和饮料，提供能量较多，但几乎不含其他营养素。建议尽量少吃或不吃，若一定要吃时，建议两周内少量吃1～2次。

6～10岁学龄儿童平衡膳食宝塔2022

11～13岁学龄儿童平衡膳食宝塔2022

14～17岁学龄儿童平衡膳食宝塔2022

2. 中国学龄儿童膳食指南

学龄儿童是指从6周到不满18岁的未成年人。

学龄儿童正处于生长发育阶段，全面、充足的营养是其正常生长发育，乃至一生健康的物质保障。学龄期是建立健康信念和形成健康饮食行为的关键时期，从小养成健康的饮食行为和生活方式将使其受益终生。

1）中国学龄儿童膳食指南

《中国学龄儿童膳食指南》在一般人群膳食指南八项准则基础上，推荐以下五条：

1）核心推荐

（1）主动参与食物选择和制作，提高营养素养。

（2）吃好早餐，合理选择零食，培养健康饮食行为。

（3）天天喝奶，足量饮水，不喝含糖饮料，禁止饮酒。

（4）多户外活动，少视屏时间，每天60 min以上的中高强度身体活动。

（5）定期监测体格发育，保持体重适宜增长。

2）学龄儿童平衡膳食宝塔建议的食物量

不同年龄的学龄儿童能量需要水平为6～10岁1 400～1 600kcal/d，11～13岁1 800～2 000kcal/d，14～17岁2 000～2 400kcal/d。

中国学龄儿童平衡膳食宝塔建议的一日食物量。见表4-10。

表4-10 学龄儿童平衡膳食宝塔建议的一日食物量

年 龄	6～10岁	11～13岁	14～17岁
谷类	150～200g	225～250g	250～300g
其中全谷物和杂豆	30～70g	30～70g	50～100g
薯类	25～50g	25～50g	50～100g
蔬菜类	300g	400～450g	450～500g
水果类	150～200g	200～300g	300～350g
畜禽肉	40g	50g	50～75g

续表

年 龄	6~10岁	11~13岁	14~17岁
水产品	40g	50g	50~75g
蛋类	25~40g	40~50g	50g
奶及奶制品	300g	300g	300g
大豆	105g/周	105g/周	105~175g/周
坚果	50g/周	50~70g/周	50~70g/周
油	20~25g	25~30g	25~30g
盐	<4g	<5g	<5g
水	800~1000mL	1100~1300mL	1200~1400mL

3）实践应用

（1）提高儿童青少年的营养素养。

① 积极学习营养健康知识。认识食物，了解食物与环境及健康的关系，了解并传承中国饮食文化。充分认识合理营养的重要性，建立为自己的健康和行为负责的信念。

② 主动参与食物选择和制作。要学会阅读食品标签，和家人一起理性选购、贮存和制作食物，不浪费食物。会初步估算食物份量，进行简单的食物搭配。父母应创造机会通过实践让孩子认识食物。

③ 家庭构建健康食物环境。家庭要提供多样食物，以满足平衡膳食的要求，父母要以身作则，通过言传身教，引导孩子遵循文明的进餐行为、传承优秀的饮食礼仪，鼓励和支持孩子养成健康饮食行为；家庭成员应尽量在家就餐，营造轻松愉悦的就餐氛围。

④ 学校构建健康食物环境。学校应制定并实施营养健康相关政策，实施营养健康教育，提供营养健康服务；配置如学校食堂和餐厅、饮水和清洁设备等相关设施与设备。

（2）养成健康的饮食行为。

① 健康的饮食行为。应做到清淡饮食、不挑食偏食、不暴饮暴食，养成健康饮食行为。学龄儿童的日常饮食应少盐少油少糖，享受食物天然的味道，少吃含脂肪较高的油炸食品，限制含反式脂肪酸食物的摄入，控制添加糖的摄入。

做到一日三餐，定时定量、饮食规律。三餐时间以下列时间段为宜：早餐6:30~8:30、午餐11:30~13:30、晚餐17:30~19:30。就餐时间最好为15~20min。

树立浪费可耻、节约为荣的意识，养成文明健康、绿色环保的生活习惯。

② 吃好早餐。保证每天吃早餐，并吃好早餐。重视早餐的营养质量，食物应包括谷薯类、蔬菜水果、动物性食物、以及奶类、大豆和坚果等4类食物中的3类及以上。

③ 合理选择零食。儿童可在两餐之间吃少量的零食，选择清洁卫生、营养丰富的食物作为零食，如原味坚果、新鲜水果、奶及奶制品等。

零食提供的能量不要超过每日总能量的10%。

④ 在外就餐做到营养均衡。在外就餐时要注重食物多样、合理搭配，少吃含高盐、高糖和高脂肪的食物，选择含蔬菜、水果相对丰富的菜品。

学校食堂或供餐单位应根据卫生行业标准《学生餐营养指南》(WS/T 554—2017)，结合当地食物供应、饮食习惯及季节特点，制定符合不同年龄段学龄儿童营养需求的带量食谱，采用合理的烹调方法，提供搭配合理、适合学生口味的学生餐。做到有序、按时和文明就餐，不挑食偏食，不浪费食物。

（3）选择健康饮品。

① 天天喝奶。应把奶制品当作日常膳食不可缺少的组成部分，每天喝 300mL 及以上液态奶或相当量的奶制品，杀菌乳、巴氏杀菌乳、调制乳、酸奶、奶粉或奶酪等的营养成分差别不大，都可以选择。

② 主动足量饮水。6 岁儿童每天饮水 800mL，7～10 岁儿童每天饮水 1 000 mL，11～13 岁男生每天饮水 1 300mL、女生每天饮水 1 100 mL，14～17 岁男生每天饮水 1 400 mL、女生每天饮水 1 200mL。在天气炎热出汗较多时应适量增加饮水量。

③ 不喝含糖饮料。家长应充分认识到含糖饮料对健康的危害，为孩子准备白水，不购买或少购买含糖饮料，自己也要以身作则不喝含糖饮料。学校应加强宣传教育，给学生提供安全的饮用水，在校内不应销售含糖饮料。应逐渐减少产品中添加糖含量，主动标识含糖量和警示标识。

④ 禁止饮酒和含酒精饮料。应营造一种饮酒有害健康的氛围，教育儿童不尝试饮酒和含酒精饮料。国家法律规定，禁止向未成年人销售烟、酒

（4）积极开展身体活动。

① 开展规律、多样的身体活动。每天应累计至少 60min 中高强度的身体活动。每周至少 3d 高强度的身体活动，如快跑、游泳、健美操、追逐游戏等；每周应有 3d（隔天进行）增强肌肉力量和/或骨健康的运动，如仰卧卷腹、俯卧撑、平板撑、引体向上、跳绳、跳高、跳远和爬山等。增加户外活动时间。确保学生校内每天体育活动时间不少于 1h，每周参与中等强度的体育活动要达到 3 次以上。

② 减少视屏等久坐行为的时间。视屏时间不超过 2h/d，静坐时间越少越好。

③ 加强身体活动教育与引导，宣传身体活动重要性，培养孩子身体活动兴趣，鼓励并支持孩子掌握至少一项运动技能。家长为孩子提供必要的运动服装和器具，与孩子一起进行身体活动。以家庭为基础，家长、学校、社会共同为提高学龄儿童身体活动水平创建安全、便利、积极的身体活动环境。

④ 保证充足睡眠。充足的睡眠是一天活动和学习效率的保证。6～12 岁儿童，每天安排 9～12h 的睡眠，不要少于 9h。13～17 岁儿童每天睡眠时长应为 8～10h。

（5）保持适宜的体重增长。

① 定期测量身高和体重，监测生长发育。学龄儿童应至少每周自测 1 次体重，每季度自测 1 次身高。学校应为学龄儿童每年至少进行 1 次身高、体重测量及性征发育检查。对生长缓慢、性发育明显提前和落后、营养不良或肥胖的儿童，应增加测量的频率，每 3～6 个月 1 次，必要时做骨龄检测及其他的临床检查，以及时发现问题，对症治疗。

② 正确认识和评估体型，预防和控制肥胖。适宜的身高和体重增长是学龄儿童营养均衡的体现，应树立科学的健康观，正确认识体型，保证适宜体重增长。

《学龄儿童青少年超重与肥胖筛查》(WS/T 586—2018) 规定了 6～18 岁学龄儿童青少

年 BMI 筛查超重与肥胖界值;《7 岁～18 岁儿童青少年身高发育等级评价》(WS/T 612—2018)规定了儿童青少年身高发育等级判断方法。

③ 预防和改善营养不足。属于营养不良的儿童,要在保证能量摄入充足基础上,增加鱼、禽、蛋、瘦肉、豆制品等富含优质蛋白质食物摄入。

4.3.4 中国老年人膳食指导

老年人和高龄老人分别指 65 岁和 80 岁以上的成年人。老年人咀嚼吞咽能力和消化功能减退,食物摄入量减少,营养风险增加。少量多餐、食物细软,有助于增加食物摄入和消化。主动足量饮水有助于减缓老年人隐性缺水和维持健康。老年人体重过低和肥胖都可能增加死亡的风险。合理营养、增加抗阻运动是减缓老年肌肉衰减的主要措施。

《中国居民膳食指南(2022)》老年人膳食指南,按年龄段分为《一般老年人膳食指南》(65～79 岁)和《高龄老年人膳食指南》(80 岁及以上)。

1. 中国一般老年人膳食指南

老年人随着年龄增加,尤其是超过 65 岁,衰老的特征比较明显地表现出来。容易出现蛋白质、微量营养素摄入不足,产生消瘦、贫血等问题,增加罹患疾病的风险。在一般成年人平衡膳食的基础上,应为老年人提供更加丰富多样的食物,合理选择食物、预防营养缺乏,主动健康,快乐生活。

1) 核心推荐

中国一般老年人(65～79 岁)在一般人群膳食指南八条准则基础上,补充了六条核心推荐:

WS/T 556—2017
《老年人膳食指导》

(1) 食物品种丰富,动物性食物充足,常吃大豆制品。
(2) 鼓励共同进餐,保持良好食欲,享受美味食物。
(3) 积极户外活动,延缓肌肉衰减,保持适宜体重。
(4) 定期健康体检,测评营养状况,预防营养缺乏。
(5) 适时合理补充营养,提高生活质量;
(6) 坚持健身与益智活动,促进身心健康。

2) 关键事实

(1) 随着年龄的增长,衰老意味着机体逐渐出现退行性变化。衰老的普遍性、内因性、进行性、个体性差异、可干预性和有害性,作为衰老的特征被普遍接受。

(2) 合理膳食与健康老龄化、健康寿命密切相关。在食物多样化前提下,保证摄入足量的动物性食物有助于提高膳食营养素密度和吸收利用率,预防贫血、低体重等营养不良。

(3) 摄入足量的蛋白质 1.0～1.5 g/kg/d,有利于延缓老年人的肌肉衰减症,每日应摄入的蛋白质,来自动物性食物和大豆食物的蛋白质占 50% 以上。

(4) 消瘦或肥胖都会增加老年人中死亡的风险,老年人的适宜体重范围是体质指数 BMI 在 20.0～26.9 kg/m^2。积极进行身体活动,特别是户外运动有助于保持老年人心肺、运动和神经系统功能。

(5) 定期开展健康体检和营养状况测评,能够及时掌握老年人的营养和健康状况,实施有针对性的个体膳食改善。

3）实践应用

（1）食物品种丰富，合理搭配。实现膳食品种多样化，要努力做到餐餐有蔬菜，尽可能选择不同种类的水果，动物性食物换着吃，吃不同种类的奶类和豆类食品。

（2）摄入足够量的动物性食物和大豆类食品。动物性食物富含优质蛋白，微量营养素的吸收、利用率高，有利于减少老年人贫血、延缓肌肉衰减的的发生。每天平均摄入总量应争取达到120～150g，其中鱼、畜禽肉、蛋类各为40～50g。各餐都应有一定量的动物性食物，食用畜禽肉时，尽量选择瘦肉，少选肥肉。

老年人蛋白质摄入量一般情况为1.0～1.2g/kg/d，进行抗阻运动者≥1.2～1.5 g/kg/d；应增加摄入富含 n-3 多不饱和脂肪酸、维生素 D 的海鱼类、蛋黄，并食用适量动物肝脏。

建议老年人尝试选择适合自己身体状况的鲜奶、酸奶或老年奶粉等乳制品，并坚持长期食用，推荐牛奶食用量 300～400mL/d 或蛋白质含量相当的奶制品。大豆类制品备受老年人喜爱，应保证平均食用量达到 15g/d 的推荐水平。

（3）鼓励共同制作和分享食物，营造良好氛围，享受食物美味。老年人特别是空巢、独居者，应积极调整心态，主动参与家庭和社会活动，保持乐观情绪。鼓励老年人一同挑选、制作、品尝、评论食物，提升进食欲望。推进长者食堂、老年餐桌等社区老年人助餐服务，丰富饭菜花色品种。

（4）主动参与体力活动，积极进行户外运动，减少久坐静态时间。根据自己的生理特点和健康状况，确定运动强度、频率和时间，兼顾兴趣爱好和运动设施条件选择多种身体活动方式，尽可能使全身都得到活动。积极进行户外活动，运动应量力而行，切忌因强度过大造成运动损伤、甚至跌倒或急性事件。运动目标心率＝170－年龄（岁）。

老年人增加要尽可能减少日常生活中坐和躺的时间，每小时起身活动至少几分钟。

（5）参加规范体检，做好健康管理，保持适宜体重。体检是做好健康管理的首要途径。老年人每年到有资质的医疗机构参加1～2次健康体检，以利于及时发现健康问题。

从正规渠道学习健康知识，提高辨识能力，关注影响健康的危害因素，通过调整生活方式降低这些风险，如发现较为严重的问题，应去专业医疗机构进一步检查治疗。

老年人定期称量体重，测评是否维持健康体重（BMI 为 20.0～26.9 kg/m^2），短时间波动大及时找原因，进行调整。避免采取极端措施让体重在短时间内产生大幅度变化。

（6）及时测评营养状况，纠正不健康饮食行为。关注自己的饮食，记录饮食情况，对比膳食指南推荐的摄入量，是否达标及时测评营养状况，纠正不良健康饮食行为。

患有多种慢病的老年人有特殊营养需求，应接受专业的营养不良风险评估、评定、医学营养专业人员的指导，科学精准调控饮食，做好疾病治疗、康复中的营养支持。

2. 中国高龄老年人膳食指南

80 岁及以上一般为高龄老人，90 岁及以上为长寿老人。高龄、衰弱老年人往往存在进食受限、味觉、嗅觉、消化吸收能量降低，营养摄入不足。因此需要能量和营养素密度高、品种多样的食物，同时应精心烹制，食物质地细软。适应老年人的膳食需求。

1）核心推荐

高龄老年人（＞80 岁）在一般人群膳食指南八条准则基础上，补充了六条核心推荐：

（1）食物多样，鼓励多种方式进食；

（2）选择质地细软，能量和营养素密度高的食物；

（3）多吃鱼禽肉蛋奶和豆，适量蔬菜配水果；

（4）关注体重丢失，定期营养筛查评估，预防营养不良；

（5）适时合理补充营养，提高生活质量；

（6）坚持健身与益智活动，促进身心健康。

2）关键事实

（1）高龄、衰弱老年人，多种慢性病的患病率高，身体各系统功能显著衰退，生活自理能力和心理调节能力明显下降，营养不良发生率高。专业精细个体化的膳食营养管理，有助于改善营养状况、维护身体功能、提高生活质量。

（2）食物品种丰富，多种方式鼓励进食，减少不必要的食物限制，有助于增加老年人的能量和营养素摄入。

（3）鱼禽肉蛋和奶豆类食物，营养密度和生物利用率高，适量的蔬菜和水果，精细烹制，质地细软，适应老年人的咀嚼、吞咽能力。

（4）体重下降和衰弱，增加患病、住院和失能的风险。膳食摄入不足目标量80%，应在医生和临床营养师指导下，适时合理补充营养，如营养素补充剂、强化食品和特殊医学用途配方食品。

减少静坐躺卧，任何形式、任何强度的身体和益智活动，都有益于身心健康。

3）实践应用

（1）多种方式鼓励进食，保证充足食物摄入。鼓励老年人和家人一起进食，力所能及地参与食物制作，融入家庭活动，有助于增进食欲和进食量。

保证食物充足的办法有：吃好三餐，少量多餐，规律进餐，供餐或送餐上门。

进餐次数宜采用三餐两点制，或三餐三点制。每次正餐食物占全天总能量25%~30%，每次加餐占5%~10%。三餐应定时，不过饱、过饥，更不暴饮暴食。

保证充足的食物摄入，每天非液体食物摄入总量不少于800mL。

对空巢和独居老年人强调营造良好的社会交往氛围，集体进餐改善心理状态，保持乐观情绪。对于不能自己进食的老年人，陪护人员应辅助老年人进餐，注意观察老年人进食状况和用餐安全，预防和减少误吸的发生。

（2）选择适当加工方法，使食物细软易消化。

高龄、衰弱老年人的咀嚼吞咽能力和消化功能明显，因此食物不宜太粗糙、生硬、块大、油腻，应尽量选择质地松软易消化的食品。比如软米饭、烂面条、馒头、包子、面包、各种糕点等细软的米面制品，各种肉末、肉丝、肉丸、鸡丝、蛋饺等畜禽肉及肉末制品，肉质细嫩的鱼虾和豆制品。杂粮或粗粮（糙米、荞麦、燕麦、薏米等）可加水浸泡2~3h后再蒸煮。

适宜的烹调加工方法主要有：煮软烧烂，食物切碎小；肉类做成丝、片、糜、丸等，鱼类做成片、丸、羹、虾仁等；吃豆制品、豆沙馅食品；多用炖、煮、蒸、烩、焖、烧等烹调方法。全谷和杂豆、质地硬的果蔬用破壁机粉碎或打汁。应尽量不吃油炸、烧烤、质硬的食品，应选择少带刺、带骨的食物。

（3）合理使用营养补充剂。对于存在营养不良或营养风险的老年人，在临床营养师或医生指导下，选用合适的特殊医学用途配方食品，每天1~2次，每次提供能量200~300 kcal、蛋白质10~12g。

（4）坚持身体活动和益智活动。高龄老年人身体活动原则：少坐多动，动则有益；坐立优于卧床，行走优于静坐。

建议每周活动时间不少于150min，形式因人而异。活动量和时间缓慢增加，做好热身和活动后的恢复。活动过程中要注意安全。强调平衡训练、需氧和抗阻活动有机结合。高龄老年人可先进行平衡训练和抗阻活动。

卧床老年人以抗阻活动为主，防止和减少肌肉萎缩。

坚持脑力活动，如阅读、下棋、弹琴、玩游戏等，延缓认知功能衰退。

4.3.5 素食人群膳食指南

素食人群是指以不食畜禽肉、水产品等动物性食物为饮食方式的人群，主要包括全素食和蛋奶素。据估计，目前中国素食人群已超过5 000万，其中以女性比例占高。

素食是一种饮食习惯，也是一种饮食文化，应该尊重基于信仰而选择素食者。对于自由选择者，不主张幼儿、儿童、孕妇、提质虚弱者和老年人选择全素膳食。

素食人群膳食，除动物性食物外，能量摄入和其他食物的种类与一般人群膳食类似。

1. 核心推荐

一般人群膳食指南的基本准则，除动物性食物的推荐外，其他建议均适用于素食人群。《素食人群膳食指南》的核心推荐为六条：

1）食物多样，谷物为主；适量增加全谷物

素食人群每天至少应吃12种食物，每周至少25种食物，才能做到食物多样化。

谷物是膳食能量和维生素B族的主要来源。谷物如大米饭、面食，是素食人群膳食的关键部分，主食每餐不能少于100g。不足部分可以用零食、加餐和茶点补足。

全谷物保留了谷物全部营养成分，素食者应增加全谷物的摄入，主食中一般应为全谷物和杂豆类。要少买精制米、精白粉。土豆、红薯等薯类，可以作为主粮调换食用。

2）增加大豆及其制品的摄入，选用发酵豆制品

大豆蛋白是优质蛋白，大豆中含有丰富的不饱和脂肪酸、维生素B族、膳食纤维，以及大豆异黄酮、大豆低聚糖、大豆卵磷脂等植物活性成分，发酵豆制品中含有一定量的维生素B_{12}。因此，素食人群应该增加大豆及其制品摄入，并适当选用发酵豆制品。

50g大豆（3勺）=275g豆腐（2/3盒豆腐）=豆腐脑1360g（5碗）=豆浆730g（3杯）=豆腐干130g（5块）=素鸡125g（2块半）=豆腐丝110g（1/5卷）=油豆腐100g（25个）。

3）常吃菌菇和藻类

菌菇类品种繁多，如香菇、平菇、牛肝菌、木耳、银耳等，菌菇富含维生素（尤其是维生素B_{12}）、矿物质（如铁、锌）和真菌多糖。

常见的藻类如海带、紫菜、鹿角菜、海萝、裙带菜等，海藻中含有n-3多不饱和脂肪酸、矿物质。螺旋藻、小球藻和红藻等需加工或工业制备后才可应用。

4）蔬菜、水果应充足

与一般人群一样，要做到餐餐有蔬菜，天天吃水果。

5）合理选择烹调油

吃素容易导致 n-3 多不饱和脂肪酸缺乏，所以素食者应选择富含 n-3 多不饱和脂肪酸的食用油，推荐烹炒选大豆油或菜籽油，凉拌选亚麻籽油或紫苏油，煎炸可选调和油。

6）定期监测营养状况

素食人群应定期监测自己的营养状况，及时发现和预防营养缺乏。

2. 素食人群推荐的膳食组成

全素和蛋奶素人群（成人）的膳食组成如表 4-11 所示。

表 4-11　全素和蛋奶素成年人的推荐膳食组成

全素人群（成人）		蛋奶素人群（成人）	
食物名称	摄入量/（g/d）	食物名称	摄入量/（g/d）
谷类	250~400	谷类	225~350
其中全谷物和杂豆	120~200	其中全谷物和杂豆	100~150
薯类	50~125	薯类	50~125
蔬菜	300~500	蔬菜	300~500
其中菌藻类	5~10	其中菌藻类	5~10
水果	200~350	水果	200~350
大豆及其制品	50~80	大豆及其制品	25~60
其中发酵豆制品	5~10	其中发酵豆制品	—
坚果	20~30	坚果	15~25
烹饪用油	20~30	烹饪用油	20~30
—	—	奶	300
—	—	蛋	40~50
食盐	6	食盐	6

3. 关键事实

（1）素食者更应精心设计膳食，才能达到营养目标。

（2）全素比蛋奶素更容易引起维生素 B_{12} 和 n-3 多不饱和脂肪酸缺乏。

（3）合理设计和安排的膳食，可有效避免营养素缺乏。

（4）发酵豆制品含有维生素 B_{12}。亚麻籽油和紫苏油富含 n-3 多不饱和脂肪酸。

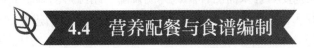

4.4　营养配餐与食谱编制

4.4.1　营养配餐概述

营养配餐是根据用餐人员的不同特点，运用营养学的基本知识，配制适合不同人群合理营养要求的餐饮产品的过程。

营养配餐是实现平衡膳食的一种措施，是通过食谱来表达的。营养配餐可将各类人群的膳食营养素参考摄入量，具体落实到用膳者一日、一周或一个月的膳食中，使他们能按需要摄入足够的能量和各种营养素，同时又防止能量或营养素过剩。可结合当地食物的品种、季节、经济条件和烹调水平，合理选择各种食物，达到平衡膳食。

编制营养食谱，可指导食堂管理人员和家庭有计划的管理膳食，有利于成本核算。编制食谱的基本方法有营养成分计算法、食物交换份法和计算机软件编制法。

1. 营养配餐的依据

1）中国居民膳食营养素参考摄入量

中国居民膳食营养素参考摄入量（DRIs）是确定营养配餐中能量和营养素的主要依据。编制营养食谱时，首先是以能量需要量为基础，以各营养素的 RNI/AI 为依据确定需要量。制定食谱后，还需以营养素 DRIs 为标准评价食谱的制定是否合理，如果与 DRIs 相差<10%，不超过其 UL，说明编制的食谱合理可用，否则需加以调整。

2）中国居民膳食指南与平衡膳食宝塔

膳食指南是食谱设计必须遵循的原则，营养食谱的制定需要根据中国居民膳食指南与平衡膳食宝塔来考虑食物种类、数量及合理搭配。

3）食物成分表

食物成分表是营养配餐工作必不可少的工具。通过食物成分表，在编制食谱时才能将营养素的摄入量转化为食物的需要量，从而确定食物的品种和数量。

2. 营养配餐的目标与要求

1）营养配餐的目标

营养配餐应符合中国居民膳食指南的指导准则要求，每天摄入的膳食包括谷薯类，蔬菜类与水果类，水产品、畜禽类和蛋类，大豆和坚果类等 12 种以上食物，每周摄入 25 种以上。一日三餐食物品种的分配，早餐 4～5 种、午餐 5～6 种、晚餐 4～5 种，加上零食 1～2 种。做到减盐、减油、控糖，吃动平衡。

2）主食的要求

主食是指膳食中以谷薯类烹调原料为主，主要提供碳水化合物的正餐食品，如米饭、馒头、面条等，全谷物及杂豆，红薯、马铃薯、芋头等薯类。

成品应尽量多样化，原料品种每周达到 5 种以上。宜以薯类代替部分主食，适量选用全谷类、干豆类及营养强化烹调原料。建议一日三餐中至少一餐用全谷物和杂豆类，或至少选择 1/3 的全谷类及杂豆食物；马铃薯和红薯可以直接作为主食。

主食的调配要做到，细粮与全谷物和杂豆类的合理搭配、谷类和薯类的合理搭配、干与稀的合理搭配，也要做好米面品种和花样的调配、粗细粮的调配。粗粮吃起来口感虽然不如细粮，但好多营养价值优于细粮，且别有风味，也可增进食欲。

3）副食的要求

副食是膳食中不以谷薯类烹调原料为主，除主食以外的正餐食品。副食主要分为荤食和素食，荤食是指畜、禽、鱼、蛋、奶及其制品，素食主要指各种蔬菜、水果和豆类及其制品。合理地搭配各类副食品，能使人体获得较为全面的营养。

（1）动物性食品搭配力求品种多，每周 5 种以上。多选用鱼虾等水产类和禽肉，畜肉应以瘦肉为主。肥肉和五花肉脂肪含量一般超过 50%，应减少食用。少用荤油、烟熏和腌制肉制品。

（2）多搭配深色蔬果，每周 10 种以上。蔬菜首选新鲜绿叶蔬菜，适量搭配花果根茎类及菌藻类。蔬菜、水果不应完全相互代替。

（3）适量搭配豆类及奶类。
（4）饮品宜适量选用对健康有益的鲜榨果蔬饮料和豆浆、花生浆等蛋白质型饮料，少合成色素、香精和碳酸饮料。
（5）盐要适度，每 300g 固体菜品不宜超过 1.5g。
（6）烹调用油要适度控制，每 300g 固体菜品宜 5~8g。

4.4.2 营养食谱的编制原则

1. 食谱与菜单的概念

食谱广义讲是指食物调配与烹调方法汇总，如介绍有关食物调配与烹调方法的书籍，饭馆的菜单都可称为食谱。狭义的食谱专指膳食调配计划，即根据不同需要制定的每日每餐主食和菜肴的名称数量。在营养配餐中多采用菜单和营养食谱两个术语。

1）菜单

菜单即菜谱，也称为餐牌、菜牌，是餐馆提供的列有各种菜肴的清单。

菜单是根据实际条件和营养要求制定出供选用的各种菜饭，具有相对的集成性、稳定性、可行性、规范性和科学性，是制定营养食谱的预选内容。

为完成膳食调配，需要先形成常用菜单。菜单确定后，进行分类编号，有规律排列或计算机管理，对每种主食、副食、原料加以定量计算，以便制定营养食谱时查找。

2）营养食谱类型

营养食谱就是针对特定消费对象的不同营养需求，根据中国居民膳食指南与平衡膳食膳食模式图示来合理调配食物，以达到平衡膳食而安排一定周期的膳食计划。

营养食谱包括分餐制和聚餐制两种，前者是针对个人的营养餐，后者适用性更广。营养食谱的格式大致相同，包括如下内容：就餐时间、餐次、饭菜名称和定量、费用、价格、营养素含量，并注明就餐人数、食谱制定人、执行人和监督人。

3）营养食谱形成

首先制定常用菜单，然后形成每个周期（1周至半个月）通用营养食谱，进行"平衡调配每日膳食"，最终形成实际应用的营养食谱。

所谓平衡调配每日膳食，先明确就餐人员膳食营养素参考摄入量标准，明确能量、蛋白质推荐摄入量，核定主食、菜肴每份量和价格及营养素含量。

平衡调配一周食谱是先制定一周早餐，再订一周中餐，最后再订一周晚餐食谱。

2. 营养食谱的编制原则

1）保证营养平衡

（1）满足能量和营养素的营养目标。营养配餐首先要满足不同人群的能量需求和蛋白质等营养素摄入量标准。对孕妇和乳母、儿童和青少年、老年人等特殊人群，应符合他们的生理特点和营养需要。

（2）膳食中三种宏量营养素的比例要适宜。三种供能营养素的比例要适宜平衡，碳水化合物占 50%~65%，脂肪占 20%~30%，蛋白质占 10%~15%。此外，人体能量摄入量和消耗量要平衡，符合健康体重要求。

（3）膳食中优质蛋白质应满足要求。在膳食构成中要保证动物和大豆蛋白质占膳食蛋白质总量的 1/2 以上。

（4）脂肪、食盐、添加糖摄入量符合要求。控制成年人每天烹调用油不超过 25～30g，饱和脂肪酸<8%E；为保证不饱和脂肪酸摄入比例，要选用植物烹调油。成年人每天摄入食盐<5g。4 岁以上，控制每天摄入添加糖不超过 50g，最好小于 25g。

2）符合《中国居民膳食指南（2022）》要求与营养配餐目标

营养配餐要遵循中国居民不同人群平衡膳食指南的要求，膳食的食物结构要符合要求，特别注意全谷物包括豆类（最好占 1/3）及薯类、深色蔬菜（1/2 以上）、牛奶和大豆类食品符合膳食指南的要求。

为实现食物多样，对同一类食物可更换品种和烹调方法，如以粮换粮，以豆换豆，以菜换菜。尽量做到主食有米、有面、有全谷物及杂粮，副食有荤、有素、有汤，注意菜肴的色、香、味、形。

3）餐次分配合理

膳食制度要合理。一般应该定时定量进餐，成年人一日三餐，儿童三餐以外再加两次餐，老年人也可在三餐之外加点心。三餐食物的能量适宜分配原则为：早餐 25%～30%，午餐 30%～40%，晚餐 30%～40%。实际应用中，可根据职业特点、劳动强度进行调整，三餐能量的餐次比如 30%、40%、30%或 20%、40%、40%或各占 1/3。

4）要考虑就餐者的习惯和口味，及时更换调整食谱

在可能的情况下，膳食要多样化，尽可能照顾不同族群、地域就餐者的饮食习惯。注意烹调方法，做到色香味美、质地宜人、形状优雅。每 1～2 周可更换一次食谱，食谱执行一段时间后应对其效果进行评价，以不断调整改进食谱。

5）考虑季节和市场供应情况，兼顾价格因素

主要是熟悉市场可供选择的原料，并了解其营养特点。食谱既要符合营养要求，又要考虑就餐者经济上的承受能力，这样的食谱才可行。

4.4.3 营养食谱的制定

营养食谱编制的方法主要有计算法和食物交换份法等。计算法是食谱编制最早采用的方法，也是食谱编制方法的基础。它主要是针对就餐者的营养素需要情况，根据膳食组成，计算蛋白质、脂肪和碳水化合物的推荐摄入量或适宜摄入量，参考每天维生素、矿物质的 RNI 等值，查阅食物营养成分表，选定食物种类和数量。

1. 确定用餐对象的全日能量需要量

根据用餐对象的年龄、性别、活动强度、生理状况等条件，参照《中国居民膳食营养素参考摄入量 第 1 部分：宏量营养素》（WS/T 578.1—2017）确定需要量（EER）。例如，一办公室男性职员，按轻体力活动计，其能量需要量为 9.41MJ（2 250kcal）。

集体就餐对象的能量需要量值确定，是以就餐人群的基本情况或平均数值为依据，包括人员的平均年龄、平均体重，及 80%以上就餐人员的活动强度。如就餐人员的 80%以上为中等体力活动的男性，则每天所需能量需要量为 10.88MJ（2 600kcal）。

能量需要量标准只是提供了一个参考目标，实际应用中还需视用餐人员具体情况加

以调整，如根据用餐对象的身高、体重、工作性质、健康情况及饮食习惯等，制定不同的能量需要量值。

超重肥胖者膳食能量每天应减少约1/3，一般女性4.18~5.02MJ（1 000~1 200kcal），男性5.02~6.69MJ（1 200~1 600kcal），或比原习惯摄入能量低12.55~20.92MJ（300~500kcal）。慢性病患者每天膳食能量要求，详见项目6的相关内容。

2. 计算宏量营养素的每天需要量

根据中国居民膳食中三种产能营养素供能占总能量比例要求，蛋白质占10%~15%，脂肪占20%~30%，碳水化合物占50%~65%。结合本地生活水平，调整各产能量营养素的比例，由此可求得三种产能营养素应提供的能量值。再除以其能量折算系数，即可求出全天蛋白质、脂肪、碳水化合物的推荐摄入量。

食品中每克产能营养素的能量折算系数分别是：碳水化合物16.7kJ（4.0kcal），脂肪37.6kJ（9.0kcal），蛋白质16.7kJ（4.0kcal）。

如已知某成年男性每天能量需要量为2 250kcal（9.41MJ），若宏量营养素比例分别为蛋白质15%、脂肪25%、碳水化合物60%，则3种产能营养素各应提供的能量如下：

    蛋白质 2 250kcal×15%＝338kcal
    脂肪   2 250kcal×25%＝563kcal
    碳水化合物 2 250kcal×60%＝1 350kcal

3种产能营养素需要量如下：

    蛋白质 338 kcal÷4kcal/g＝85g
    脂肪   563 kcal÷9kcal/g＝63g
    碳水化合物 1 350 kcal÷4kcal/g＝338g

3. 计算3种产能营养素每餐需要量

已知3种产能营养素全日摄入量后，就可以根据三餐的能量分配比例，计算出每餐3种产能营养素的需要量。

根据前面计算结果，如按照餐次比20%、40%、40%，则早、中、晚三餐的能量需要量分别是450kcal、900kcal、900kcal。计算三餐各供能营养素的摄入量为：

早餐：蛋白质85g×20%＝17g，脂肪63g×20%＝13g，碳水化合物338g×20%＝68g；
午餐：蛋白质85g×40%＝34g，脂肪63g×40%＝25g，碳水化合物338g×40%＝135g；
晚餐：蛋白质85g×40%＝34g，脂肪63g×40%＝25g，碳水化合物338g×40%＝135g。

4. 确定主副食的品种、需要量

已知供能营养素的摄入量，根据食物成分表，按照膳食指南的要求、生活习惯及经济因素等，就可以确定主食、副食的品种和需要量。

1）谷薯类主食品种、需要量的确定

主食的品种可根据用餐者饮食习惯来选择设计，北方习惯以面食（小麦粉）为主，南方则以大米饭居多。根据膳食指南要求，在谷类主食中最好选择1/3以上（或50~150g）的全谷物及杂豆类；同时选择50~100g的薯类。

各种食物的重量宜参照常见食物的标准份量确定，并取整数。

根据表 4-1，设计早餐主食为面食（小麦粉），午餐和晚餐主食选米饭（籼米）。全谷类及杂豆安排在早、晚餐，选小麦胚粉（10g）和红小豆/芸豆（25g）等。薯类选马铃薯 1 份（100g），安排在午餐烧菜。查食物成分表（以 100g 可食部计）：

大米（籼米）中含碳水化合物 78g、蛋白质 7.5g、脂肪 0.7g；

小麦胚粉中含碳水化合物 44.5g、蛋白质 36.4g、脂肪 10.1g；

红小豆中含碳水化合物 63.4g、蛋白质 20.2g、脂肪 0.6g；

马铃薯（土豆）中含碳水化合物 17.8g、蛋白质 2.6g、脂肪 0.2g。

如计算午餐主食需要量。据上一步计算已知午餐中碳水化合物摄入量为 135g，则午餐所需 100g 马铃薯中碳水化合物的含量＝100g÷（17.8/100）=18g；

午餐主食中碳水化合物的含量＝135g－18g＝117g；

午餐米饭的大米需要量＝117g÷（78/100）=150g（3 份，每份 50g）。

……

2）副食品种、需要量的确定

动物性食物和豆制品是优质蛋白质的主要来源，其占蛋白质比例应达 1/2 以上。因此，副食品种和需要量确定是在主食用量已确定的基础上，减去谷薯类等食物中所提供的蛋白质重量，依据动物性食物和豆制品应提供的蛋白质含量来计算。其步骤如下：

（1）主食中蛋白质重量＝$\sum_{i=1}^{n}$ 主食的重量×每 100g 主食中蛋白质含量。

（2）副食应提供蛋白质重量＝蛋白质应摄入量－主食等食物中蛋白质重量。

（3）分配优质蛋白质来源比例。如 2/3 由动物性食物供给，1/3 由豆制品供给。

动物性食物提供的蛋白质重量＝蛋白质的应摄入量×2/3；

豆制品提供的蛋白质重量＝蛋白质的应摄入量×1/3。

副食中豆制品量还可在表 4-1 中直接查其相应能量水平的大豆摄入量。

（4）查表 4-1 并计算各类动物性食物及豆制品的重量。

（5）查表 4-1，设计蔬菜、水果的品种和重量。

（6）查表 4-1，设计乳品和坚果的品种和重量。

根据表 4-1 初步设计动物性食物的三餐搭配：早餐为蛋类（鸡蛋 1 份）和奶类（牛奶 1 杯）、午餐为畜禽类、晚餐为水产品，豆制品安排在晚餐中。

在确定动物性食物和豆制品后，就可选择蔬菜的品种和份量。应根据不同季节的蔬菜供应情况，以及考虑与动物性食物和豆制品配菜的需要，来确定蔬菜的具体品种及重量。根据表 4-2 可知蔬菜需要量约 450g，三餐分配比例可设计为早餐 0.5 份、午餐 2 份、晚餐 2 份。水果需要量约 300g，可分配为早餐 1 份、晚餐 2 份。

若选择动物性食物和豆制品分别为鸡蛋、牛奶、牛肉、带鱼和北豆腐等，由食物成分表可知，每 100g 可食部中蛋白质含量为：鸡蛋 12.7g、牛奶 3.0g、牛肉（瘦）20.2g、带鱼 17.7g、北豆腐 12.2g。一般每 100g 蔬菜提供蛋白质 1~2g。

仍以前面的计算结果为例，已知蛋白质摄入量早餐为 17g，午餐、晚餐均为 34g。则午餐主食中蛋白质含量：大米为 150g×7.5%＝11.3g，马铃薯为 150g×2.6%＝3.9g；

午餐蔬菜（2份，200g）等食物中的蛋白质含量估计为2～4g；

午餐副食中的蛋白质含量＝34g－11.3g－3.9g－4g＝15g；

午餐的牛肉需要量＝15g÷（20.2/100）＝74g≈74g（1.5份，每份50g）。

……

3）确定纯能量食物的量

油脂的摄入应以植物油为主。有一定量动物脂肪摄入，可根据食物成分表计算出所选取各类食物的脂肪含量，将每天需要的脂肪总摄入量减去食物提供的脂肪量即为每天植物油供应量。

以植物油作为纯能量食物来源，可根据表4-3，确定烹调食用油量，食盐<5g。

5. 形成食谱

以下为轻体力活动成年男性一天食谱（2 250kcal，餐次比2∶4∶4），可供参考：

早餐：花卷1份（面粉40g、小麦胚粉10g）、白煮蛋1个（鸡蛋40g）、牛奶1杯（200～250g）、拌黄瓜（黄瓜75g）、葡萄（葡萄100g）。

一日三餐带量食谱举例

中餐：米饭3份（大米150g）、土豆烧牛肉（土豆100g、牛肉75g）、素三丁（竹笋75g、胡萝卜50g、黄瓜75g）、番茄蛋汤（番茄75g、鸡蛋15g）。

晚餐：红豆米饭2份（红豆、大豆25g、大米75g）、红烧带鱼（带鱼75g）、白菜烧豆腐（白菜150g、北豆腐150g）、炒西蓝花（西蓝花100g）、香蕉（香蕉200g）。

6. 用食物交换份法设计一周食谱

食物交换份法是在营养配餐时，根据表4-3不同身体活动水平的成年人食物份数中不同能量需要水平的要求，参照表4-2常见食物的标准份量，对一日三餐中每个食物大类中的食物进行等值（等能量、等蛋白质）交换选择，即得到营养食谱。

食物交换份法是一个比较粗略的方法。实际应用中，可将计算法与食物交换份法结合使用，首先用计算法确定食物的需要量，然后用食物交换份法确定食物种类及数量。通过食物的同类互换，可以以一日食谱为模本，设计出一周、一月食谱。

4.4.4 食谱营养评价和调整

营养食谱设计出来后还应进行评价，根据食物营养成分数据复查编制的食谱是否满足了RNI/AI又不超过UL水平，以确定编制的食谱是否科学合理。一般相差在10%以内，可认为符合要求，否则要增减或更换食品的种类或数量。

需要说明，制定食谱时，不必严格要求每份营养餐食谱的能量和营养素均与DRIs保持一致。一般情况下，每天的能量、蛋白质、脂肪和碳水化合物的摄入量出入不应该很大，其他营养素以一周为单位进行计算、评价即可。

1. 食谱的营养评价

1）食谱营养评价的内容

（1）食物结构分析。膳食结构和数量是否符合膳食指南的建议。特别是全谷物及杂豆类是否达到1/3、深色蔬菜占1/2，牛奶、豆类是否满足要求。全天摄入的食物品种是否达到 12 种以上，每周超过 25 种。

（2）能量来源分析。计算能量的三大营养素来源——碳水化合物、脂肪和蛋白质比例是否恰当，食物来源与膳食指南的参考相比是否适宜。

（3）蛋白质来源分析。来源于动物和大豆蛋白质是否有 1/2 以上，优质蛋白比例是否合理。

（4）营养素供应分析。膳食提供的主要营养素是否符合 WS/T 578《中国居民膳食营养素参考摄入量》的要求，主要营养素如钙、铁的食物来源是否得当。

（5）其他，如食盐、油和添加糖的用量是否得当。

2）食谱评价的方法和步骤

以 2 400kcal 能量水平的一日食谱为例（表 4-12），介绍食谱营养评价的方法和步骤。

表 4-12　2400kcal 能量水平一日食谱

餐次	食物名称	食物原料及用量/g			
早餐	香菇菜包	面粉 25	青菜 50	香菇 5	豆腐干 20
	牛奶、鸡蛋、苹果	鸡蛋 50（1 个）	牛奶 300	或奶酪 30～40	苹果 150
午餐	米饭	大米 125g	小米 25	—	—
	板栗烧鸡	鸡肉 50	板栗 15	—	—
	蒜苗肉末	蒜苗 100	猪肉 25	—	—
	菠菜蛋汤	菠菜 100	鸡蛋 10	—	—
晚餐	玉米面馒头	面粉 75	全玉米面 50	—	—
	蛤蜊豆腐煲	蛤蜊 75	南豆腐 75	—	香蕉 200
	尖椒土豆丝	青椒 50	土豆 100	—	—
	胡萝卜炒绿豆芽	胡萝卜 100	绿豆芽 100	—	—
	香蕉	香蕉 200			

（1）对食物种类的评价。首先按类别将食物归类排序，并列出每种食物的数量，看食物种类是否齐全。

谷类 300g（面粉 100g、全玉米粉 50g、大米 125g、小米 25g），薯类 100g（土豆 100g）；禽畜类 75g（鸡肉 50g、猪瘦肉 25g）；水产品类 75g（蛤蜊 75g）；蛋类 50g（鸡蛋 50g）；大豆约 25g（豆腐干 20g、南豆腐 75g）；坚果类 15g（板栗 15g）；乳制品（牛奶 300g 或奶酪 30～40g）；蔬菜类 500g（青菜 50g、蒜苗 100g、菠菜 100g、青椒 50g、胡萝卜 100g、绿豆芽 100g、香菇 5g）；水果类 350g（苹果 150g、香蕉 200g）；植物油 30g。

食谱中食物类型和摄入量符合表 4-1 的要求。全天摄入的主要食物品种多达 20 种，超过了 12 种的要求。

（2）食物所含营养素的计算。从食物成分表中查出每 100g 各种食物的能量及营养素的含量，然后计算食谱中各种食物所含能量和营养素的量。计算公式为

食物中某营养素含量＝食物量（g）×可食部分比例×100g 食物中营养素含量/100

以计算 100g 面粉中所含营养素为例。从食物成分表中查出小麦粉（特一粉）100g

食部为100%，含能量1467kJ（351kcal），蛋白质10.3g，脂肪1.1g，碳水化合物75.2g，钙27mg，铁2.7mg，维生素 B_1 0.17mg，维生素 B_2 0.06mg。则100g面粉可提供：

能量＝100g×100%×351kcal/100g＝351kcal；

蛋白质＝100g×100%×10.3g/100g＝10.3g；

脂肪＝100g×100%×1.1g/100g＝1.1g；

碳水化合物＝100g×100%×75.2g/100g＝75.2g；

钙＝100g×100%×27mg/100g＝27mg；

铁＝100g×100%×2.7mg/100g＝2.7mg；

维生素 B_1＝100g×100%×0.17mg/100g＝0.17mg；

维生素 B_2＝100g×100%×0.06mg/100g＝0.06mg。

（3）计算食谱中所含能量和各种营养素的量。将所用食物中的各种营养素分别累计相加，计算出一日食谱中宏量营养素及主要营养素的量。将计算结果填入表4-13。

表4-13 食物营养成分计算表

餐次	食物名称	质量/g	蛋白质/g	脂肪/g	碳水化合物/g	能量/kcal	钙/mg	铁/mg	维生素A（RAE）/μg	硫胺素/mg	维生素C/mg
早餐											
小计											
…											
合计			86	68	371	2 367	882	35.2	924	1.3	156.7

（4）能量需要量和营养素摄入量的评价。将计算结果与中国居民膳食能量需要量、膳食营养素推荐摄入量或适宜摄入量中相同年龄、性别及体力活动水平人群的数值比较，进行评价。

经计算此食谱可提供：能量2 367kcal，蛋白质86g，钙882mg，铁35.2mg，维生素A（RAE）924μg，维生素 B_1 1.3mg，维生素C 156.7mg。

18～49岁轻-中等体力活动成年男性每天膳食能量需要量为2 250～2 600kcal、重体力活动成年女性每天膳食能量需要量为2 400kcal，每天主要膳食营养素RNIs为：蛋白质65g，钙800mg，铁12mg（女20mg），维生素A（RAE）800μg（女700μg），维生素 B_1 1.4mg（女1.2mg），维生素C 100mg。

比较可见，食谱所提供的能量可满足重体力活动成年女性，或基本满足轻-中等体力活动成年男性的能量需要量。在主要膳食营养素中，除维生素 B_1 对女性稍有不足之外，其他营养素推荐摄入量都符合需要。

（5）计算三种供能物质占总能量的比例。首先计算出蛋白质、脂肪、碳水化合物三种营养素提供的能量，再计算出各自所占总能量的比例。

脂肪提供能量占总能量比例＝68×9kcal/g÷2 367kcal＝25.9%；

蛋白质提供能量占总能量比例＝86×4kcal/g÷2 367kcal＝14.5%；

碳水化合物提供能量占总能量比例＝1－25.9%－14.5%＝59.6%。

膳食宏量营养素供能比分别符合蛋白质10%～15%、脂肪20%～30%、碳水化合物

50%～65%的要求，说明该食谱宏量营养素的摄入比例是比较合适的。

（6）计算动物性食物及大豆蛋白质占总蛋白质的比例，将来自动物性食物及豆类食物的蛋白质累计相加，优质蛋白质占总蛋白质的比例超过 1/2，可认为优质蛋白质的供应量比较适宜。

本例动物性及豆类蛋白质计算结果为 50.7g，食谱中蛋白质总含量为 86g，则

$$优质蛋白质占总蛋白质比例 = 50.7 \div 86 = 59.0\%$$

满足蛋白质营养需求。

（7）计算三餐提供能量占总能量的比例。将早、中、晚三餐的所有食物提供的能量分别按餐次累计相加，得到每餐摄入的能量，然后除以全天摄入的总能量得到每餐提供能量占全天总能量的比例：

早餐 485÷2 367＝20.5%，午餐 937÷2 367＝39.6%，晚餐 945÷2 367＝39.9%

三餐能量分配接近比较适宜的 20%、40%、40%。

总的来看，该食谱种类齐全，能量及大部分营养素数量充足，三种产能营养素比例适宜，考虑了优质蛋白质的供应，三餐能量分配合理。

需要强调的是，在实际的食谱制定工作中还必须对各种微量营养素的适宜性进行评价，而且需要检测就餐人群的体重变化及其他营养状况指标，对食谱进行调整。

2. 食谱的调整

通过以上对食谱的营养素的计算与评价，如果某种或某些营养素的量与推荐量偏离（不足或超过）较大，则应进行调整，直至基本符合要求。

如某 18 岁男生一日食谱中，钙和维生素 A 严重不足，因此必须对食谱调整，增加富含钙和维生素 A 的食物。根据食物的营养特点可知，乳制品是钙的最佳食物来源，建议增加牛奶的摄入量。含维生素 A 丰富的食物主要有各种动物肝脏、鱼肝油、鱼卵、深色蔬菜水果等，可以在食谱设计中通过 1～2 周补充一次动物肝脏来弥补。

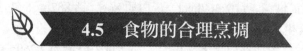

4.5 食物的合理烹调

4.5.1 常用的方法

1. 烹调的三个阶段

（1）选料和初加工阶段。营养配餐的选料和初加工阶段，应确保食品原料的安全卫生，注意保存食物的营养成分。保证菜肴的色香味不受影响，既要注意原料的形状完整、美观，也要符合节约的原则。

（2）切配阶段。切就是运用各种刀法把食物切成各种形状，处理后原料的大小、薄厚、长短、形状等符合菜肴的要求，保证定形、定质、定量进行烹调。配菜就是把经过刀工处理的、两种及以上的主料和辅料进行合理搭配，确定菜肴的"质"（构成原料的配比）和"量"（各种原料的总数量），做到色、香、味、形和营养符合要求。

（3）烹调阶段。烹调是烹调的最后阶段，烹是原料的加热，调是食物调和滋味。调味就是原料加热时，投入不同口味、气味的调味品，使调味品和菜肴原料产生复杂的化

学和物理变化，起到除腥膻、解油腻、松软原料组织、增加美味、美化色彩等作用。

2. 烹调方法的种类

中国菜的烹调方法很多，常用的有数十种。根据操作过程和菜肴的熟制方式，可分为水熟法、汽熟法、油熟法、火熟法、混合熟法、甜制法、冷菜制法等。

水熟法是以水作为传热媒介使食物成熟，一般要经过宽汤烧煮。具体方法有煮、熬、汆、烫、涮、烩、炖、焖、煨、火靠等。

汽熟法是利用蒸汽的对流作用，把热量传递给菜肴原料，使其成熟。汽熟法无须翻动原料，适于制作保持原有形态的菜，菜肴能保持原有的营养素，口味鲜嫩、熟烂。制作上分为蒸、瓤（瓤冬瓜）。

油熟法是用油作为传热媒介使原料成熟。大多数都使用旺火热油，操作迅速，制出的菜肴外脆里嫩，润滑爽口。油熟法是烹调技术较高的一种技法，制作上分为炒、炸、熘、爆、煎、贴、塌、烹等。

火熟法是将生料或半熟的原料，经火或烟的热辐射，或某些结晶粒状物体（盐或砂等）的传热作用，使菜肴成熟的烹调方法。此类菜肴皮脆肉嫩，色泽鲜亮，香味浓郁。制作上分为烤、泥烤、熏、盐焗等。

混合熟法是利用水、汽、油等多种方法使菜肴成熟的烹调方法，如烧、焖、扒等。

甜制法有拔丝、蜜汁、糖水等方法，适用于各种甜菜，多为瓜果，少数适用于动物性原料。

冷菜制法多是先烹调，后切配。具体有卤、酱、白煮、冻、卷、拌、腌、炝等。菜肴特点是干、香、嫩、脆、无汤、不腻。

4.5.2 食物的合理加工与烹调方法

在烹调时，要了解食物中各种营养素容易发生的变化，合理选用科学的烹调方法，提高营养素在食物中的保存率和利用率，严格监控烹调过程中食物的质量，保证食品安全。此外，营养餐的制作还应保证食物的色、香、味俱全，这样才能保证食物的正常摄入，达到营养配餐预期的营养素摄入量。

1. 运用合理的烹调方法

通过不同烹调方法的搭配，控制油脂摄入量，应多采用蒸、汆、炖、炒等烹调方法，应少用油炸、熏烤等烹调方法。

蒸是把经过调味后的食品原料放在器皿中，再置入蒸笼利用蒸汽使其成熟的过程。一般蒸制食品的营养素损失较少；而煮面条、饺子等可随面汤丢弃营养素，使维生素 B_1 损失 49%，维生素 B_2 损失 57%，烟酸损失 22%。

汆一般是先将汤或水用旺火煮沸，再投料下锅，只调味，不勾芡，水开即起锅。另一种汆法是先将原料用沸水锅烫至八成熟后捞出，放于碗内，另将已调好味的滚沸的鲜汤倒入碗内，一烫即成。汆制的菜肴汤多而清鲜，质嫩而爽口。

炖是指把食物原料加入汤水及调味品，先用旺火烧沸，然后转成中小火，长时间烧煮的烹调方法。或是通过炖盅外的高热（蒸汽），使盅内的汤水温度上升至沸点，把盅内物料胀发至黏。炖品的汤水营养价值甚高，因此一般滋补的食品都用炖的方法来制作。

炒是最广泛使用的一种烹调方法，主要是以油为原料，将食物放入锅内用中旺火在较短时间内不断地翻动成熟，并加入作料使其成菜。食物因受热时间较短，故能保存较多的维生素。

炸是用旺火加热，并使用大量的油，炸制菜肴的特点是香、酥、脆、嫩。油炸类食品所含脂肪极高，食物中的维生素损失多，长期食用会导致肥胖及一些相关疾病。

熏是将已经处理熟的主料，用烟加以熏制的一种烹调方法。味道鲜美，保持原汁原味。烤是将加工处理好或腌渍入味的原料置于烤具内部，用明火、暗火等产生的热辐射进行加热的技法。熏和烤等方法不仅使维生素破坏很多，若直接用火烤时还易污染有致癌作用的 3,4-苯并[a]芘。

2. 合理的食材加工、备料方法

应采用适当洗涤、先洗后切、计划备料、沸水快焯等避免营养素流失的烹调方法。

为了洗净蔬菜表面的农药和寄生虫卵，可用流水冲洗。尽量不要使用洗洁精等清洗果蔬。洗菜时要先洗后切，不要先切后洗。下锅前尽量少在水中浸泡，洗切与烹调的间隔时间要短。

米类加工前的淘洗就可损失较多营养素，大米经一般淘洗维生素 B_1 的损失率可达 40%～60%，维生素 B_2 和烟酸可损失 23%～25%。淘洗的次数越多，水温越高，浸泡时间越长，营养素的损失就越多。因此淘米时要根据米的清洁程度适当清洗，不要用流水冲洗，不要用热水烫，不要用力搓。

对某些涩味很重的蔬菜，可用水焯法去除涩味。应用沸水短时间焯菜，不要用温水长时间焯，这样既可使维生素少受损失，又去掉了草酸的涩味。做汤菜时，要在水沸后，再加入青菜。

3. 合理的烹调方法

应采用上浆挂糊、旺火急炒、勾芡收汁、现做现吃等保护营养素的烹调方法。

上浆挂糊是在原料表面上裹一层淀粉或面粉调制的糊，可使原料不与热油直接接触，从而减少蛋白质和维生素的损失。

旺火急炒，就是缩短加热时间，使肉类外部蛋白质迅速凝固，保护了内部营养素不会损失。炒青菜时也要急火快炒，可以减少维生素 C 的损失。

一般中餐菜肴，用淀粉勾芡或适量加点醋，不过早放食盐，能对维生素起保护作用。

4. 避免不利健康的烹调方法

应避免不利健康的烹调方法，烹调油温勿过高，调味品适时适量。淀粉类食品在超过 120℃高温的烹调下容易产生致癌物丙烯酰胺，煎炸油反复使用也会在高温下产生毒害物质，因此烹调时油温不宜过高。为预防高血压等疾病，食盐等调味品应限量。

实训 4.1 膳食调查与评价

【实训目标】

（1）能够用"24 小时回顾法"开展膳食调查。

（2）会查食物成分表，能按膳食宝塔食物结构进行食物归类。

（3）能计算三大营养素供能比、三餐供能比、优质蛋白质摄入比等。

（4）能对照中国居民平衡膳食模式评价膳食结构，评价膳食能量的分配。

【知识准备】

（1）"24 小时回顾法"。通过询问调查对象过去 24h 实际的膳食摄入状况，对其食物摄入量进行计算的一种方法。"24 小时回顾法"中的 24h 通常是指从调查时间点开始向前推 24h。

（2）原料名称。食物中各种原料的名称。

（3）原料编码。各种原料在食物成分表中的编码。每种食物原料具有唯一的编码。

（4）可食部。去掉食物中不可食用部分后剩余的可食用部分。

（5）零食。非正餐时间食用的各种少量的食物和饮料（不包括水）。

（6）餐次比。每餐摄入的主食食物重量或能量占全天摄入主食总重量或总能量的百分比。

（7）人日数。收集到的食物消费信息能代表的调查对象用餐天数。

【实训准备】

（1）学习标准。熟悉《膳食调查方法 第 1 部分：24 小时回顾法》（WS/T 426.1—2013）相关技术要求，了解《食物成分表（标准版）》的用法。

（2）调查时间。由于中国居民日常膳食中食物种类较多，各种食物的摄入频率相差较大，因此使用一天的"24 小时回顾法"所获得的调查结果在评价调查对象膳食营养状况时变异较大，在代表一定群体的膳食调查设计中，一般选用连续三天"24 小时回顾法"（每天询问调查对象 24h 的进餐情况，连续进行三天，具有较好的食物摄入代表性）。此外，由于调查对象工作日和休息日的膳食常常会有很大差异，因此，选择三天"24 小时回顾法"的调查时间应该是相连的两个工作日和一个休息日连续进行。

WS/T 426.1—2013
《膳食调查方法 第 1 部分：
24 小时回顾法》

（3）调查表。在调查前根据调查目的和调查对象设计好调查用的工作表格。调查表格可以是纸质的调查表格，也可以是电子化调查表格。调查人员在调查中所使用的调查表格应包括表 4-14 所含的内容，并对各调查项进行编码，以便数据的计算机录入。

表 4-14 "24 小时回顾法"调查表

姓名_____ 性别_____ 年龄_____ 生理状况_____ 劳动强度_____ 人日数_____ 个人编码_____

进餐时间	食物名称	原料名称	原料编码	原料质量/g	是否可食部
早餐					
上午零食					
午餐					
下午零食					
晚餐					

注：1. 生理状况：正常、孕妇、乳母。
2. 劳动强度：分为轻体力活动（一般指办公室工作、修理电器钟表、售货员、服务员、实验操作、讲课等）、中等体力活动（一般指学生日常活动、机动车驾驶、电工安装、车床操作、金属制造等）、重体力活动（一般指非机械化农业劳动、炼钢、舞蹈、体育运动、装卸、采矿等）。
3. 进餐时间：分为早餐、上午零食、午餐、下午零食、晚餐、晚上零食。
4. 根据调查目的也可在表中添加进餐地点、制作方法和制作地点等内容。

（4）食物成分表。调查到的各种食物的原料名称，要通过查《中国食物成分表标准版》填写出相应的原料编码。

（5）食物模型和图谱。调查中可使用食物模型和图谱及各种食品大小的参考重量，从而对回忆的摄入食物进行重量估计。

（6）计算器或计算软件。数据整理中涉及大量的数据计算，为了保证计算的准确和高效性，要借助于计算器或相关的计算软件。

（7）熟悉调查对象家中（或地区）常用的容器和食物信息。如碗、盘子、杯子或瓶子，或者馒头、苹果、梨等，熟悉其容量或重量的大小，了解被调查者居住地市场上主副食供应的品种、价格及食物生熟比值和体积之间的关系，做到能较准确地按照食物的体积估计出食物的重量及生食与熟食的比值。

（8）中国居民平衡膳食宝塔图。

（9）对调查期间的食谱、各种食物原料进行了解。

（10）预先设计好的各类食物摄入量记录表、统计表等。

单元1 膳食调查（24小时回顾法）

【实训步骤】

任务1 调查对象的告知

与调查对象做好沟通与预约。调查人员在调查前应向调查对象简要介绍调查内容，明确告知回顾调查的时间周期和调查地点。家庭调查应该入户进行询问。

任务2 调查内容

调查内容应包括调查对象的基本信息、进餐时间、食物名称、原料名称及原料重量等。

任务3 询问和记录调查对象的食物摄入信息

（1）调查人员在调查过程当中，可按进餐时间顺序进行询问，对于每一餐次，可按照主食、副食、饮料、水果等依次来帮助每名调查对象对进食内容的回忆，避免遗漏。家庭共同进餐时，应注意每名家庭成员摄入食物的比例分配。

按照表4-14，以早餐为顺序，依次询问和记录调查对象24h的食物摄入情况。如遇到混合性食物，要按其中的原料组成，分别询问每一原料的名称和重量，同时还要记录是否为可食部，以便在计算食物营养素时去除不可食部分。

（2）调查人员在调查过程当中，应注意询问一些容易被忽略的食物，如两餐之间的零食，同时也应注意询问调查对象在外就餐情况。

（3）多种原料组成的食物，如果在食物成分表中无法找到该种食物，则应该分别记录原料的名称并估计每种原料的重量。

（4）调味品和食用油的用量少，"24小时回顾法"中很难准确估计其消费量，常采用称重法作为补充以准确定量。

（5）按表4-14的人日数计算。为调查对象在家和在外就餐的人日数之和，即无论在家还是在外只要进餐并调查到食物消费量,可记录该餐人次为1。如调查日调查对象未进早餐,午餐在外就餐,晚餐在家就餐,午餐和晚餐消费食物都已询问并登记,餐次比分配为0.2∶0.4∶0.4,则其当日人日数为0.8(0×0.2+1×0.4+1×0.4)。

任务4 核查和完善表格

调查人员在调查完成后要及时对调查表的内容进行检查和复核,并按照食物成分表准确填写记录每种食物的原料编码。

任务5 计算

(1)平均每天各类食物摄入量。调查对象各类食物摄入量是根据食物成分的分类原则(将同一类别的食物进行加和)来计算的。见下式:

$$m = M/V$$

式中,m——调查对象平均每天各类食物摄入量,g;

　　　M——调查期间调查对象摄入的各类食物的原料重量之和,g;

　　　V——调查期间进餐人日数之和。

(2)平均每天能量或营养素摄入量。调查对象平均每天能量或营养素摄入量,是根据食物成分表中各种食物的可食部及能量或营养素含量来计算的(表4-15)。公式为:

$$I = \frac{\sum_{i=1}^{n}(m_i \times A_i)/100 \times B_i}{V}$$

式中,I——调查对象平均每日能量或营养素摄入量,g;

　　　m_i——调查期间调查对象摄入的某类食物的原料重量,g;

　　　A_i——该食物可食部分比例;

　　　B_i——每百克该食物中能量或营养素的含量,g;

　　　V——调查期间进餐人日数之和。

表4-15 食物能量和营养素计算表(以脂肪为例)

原料名称	原料编码	原料重量/g	可食部/%	每百克食物脂肪含量/g	摄入食物脂肪含量/g
合计					

注:原料编码、可食部及每百克食物脂肪含量数据来源于《中国食物成分表标准版》。

单元2 膳食结构分析评价

【实训步骤】

任务1 食物品种的分类排序

将所调查的各种食物分类排序,并记录在表4-16中。

表 4-16　各种食物摄入量调查记录表

食物类别	质量/g	食物类别	质量/g	食物类别	质量/g	食物类别	质量/g
米及其制品		蔬菜类及其制品		水产品		糕点类	
面及其制品		水果类及其制品		奶类及其制品		糖、淀粉	
其他谷类		坚果类		蛋类及其制品		食盐	
薯类		畜肉类及其制品		植物油		酱油	
豆类及其制品		禽肉类及其制品		动物油		酱类	

任务 2　计算各类食物的摄入量

通常把食物按膳食宝塔归类为谷薯类、大豆类、蔬菜类、水果类、畜禽类、奶类、蛋类、水产品、烹调油、食盐和添加糖等 11 类，见表 4-17。

表 4-17　24h 各类食物的摄入量统计表　　　　　　　　　　单位：g

食物类别	谷薯类	大豆类	蔬菜类	水果类	畜禽类	奶类	蛋类	水产品	烹调油	食盐	添加糖
摄入量											
膳食宝塔推荐量											

在进行实物归类时，有些食物要进行折算才能相加，如计算奶类摄入量时，不能将鲜奶与乳粉的消费量直接相加，应按蛋白质含量将乳粉折算成鲜奶量后再相加。

相当于鲜奶摄入量＝乳制品摄入量×乳制品蛋白质含量/鲜奶蛋白质含量

同样，各种豆制品也需要折算成黄豆的量，然后再相加。

相当于黄豆摄入量＝豆制品摄入量×豆制品蛋白质含量/黄豆蛋白质含量

计算出膳食宝塔中各类食物摄入量的合计值。再根据调查对象的能量水平，把膳食宝塔建议的不同能量水平的食物摄入量（表 4-1）相应值，一并填入表 4-17 中。

任务 3　总体评价和建议

将被调查者 24h 所摄入的各类食物与中国居民膳食宝塔推荐的食物种类比较，评价食物的种类是否齐全、多样化。

与表 4-1 相应能量水平各类食物建议量进行比较，评价各类食物摄入量是否满足人体需要，是否达到平衡膳食要求。

针对被调查者膳食中存在的问题，给出合理化建议，如增加或减少某类食物的摄入。

需要说明，宝塔建议的每人每天各类食物适宜摄入量适用于一般健康人群，应用时要根据被评价者的性别、年龄和活动强度选择合适的食物建议摄入量。

单元 3　膳食能量和主要营养素来源计算与评价

【实训步骤】

任务 1　计算能量摄入量

方法一：根据食物成分表，分别计算某种食物提供的能量。再将各个食物提供的能量相加，计算出能量摄入量总和。

方法二：分别计算各种食物的蛋白质、脂肪和碳水化合物的含量，再计算三大供能营养素的总摄入量，然后得出蛋白质、脂肪、碳水化合物各自提供的能量（表4-18）。最后将三种营养素能量相加，即为总的能量摄入量。

$$蛋白质提供能量（kcal）=蛋白质摄入量（g）\times 4（kcal/g）$$
$$脂肪提供能量（kcal）=脂肪摄入量（g）\times 9（kcal/g）$$
$$碳水化合物提供能量（kcal）=碳水化合物摄入量（g）\times 4（kcal/g）$$
$$膳食总能量=\sum_{i=1}^{n}各营养素提供能量$$

表4-18 三大营养素供能比

分类	蛋白质	脂肪	碳水化合物
实际值	10%~15%（成年人）	20%~30%（成年人）	50%~65%
参考值	12%~15%（儿童）	25%~30%（儿童、青少年）	添加糖<10%

任务2 计算三大营养素供能比

$$三大营养素供能比（\%）=\frac{某营养素提供能量}{食物总能量}\times 100$$

任务3 计算蛋白质的食物来源

分别计算动物性食物、豆类的蛋白质含量。评价膳食中优质蛋白质（豆类蛋白质和动物性蛋白质）占总蛋白的比例，要求优质蛋白占膳食蛋白质总量的1/3~1/2。

任务4 计算脂肪的食物来源分配

计算动物性脂肪和植物性脂肪的比例。

任务5 初步结果分析与评价

根据DRIs推荐的膳食能量来源比例，蛋白质能量占10%~15%（儿童12%~15%），脂肪能量占20%~30%（儿童、青少年25%~30%），碳水化合物能量占50%~65%（添加糖<10%）。根据此标准对膳食调查结果进行评价。

分析评价项目主要有：三大营养素供能比例、三餐供能比例、优质蛋白质摄入比例、油脂摄入量，与平衡膳食宝塔比较食物类别与数量是否平衡、合理。

实训4.2 大学生一日食谱设计

【实训目标】

（1）熟悉成年人一日食谱的编制基本原则和程序。
（2）根据碳水化合物所占的能量比重确定主食的供给量。
（3）根据蛋白质/脂肪膳食目标确定副食的供给量。
（4）能编制成年人一日食谱。

【实训准备】

（1）食物成分表、中国居民膳食营养素参考摄入量表、笔记本、记录本、计算器。

（2）调查当地市场应季提供的食材品种。

（3）列出已选择的食物，并查对食物成分表，确定每种食物的营养成分。

【实训步骤】

任务1　判断体型，确定就餐者的能量需要量

了解就餐者的年龄、性别、职业、生理状况和体力活动情况，正常体重者可从中国居民膳食能量需要量表中直接查到相应的能量需要量值。

任务2　计算全天蛋白质、脂肪、碳水化合物供给量

适宜的膳食能量构成：蛋白质10%~15%，脂肪20%~30%，碳水化合物50%~65%。

碳水化物供给量（g）=全日能量需要量（kcal）×碳水化物占总能量比（%）÷4（kcal/g）

　脂肪供给量（g）=全日能量需要量（kcal）×脂肪占总能量比（%）÷9（kcal/g）

蛋白质供给量（g）=全日能量需要量（kcal）×蛋白质占总能量比（%）÷4（kcal/g）

任务3　根据餐次比计算每餐供能营养素目标

成年人的餐次分配比：早餐25%~30%，午餐30%~40%，晚餐30%~40%。

早、中、晚餐（点）供能营养素摄入量目标：

$$各餐次的能量（kcal）=能量需要量（kcal）×各餐次比（\%）$$

$$各餐产能营养素供给量（g）=产能营养素总供给量（g）×各餐次比（\%）$$

任务4　确定主食品种和质量

已知产能营养素需要量，根据食物成分表，就可以确定主食的品种和质量。主食一般选用米、面，各餐主食数量主要根据主食原料中的碳水化合物含量确定。

$$主食质量=膳食中碳水化合物目标量÷某食物碳水化合物的含量$$

任务5　确定副食品种和数量

（1）主食蛋白质的量 $=\sum_{i=1}^{n}$ 某食物质量×某食物蛋白质含量。

（2）副食中蛋白质供给量（g）=蛋白质摄入目标量（g）−主食蛋白质提供量（g）。

（3）设定副食中蛋白质分别由动物性食物和豆制品供给，比如3/4和1/4，据此分别求出各自蛋白质的供给量。

（4）查表并计算各类动物性食物和豆制品的量。

$$某副食质量=副食中蛋白质供给量×某食物供给比例÷某食物蛋白质含量$$

任务6　配备蔬菜

设计蔬菜的品种和数量，要考虑主要微量营养素、膳食纤维的含量。蔬菜的品种和数量可根据地域、季节等市场供应，以及与动物性食物和豆制品配菜的需要来确定。

任务7　油和食盐

首先要考虑所选食物中已含有多少脂肪和食盐（钠），再计算烹调油和调味品的量。

$$烹调油的供给量=全日脂肪供给量-食物脂肪已提供量$$

任务8　食谱编制

任务9　食品能量和营养素计算

任务10　食品评价与调整

思考题

1. 中国居民一般人群膳食指南有哪些条目?
2. 简述平衡膳食宝塔中各层食物的种类和数量。
3. 平衡膳食宝塔在应用时需注意哪些问题?
4. 对自我的膳食结构进行分析与评价。
5. 试述营养配餐的原则、目标和具体要求。
6. 用食品交换份法为自己制定一日的营养食谱。
7. 试述科学合理的烹调方法。

项目 5　公民健康素养

5.1　健康理念与健康教育
5.2　健康生活方式
5.3　科学健身
5.4　心理健康
5.5　妇幼、青少年和老年人健康
实训 5.1　普通人群健身运动方案制定
实训 5.2　心理健康测试与放松训练
实训 5.3　健康教育服务活动

知识目标

1．理解健康的概念、健康生活方式与行为的基本知识；
2．理解有关科学健身、心理健康、口腔健康知识；
3．了解妇幼、青少年及老年人健康知识。

《中华人民共和国基本
医疗卫生与健康促进法》

能力目标

1．养成健康文明生活方式，讲究卫生，戒烟限酒，维持健康体重、口腔健康；
2．能关注健康信息，具备科学就医、合理用药、科学健身、心理健康等基本素养；
3．能制定普通人群健身运动方案；
4．能指导妇幼、中小学生、老年人等人群的健康行为；
5．能进行健康生活方式指导及相关健康知识宣教。

课外拓展

1．认真学习、研讨《健康中国行动（2019—2030 年）》文件精神；
2．积极践行健康中国的健康知识普及等各项行为，不断提升自我健康素养；
3．树立每个人是自己健康第一责任人的理念，积极践行全民健康生活方式行动的"三减三健"、适量运动、控烟限酒和心理健康等专项行动，塑造自主自律健康行为。

5.1　健康理念与健康教育

5.1.1　健康与亚健康

1．健康的概念

1）健康是一种状态

在《世界卫生组织组织法》中规定："健康不仅是没有疾病或身体虚弱，而且是身体（体格）、精神（心理）和社会适应的完美状态"。据此，可将健康表述成三个维度递进层次的状态：身体健康又称生理健康或躯体健康，表现为体格健壮，人体各组织器官功能良好；精神健康亦称心理健康，指能正确评价自己，应对处理生活中的压力，能正常工作;社会适应能力良好是指通过自我调节,保持个人与环境、社会及在人际交往中的均衡与协调,个人的能力在社会系统内得到充分的发挥,行为与社会规范一致。社会适应性同时取决于生理和心理的素质状况。

健康是人民幸福快乐的基础,是国家文明的标志,是社会和谐的象征。食品安全、健康饮食和适当的身体活动对健康至关重要。

2)健康是一种资源

世界卫生组织提出"健康是日常生活的资源,而不是生活的目标。健康是一个积极的概念,它不仅是个人身体素质的体现,也是社会和个人的资源"。因此,健康不仅是一种状态,也是一种资源,更是人生最大的财富。健康不仅是个人资源,也是家庭和社会的资源。保证人人健康可以提高整个国民素质,延长人力资本的使用时间和提高使用效率,避免疾病造成的经济损失,减少社会医疗费用支出。

健康还是生产力,国民的健康水平和期望寿命直接影响着经济社会的发展水平,二者相互依赖、相互促进。研究表明,国民平均寿命每延长10%,经济增长就相应提速0.3%～0.4%,从而促进经济社会健康、可持续性发展。

3)健康是人的基本权利

健康是人的基本权利。健康权指政府必须创造条件使人人能够尽可能健康,而不是指身体健康的权利。健康权包括获取及时、可接受、负担得起和质量适当的卫生保健,健康和安全的工作条件,适足的住房和有营养的食物。

《中华人民共和国基本医疗卫生与健康促进法》规定:国家和社会尊重、保护公民的健康权。公民依法享有从国家和社会获得基本医疗卫生服务的权利。

2. 每个人是自己健康的第一责任人

公民是自己健康的第一责任人,每个人都有维护自身和他人健康的责任。要树立和践行对自己健康负责的健康管理理念,主动学习健康知识,提高健康素养,加强健康管理。每个人都可以通过采取并坚持健康的生活方式,获取健康,提高生活质量。

倡导家庭成员相互关爱,形成符合自身和家庭特点的健康生活方式。

公民应当尊重他人的健康权利和利益,不得损害他人健康和社会公共利益。公民健康水平的提高,需要国家和社会全体成员共同努力,营造一个有利于健康的支持性环境。

3. 健康行为

1)影响的健康风险因素

风险因素是致使个人患病或受伤害的概率加大的任何属性、特征或风险。影响健康的主要因素为遗传生物学、环境、个人行为/生活方式和卫生服务。

人们的行为/生活方式如吸烟、饮酒、身体活动、营养(水果蔬菜摄入、食物与能量摄入、膳食结构)、睡眠、心理、个人卫生等生活方式,以及吸毒、不安全性行为等违法行为都会对健康产生较大影响。生态环境恶化使环境中的生物、化学和物理因素等对人体造成影响,空气污染是世界上最大的环境健康风险。遗传生物学影响因素如肥胖、高血压、胆固醇、血糖、5岁以下儿童低体重率和生长迟缓率、低体重出生率等。

2）健康行为

健康行为是指个体或群体所采取的以改善和保持健康状态，或预防疾病与伤害为目的的行为，包括基本健康行为、预警行为、保健行为、避开环境危害和戒除不良嗜好等五类。

健康行为必须是对自身健康有益的，主要体现在生理、心理及社会适应行为等方面。这些行为主要有改变吸烟、酗酒、生活无规律等有害健康的行为，积极采取定期体检、有规律的体育锻炼等健康行为。

4. 亚健康

1）亚健康的定义与范畴

亚健康是指人体处于健康和疾病之间的一种状态。处于亚健康状态者，不能达到健康的标准，表现为一定时间内的活力降低、功能和适应能力减退的症状，但不符合现代医学有关疾病的临床或亚临床诊断标准。

亚健康状态涉及的范围主要包括：身心上不适应感觉所反应出来的种种症状，如疲劳、虚弱、情绪改变等，其状况在相当时期内难以明确；与年龄不相适应的组织结构或生理功能减退所致的各种虚弱表现；微生物失衡状态；某些疾病的病前生理病理学改变。

2）常见临床表现、分类

亚健康状态的表现是多种多样，躯体方面可表现有疲乏无力、肌肉及关节酸痛、头昏头痛、心悸胸闷、睡眠紊乱、食欲不振、脘腹不适、便溏便秘、性功能减退、怕冷怕热、易于感冒、眼部干涩等；心理方面可表现有情绪低落、心烦意乱、焦躁不安、急躁易怒、或恐惧胆怯、记忆力下降、注意力不能集中、精力不足、反应迟钝等；社会交往方面可表现有不能较好地承担相应的社会角色，工作、学习困难，不能正常地处理好人际关系、家庭关系，难以进行正常的社会交往等。

根据亚健康状态的临床表现，可将其分为以下几类：①以疲劳，或睡眠紊乱，或疼痛等躯体症状表现为主；②以抑郁寡欢，或焦躁不安、急躁易怒，或恐慌胆怯，或短期记忆力下降、注意力不能集中等精神心理症状表现为主；③以人际交往频率减退，或人际关系紧张等社会适应能力下降表现为主。

上述三条中的任何一条持续发作3个月以上，并且经系统检查排除可能导致上述表现的疾病者，目前可分别被判断为处于躯体亚健康、心理亚健康、社会交往亚健康状态。临床上，上述三种亚健康表现常常相兼出现。

3）亚健康的中医干预原则

（1）积极开展健康教育，提高全民健康意识。

（2）改变不良生活方式，筑牢五大健康基石。掌握健康技能，努力做到合理膳食、适量运动、心理平衡、充足睡眠和戒烟限酒。

（3）以中医理论为指导进行辨证调摄。在中医学理论的指导下，根据处于亚健康状态者的体质状况及具体不适表现特征与轻重，予以相应的干预措施，如中药、针灸、推拿按摩、营养素补充剂、保健食品、药膳及传统健身等。

（4）针对个体情况开展心理疏导与行为指导。对于存有精神心理不适，或社会交往困难的亚健康者，可根据具体情况给予心理疏导，或认知行为方面的指导。

5.1.2 健康知识普及

维护健康需要掌握健康知识。健康知识普及行动，是《健康中国行动（2019—2030年）》的第1项行动。面向家庭和个人普及预防疾病、早期发现、紧急救援、及时就医、合理用药等维护健康的知识与技能，提升公众健康素养，有助于提高居民自我健康管理能力和健康水平。

《健康中国行动（2019—2030年）》

1. 健康教育

健康教育是指通过有计划、有组织、有系统的社会和教育活动，全面提高公民的健康素养，促使人们自愿地改变不良的健康行为和影响健康行为的相关因素，消除或减轻影响健康的危险因素，预防疾病，促进健康和提高生活质量。

健康教育的核心就是树立人们的健康意识，养成良好的行为习惯和生活方式。健康教育应该提供改变行为所必需的知识、技能与服务，并且促使人们合理地利用这些服务。

2. 健康促进

健康促进是指一切能促使行为和生活条件向有益于健康改变的教育、环境与支持的综合体。健康促进是健康教育事业发展的必然结果。有关政治、经济、社会、文化、环境、行为和生物等的因素，都有可能促进健康或有害健康。健康教育在健康促进中起主导作用，政策、法规和组织等行政手段是对健康教育强有力的支持。只有把健康教育同强有力的政府承诺和支持相结合，才能收到显著的效果。

健康促进的活动领域包括：制定促进健康的公共政策，创造健康支持环境，增强社区的能力，发展个人技能，调整卫生服务方向。

健康促进的核心策略是社会动员。社会动员是一项人民群众广泛参与，依靠自己的力量，实现特定的社会发展目标的群众性运动，是一个寻求社会改革与发展的过程，它以人民群众的需求为基础，以社区参与为原则，以自我完善为手段。

3. 健康教育、健康促进的意义及内容

健康教育和健康促进是实现初级卫生保健的先导，健康教育在实现所有健康目标、社会目标和经济目标中具有重要的地位和价值。

健康教育和健康促进是提供群众自我保健意识的重要渠道，自我保健是指人们为维护和增进健康，为预防、发现和治疗疾病，自己采取的卫生行为及做出的与健康有关的决定。

《中国公民健康素养——基本知识与技能（2015年版）》界定了现阶段健康素养的具体内容，是公民最应掌握的健康知识和技能。

5.1.3 健康管理

1. 健康管理的定义

健康管理是按照现代健康理念与医学模式要求，采用先进的医学技术和管理手段，调动全社会和各个组织及个体成员的积极性，通过对群体和个体的健康进行全面监测、分析、评估，提供健康咨询和指导及对健康危险因素进行干预的全过程，以达到维护、改善、促进人体健康，提高生活、生命质量，延长健康寿命之目的。

健康管理的核心工作就是对健康危险因素进行干预，即解决健康问题。健康管理服务就是对健康人群管理健康，进行健康教育；对亚健康人群进行疾病预警，对高危人群可以进行非药物治疗的个体化指导如生活方式管理、需求管理等，降低疾病风险；为疾病人群提供专项疾病管理，健康促进等服务；对于特殊行业与职业人群进行健康教育或生活方式干预，提高他们的自我保健意识。

2. 健康管理服务的内容

健康管理服务至少由四部分组成：个人健康信息收集与管理，个人疾病危险性评价，个人健康改善计划，跟踪管理服务。健康管理常用的服务流程主要有以下内容：

（1）基于个人或人群健康需求的健康管理体检，建立电子健康档案及电子病历。

（2）根据个人问卷信息资料及体检资料，为服务对象提供健康评估报告。健康风险评估是描述和评估某一个体未来发生某种疾病，或因某种疾病导致死亡的可能性。

（3）提供健康管理咨询和指导，解释健康评估报告结果及其对个人健康的影响，制定非常个体化和人性化的健康计划包括饮食营养、运动娱乐、生活方式、行为矫正、心理调适，以及慢性病治疗康复指导处方。

（4）为慢性病患者及特需人群提供标准化、规范化的循证医疗、护理、康复和保健服务。

3. 定期进行健康体检

健康体检是指通过医学手段和方法对受检者进行身体检查，了解健康状况，及早发现影响健康的高风险因素及潜在的疾病隐患，达到预防和早期治疗的目的。

定期进行健康体检，了解身体健康状况，及早发现健康问题和疾病。对检查中发现的健康问题和疾病，应及时就医。有针对性地改变不良的行为习惯，减少健康危险因素。

5.2 健康生活方式

健康生活方式是指有益于健康的、习惯化的行为方式。具体表现为：注重饮食有节、起居有常、动静结合、心态平和；讲究个人卫生、环境卫生、饮食卫生，勤洗手、常洗澡、早晚刷牙、饭后漱口，不共用毛巾和洗漱用品，不随地吐痰、咳嗽、打喷嚏时用胳膊或纸巾遮掩口鼻；没有不良嗜好，不吸烟，吸烟者尽早戒烟，少喝酒，不酗酒，拒绝毒品。

《中国公民健康素养——基本知识与技能（2015年版）》

健康生活方式不仅可以帮助抵御传染性疾病，更是预防和控制心脑血管病、恶性肿瘤、呼吸系统疾病、糖尿病等慢性非传染性疾病的基础。

《全民健康生活方式行动方案（2017—2025年）》提出以"和谐我生活，健康中国人"为主题，开展涵盖合理膳食、适量运动、控烟限酒、心理健康等内容的专项行动，实施全民参与，塑造自主自律的健康行为的行动策略。提升个人健康意识和行为能力，为全面推进健康中国建设提供有力支撑。

"三减三健"专项行动。减盐、减油、减糖行动以餐饮从业人员、儿童和青少年、家庭主厨为主，健康口腔行动以儿童、青少年和老年人为主，健康体重行动以职业人群和儿童青少年为主，健康骨骼行动以中青年和老年人为主。

"适量运动"专项行动。积极倡导通过科学健身运动预防和促进疾病康复的知识和方法，建立"体医融合"的健康服务模式。在大众中广泛普及科学健身知识，提高全民健身科学化水平。

"控烟限酒"专项行动。以青少年、女性等为重点，发挥医生、教师、公务员、媒体人员的示范力量，开展宣传教育活动，倡导公众养成健康、文明的"无烟"生活方式。倡导成年人理性饮酒，广泛宣传过量饮酒的健康危害，以及对家庭、社会可能造成的酒驾、暴力犯罪等负面影响。以儿童和青少年为重点人群，宣传饮酒对未成年人体格和智力发育等方面的影响。

"心理健康"专项行动。广泛开展心理健康科普宣传，传播心理健康知识，提升全民心理健康素养。开展心理健康进单位、进学校、进医院、进基层等"四进"活动。

知识链接　　全民健康生活方式行动（2016—2025年）倡议书

（1）树立健康意识，我的健康我做主。
（2）学习和传播科学的健康理念与知识。
（3）从我做起"三低"，低盐、低油、低糖饮食；力争实现"三健"，健康口腔、健康体重、健康骨骼。
（4）推荐膳食指南，少盐少油少糖，戒烟限酒，健康体重。
（5）注意口腔卫生，定期检查，健康口腔。
（6）吃动平衡，贵在坚持，适宜运动，健康骨骼。
（7）自我调节，良好心态，静心处事，诚心待人。
（8）积极参与每年9月1日全民健康生活方式日活动。

让我们携手共进，人人养成健康生活方式，个个拥有健全的人格、健康的心态、健壮的体魄，争做健康中国的形象大使！

5.2.1　戒烟

吸烟严重危害人民健康。实施控烟行动是《健康中国行动（2019—2030年）》中的第4项行动，推动个人和家庭充分了解吸烟和二手烟暴露的严重危害。

中国吸烟人数达3.16亿，约7.4亿不吸烟人遭受二手烟的危害。调查显示，2018年15岁以上人群吸烟率为26.6%，其中男性吸烟率达到50.5%，每年有100多万人死于吸烟和二手烟暴露导致的相关疾病。全世界前8位死因中，有6种与吸烟有关。吸烟带来的健康和经济损失巨大，已经成为最严重的公共卫生问题之一。

1. 吸烟和二手烟会导致多种疾病

烟草烟雾中含数百种有害物质，至少69种为致癌物，吸烟损害体内几乎所有器官。有充分证据说明，吸烟可以导致慢性阻塞性肺疾病、呼吸系统感染、肺结核、多种间质性肺疾病，可导致肺癌、喉癌、膀胱癌、胃癌、宫颈癌、卵巢癌、胰腺癌、肝癌、食管癌、肾癌等，可以导致动脉粥样硬化、冠状动脉粥样硬化性心脏病、脑卒中、外周动脉疾病，可以导致2型糖尿病。吸烟量越大，吸烟年限越长，疾病的发病风险越高。戒烟可明显降低上述疾病的发病风险，并改善疾病预后。

二手烟中含有大量有害物质与致癌物，有证据提示，二手烟暴露可以导致儿童哮喘、肺癌、冠心病等。室内完全禁止吸烟是避免二手烟危害的唯一有效方法。

2. 低焦油卷烟不能降低吸烟危害

不存在无害的烟草制品，只要吸烟即有害健康。相比于普通烟，"低焦油卷烟"并不会降低吸烟带来的危害，"中草药卷烟"与普通卷烟一样会对健康造成危害。

有充分证据表明，电子烟是不安全的，会对健康产生危害。对于青少年而言，电子烟会对青少年的身心健康和成长造成不良后果，同时会诱导青少年使用卷烟。

因此，孕妇、乳母、儿童和青少年应禁烟，不得向未成年人销售烟草制品。鼓励公众积极参与控烟，形成不吸烟、不敬烟、不送烟的社会风尚，倡导家庭无烟。

3. 不在公共场所吸烟

为提倡无烟文化，提高社会文明程度。中国相关法规明确要求：室内公共场所禁止吸烟。中等职业学校和中小学校及托幼机构室内及校园应全面禁烟，高等学校教学区、办公区、图书馆等场所室内应全面禁烟。不得向未成年人出售烟草制品、电子烟。

鼓励领导干部、医务人员和教师发挥控烟引领作用，把各级党政机关建设成无烟机关。逐步在全国范围内实现室内公共场所、室内工作场所和公共交通工具全面禁烟，创建无烟家庭。在禁止吸烟场所劝阻他人吸烟。

在非禁止吸烟场所吸烟应当合理避让不吸烟者，不乱弹烟灰，不乱扔烟头。

4. 任何年龄戒烟均可获益

烟草制品中的尼古丁可导致烟草依赖，烟草依赖是一种慢性疾病，表现在躯体依赖和心理依赖两方面。许多吸烟者因烟草依赖而难以戒烟。

减少吸烟量也不能降低其发病和死亡风险。戒烟后，可以有效降低肺癌发病风险，心血管病发病风险迅速降低，戒烟时间越长，心血管健康获益越大。

鼓励各年龄段吸烟者戒烟与不吸烟者相比，吸烟者平均寿命约减少10年，60、50、40（岁）或30岁时戒烟可分别赢得约3、6、9（年）或10年的预期寿命。

《中国临床戒烟指南》提出，包括心理干预、行为疗法、戒烟药物在内的综合疗法是最好的戒烟治疗手段。

吸烟者应了解吸烟危害和戒烟益处，尽早戒烟。戒烟者要向亲朋好友宣告戒烟，寻求周围人的帮助和支持，寻求戒烟门诊的咨询和帮助，通过锻炼、深呼吸、饮水、吃零食等各种有益的方式克服烟瘾。

戒烟咨询是一种有效的戒烟干预方法，可采取面对面或通过戒烟热线的方式施行。中国戒烟专线电话为400-8885531，卫生热线12320。

目前推荐的戒烟药物包括：尼古丁替代制剂、盐酸安非他酮和酒石酸伐尼克兰。

> **知识链接** 戒烟干预方法
>
> 1. 对于暂时没有戒烟意愿的吸烟者，采取"5R"干预措施增强其戒烟动机
>
> 相关（relevance）：使吸烟者认识到戒烟与其自身和家人的健康密切相关。
>
> 危害（risk）：使吸烟者认识到吸烟的严重健康危害。
>
> 益处（rewards）：使吸烟者充分认识到戒烟的健康益处。
>
> 障碍（roadblocks）：使吸烟者知晓和预估戒烟过程中可能会遇到的问题和障碍。同时，让

他们了解现有的戒烟干预方法（如咨询和药物）可以帮助他们克服这些障碍。

反复（repetition）：反复对吸烟者进行上述戒烟动机干预。

要首先了解吸烟者的感受和想法，把握其心理。医生应对吸烟者进行引导，强调吸烟的严重危害、戒烟的目的和意义，解除其犹豫心理，使之产生强烈的戒烟愿望并付诸行动。

2. 对于愿意戒烟的吸烟者，采取"5A"戒烟干预方案

询问（ask）并记录所有就医者的吸烟情况。

建议（advise）所有吸烟者必须戒烟。

评估（assess）吸烟者的戒烟意愿。

提供戒烟帮助（assist）。

安排（arrange）随访。

5.2.2 限制饮酒

1. 饮酒的危害

酒精是一种具有产生依赖特性的精神活性物质。有害使用酒精会造成较高的疾病负担，并产生重大社会和经济后果，还会对如家人、朋友、同事和陌生人造成伤害。全世界每年因有害使用酒精导致300万例死亡，占所有死亡数的5.3%。

酒精消费是导致200多种疾病、损伤病症和其他一些健康问题的致病因素之一。饮酒会导致有可能出现健康问题，如精神和行为障碍（包括酒精依赖）以及一些主要非传染性疾病，如肝硬化、某些癌症和心血管病。以及道路交通碰撞、暴力和自杀所致损伤。有害饮酒与结核病和艾滋病毒/艾滋病等传染病的发病或结果之间有因果关系。孕妇使用酒精可能会导致胎儿酒精综合征和早产并发症。

酒精消费在生命的相对早期阶段即会导致死亡和残疾。就20～39岁人群而言，总死亡人数中，约有13.5%可归因于酒精。

酒精相关死亡率和发病率以及酒精消费水平和模式存在性别差异。在男性中，酒精所致死亡占全球总死亡人数的7.7%，相比而言，女性的这一比例为总死亡人数的2.6%。

如果饮酒成为生活的第一需要，无法克制对酒的渴望，不喝酒会出现身体、心理上的不舒服，甚至出现幻觉妄想等精神症状，这时就需去精神科接受相应治疗。

2. 饮酒的健康行为

（1）成年一天饮用酒的酒精量不超过15g，相当于啤酒450mL，或葡萄酒150mL，或38%的白酒50g，或38%的高度白酒30g。

（2）儿童和青少年、准备怀孕的妇女、孕妇和哺乳期妇女均不应饮酒。

（3）正在服用可能会与酒精产生作用的药物的人、患有某些疾病（如高甘油三酯血症、胰腺炎、肝脏疾病等）及对酒精敏感的人都不应饮酒。血尿酸过高的人不宜大量喝啤酒，以减少痛风症发作的危险。

（4）饮酒对健康无益处，如要饮酒应限量，最好饮用啤酒、葡萄酒或黄酒等低度酒。

（5）倡导文明饮酒，不劝酒、不酗酒，适量而止。

（6）喜欢喝白酒的人要尽可能选择低度白酒，忌空腹饮酒。

（7）饮酒时不宜同时饮碳酸饮料。

（8）饮酒后或者醉酒后驾驶机动车属于违法行为，要受到刑事行政处罚。

知识链接　　酒后驾车与醉酒驾车的法律责任

饮酒驾车是指驾驶员血液中的酒精含量≥20mg/100mL，＜80mg/100mL 的驾驶行为。醉酒驾车是指驾驶员血液中的酒精含量≥80mg/100mL 的驾驶行为。

中国法律规定：饮酒后驾驶机动车的，处暂扣 6 个月机动车驾驶证，罚款 1 000～2 000 元；再次饮酒后驾驶机动车的，处 10d 以下拘留，并处 1 000～2 000 罚款，吊销机动车驾驶证。饮酒后驾驶营运机动车的，处 15d 拘留，并处罚款 5 000 元，吊销机动车驾驶证，且 5 年内不得重新取证。

饮酒后驾驶机动车发生重大交通事故，构成犯罪的，依法追究刑事责任，吊销机动车驾驶证，终生不得重新取得机动车驾驶证。

醉酒驾驶机动车辆的，吊销机动车驾驶证，5 年内不得重新取证；醉酒驾驶营运机动车辆，吊销驾照，10 年内不得重新获取驾照，终身不得驾驶营运车辆。

醉酒驾驶机动车构成危险驾驶罪的，处 1～6 个月拘役，并处罚金；醉酒驾驶机动车发生重大交通事故的，还可能构成以危险方法危害公共安全或者交通肇事等其他犯罪。

5.2.3　健康睡眠

睡眠是由不同类型的脑电波、眼球运动、心律、呼吸肌肉电活动等组成的有规律性、周期性的生理活动。

1. 保证充足的睡眠时间

良好的睡眠不仅是健康的重要标准，也是人体通过自身调整，恢复机能和精力，抵御和化解疾病风险的重要途径，是维护健康十分关键的因素。

当前，我国居民的睡眠障碍及其带来的身心疾病问题日益突出。新数据显示，中国患各类睡眠障碍的人群占比高达 38.2%，严重影响人民健康和社会发展。

一个人睡眠时间的长短（需要量）与其年龄和体质因素（个体遗传）有关，睡眠健康的标准不是睡得时间越多越好，而是要有好的睡眠质量。

教育部明确要求，根据不同年龄段学生身心发展特点，小学生每天睡眠时间应达到 10h，初中生应达到 9h，高中生应达到 8h。小学生就寝时间一般不晚于 21:20；初中生一般不晚于 22:00；高中生一般不晚于 23:00。

2. 规律作息

任何生命活动都有其内在节律性，夜眠昼行、起居有常是人的生物性需求。生活有规律，对健康十分重要。成年人每天应保持 7～8h 睡眠。

每个人都应根据自身情况，养成相对规律的工作、学习、娱乐、休息习惯。坚持每天同一时间段睡觉，不要熬夜，有条件的午休 20～30min，节假日也要注意规律睡眠。迫不得已熬夜后要及时补充睡眠。

睡前可用温热水洗脚，以改善血液循环。睡眠姿势以右侧卧位最为科学。

3. 积极调适心理

造成睡眠障碍的主要因素是心理问题，要始终保持平和的心态，建立良好人际关系，积极参加社会活动，培养健康的兴趣爱好，掌握情绪管理、压力管理等自我心理调整方法。听音乐、深呼吸等放松训练有助于睡眠。

白天要有适当活动量，睡前不宜进行剧烈运动、长时间使用电子产品。睡前至少 1h

内不做容易引起兴奋的脑力劳动，或观看容易引起兴奋的书籍和影视节目。

4. 睡眠障碍的危害

长期睡眠障碍会改变身体调节能力，造成脑内代谢废物的堆积，增加导致痴呆、心脑血管病、糖尿病、癌症等疾病的风险，并容易引起精神障碍和心理问题。

与睡眠相关疾病有 80 多种，儿童有睡眠问题，可能会引起记忆力下降，出现情绪烦躁和行为异常；青少年有睡眠问题，可能会影响反应速度，影响创造力和身体器官发育；孕妇有睡眠问题，可能会导致血压异常，影响食欲和胎儿发育；中老年人有睡眠问题，可能会导致器官老化加快，免疫力降低。

国际睡眠障碍分类第 3 版将其分为 7 大类，包括失眠症、睡眠相关呼吸障碍、中枢性嗜睡症、昼夜节律睡眠—觉醒障碍、睡眠异态、睡眠相关运动障碍、其他睡眠障碍。

每个人都会遇到焦虑、抑郁等情绪，在出现睡眠问题时，如果自我调节无效，要及时寻求专业帮助。求助于专业人士既不等于自己有病，更不等于病情严重，而是负责任、有能力的表现。

知识链接　　　　　　　　失眠障碍

失眠障碍是指尽管有适宜的睡眠机会和环境，依然对于睡眠时间和（或）睡眠质量感到不满足，并引起相关的日间功能损害的一种主观体验，可单独诊断，也可与精神障碍、躯体疾病或物质滥用共病。失眠障碍的患病率为 10%～20%。

失眠通常指患者对睡眠时间和（或）质量不满足，并影响日间社会功能的一种主观体验。表现为入睡困难（入睡时间超过 30min）、睡眠维持障碍（整夜觉醒次数≥2 次）、早醒、睡眠质量下降和总睡眠时间减少（通常少于 6h），同时伴有日间功能障碍。

失眠的认知行为治疗（CBT-I）主要包括睡眠 限制、刺激控制、认知治疗、放松训练治疗和睡眠卫生 5 个部分。这些方法可独立或组合用于成年人失眠的治疗。

药物治疗是在病因治疗、认知行为治疗和睡眠健康教育的基础上，酌情给予镇静催眠药物。

5.2.4 养成良好个人卫生习惯

1. 勤洗手、常洗澡，不共用毛巾和洗漱用具

勤洗手是预防传染病的重要措施。人人都应养成勤洗手习惯，特别是制备食物前、饭前便后、外出回家后等都要先洗手。按照六步洗手法（图 5-1），用清洁的流动水和肥皂洗手。

勤洗头、理发，勤洗澡、换衣，能及时清除毛发中、皮肤表面、毛孔中的皮脂、皮屑等新陈代谢产物及灰尘、细菌；同时还能起到维护皮肤调节体温等功能，防止皮肤发炎、长癣。

洗头、洗澡和擦手的毛巾，必须干净，并且做到一人一盆一巾，不与他人共用毛巾，防止沙眼、急性流行性结膜炎（俗称红眼病）等接触性传染病传播；也不要与他人共用浴巾洗澡，防止感染皮肤病和性传播疾病。

不与他人共用牙刷和刷牙杯，牙刷要保持清洁，出现刷毛卷曲应立即更换，一般每 3 个月更换一次。

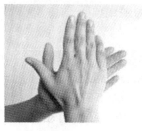 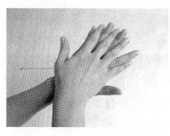 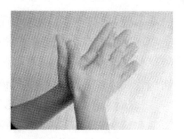

① 掌心相对，手指合拢，相互揉搓，洗净手掌　　② 手心对手背，手指交叉沿指缝相互搓揉洗净手背　　③ 掌心相对，双手交叉，相互搓揉洗净指缝

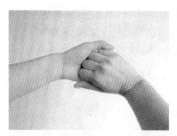 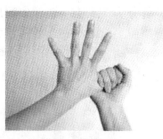 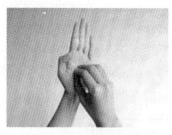

④ 双手轻合成空拳，相互搓揉洗净指背　　⑤ 一手握住另一手的大拇指旋转搓揉，洗净大拇指　　⑥ 将一手五指指尖并拢在另一手的掌心处搓揉，洗净指尖

图 5-1　六步洗手法

2. 不在公共场所吐痰，咳嗽

肺结核病、流行性感冒、流行性脑脊髓膜炎、麻疹等常见呼吸道传染病的病原体可随患者咳嗽、打喷嚏、大声说话、随地吐痰时产生的飞沫进入空气，传播给他人。

不随地吐痰，咳嗽、打喷嚏时注意遮掩口鼻，是现代社会文明素养的表现。

5.2.5　具备基本医疗素养

1. 关注和获取健康信息

遇到健康问题时，积极主动获取健康相关信息。提高理解、甄别、应用健康信息的能力，优先选择从卫生健康行政部门等及医疗卫生专业机构等正规途径获取健康知识。

2. 科学就医，及时就诊

科学就医是指合理利用医疗卫生资源，选择适宜、适度的医疗卫生服务，有效防治疾病、维护健康。

（1）生病后要及时就诊。平时主动要与全科医生、家庭医生联系，遇到健康问题时，及时到医疗机构就诊，早诊断、早治疗，避免延误最佳治疗时机。

生病后要选择合法医疗机构就医，不到无医疗机构许可证的机构就医。

（2）遵从分级诊疗。国家推进基本医疗服务实行分级诊疗制度，提倡"小病在社区、大病去医院、康复回社区"。常见病和多发病患者首选基层医疗卫生机构，而不是盲目去大医院。当在一、二级医院不能诊治时，可以转到相应的三级医院就诊。

（3）鼓励预约挂号，分时段、按流程就诊。患者如确需去三级医院就诊，建议在看病前通过医院官网官微或手机软件、12320卫生热线等正规渠道了解相关信息，了解医院的专业特色、科室分布、出诊信息等。根据自身情况，选定就诊时段，通过网络平台、电话预约、现场预约等形式进行实名挂号。

文明有序就医，严格遵守医疗机构的相关规定，共同维护良好的就医环境。

（4）就医时需携带有效身份证件、既往病历及各项检查资料，如实陈述病情，严格遵从医嘱。就医时（不包括急诊），必须携带身份证、健康卡、社保卡等有效身份证件以备查验。患者与医生的沟通，是医生了解病情的基本手段。患者在陈述病情时，要尽量如实、准确、全面地说明与疾病有关的问题，切勿夸大或隐瞒病情。

（5）出现发热或腹泻症状，应首先到正规医院专门设置的发热或肠道门诊就医。排查急性传染病发生的可能性，以免将疾病传染给他人。发热患者就诊过程中应佩戴口罩以做好个人呼吸道防护，尽量远离人群密集的地方。

（6）需要紧急医疗救助时拨打120急救电话。"120"是全国统一的24h急救电话，其服务对象是灾害事故和急危重症患者。电话接通后应当简要说明需要救护者的病情、人数、所在地址，伤病者姓名、性别、年龄、联系电话，以及报告人的电话号码与姓名信息。如咨询医疗卫生信息可拨打"12320"免费咨询热线。患者能24h获取就医指导、咨询、预约诊疗、投诉、举报、建议、表扬、戒烟干预和心理援助等服务。

知识链接　　　　　　　　居民健康卡

居民健康卡是居民在医疗卫生服务活动中用于身份识别，满足健康信息存储，实现跨地区和跨机构就医、费用结算等。集社保卡、新农合卡、医疗就诊卡于一身，记录所有医疗信息，可以实现在各级各类医疗卫生机构就诊一卡通。

3. 遵医嘱治疗，理性对待诊疗结果

患者及家属在就诊过程中，应遵从医嘱，积极配合治疗。不轻信偏方，不相信"神医神药"。按照医生的要求调配饮食、确定活动量、改变不健康的行为生活方式。

公众应当正确理解医疗技术的局限性和不确定性，理性对待诊疗结果，不要盲目地把疾病引发的不良后果简单归咎于医护人员的责任心和技术水平。如对诊疗结果有异议，或认为医护人员有过失，应通过正当渠道或法律手段解决，不能采取扰乱医疗秩序或伤害医护人员的违法行为。

国家依法严厉惩处涉医违法犯罪，对暴力杀医、伤医及在医疗机构寻衅滋事等严重危害正常医疗秩序的失信行为实施联合惩戒。

4. 合理用药

1）合理用药的概念

药品是能用来预防、治疗、诊断人的疾病，或者能有目的地调节人的生理功能的物质。合理用药是指安全、有效、经济地使用药物。优先使用基本药物是合理用药的重要措施。不合理用药会影响健康，甚至危及生命。

国家实施基本药物制度，遴选适当数量的基本药物品种，满足疾病防治基本用药需求。基本药物是指满足疾病防治基本用药需求，适应现阶段基本国情和保障能力，剂型

适宜,价格合理,能够保障供应,可公平获得的药品。国家公布基本药物目录。

2)合理用药的核心信息

(1)用药要遵循能不用就不用,能少用就不多用,能口服不肌注,能肌注不输液的原则。

(2)购买药品要到合法的医疗机构和药店,注意区分处方药和非处方药,处方药必须凭执业医师处方购买。不要盲目听信广告用药,有些广告是有误导的。

(3)阅读药品说明书是正确用药的前提,特别要注意药物的禁忌、慎用、注意事项、不良反应和药物间的相互作用等事项。如有疑问要及时咨询药师或医生。

(4)处方药要严格遵医嘱,切勿擅自使用。特别是抗菌药物和激素类药物,不能自行调整用量或停用。

(5)不滥用抗生素。滥用抗生素指不规范的使用、不必要的情况下使用、超时超量使用或用量不足或疗程不足等。滥用抗生素容易引发致病微生物的耐药性,导致抗生素逐渐失去原有的功效,起不到治疗疾病的作用,还可能导致耳聋(特别是儿童)和人体内菌群失调等,严重时还可能威胁生命。

感冒发热时不要随意使用抗菌药物,不是所有的发热都是由细菌感染引起的。不能认为越是新的、贵的抗菌药物疗效越好,每一种抗菌药都有各自的适应证。

(6)任何药物都有不良反应,非处方药长期、大量使用也会导致不良后果。用药过程中如有不适要及时咨询医生或药师。

(7)孕期及哺乳期妇女用药要注意禁忌;儿童、老年人和有肝脏、肾脏等方面疾病的患者,用药应当谨慎,用药后要注意观察;从事驾驶、高空作业等特殊职业者要注意药物对工作的影响。

(8)药品存放要科学、妥善,防止因存放不当导致药物变质或失效;谨防儿童及精神异常者接触,一旦误服、误用,及时携带药品及包装就医。

5. 提倡无偿献血

《中华人民共和国献血法》规定:"国家提倡18~55周岁的健康公民自愿献血","对献血者,发给国务院卫生行政部门制作的无偿献血证书,有关单位可以给予适当补贴"。

献血救人,利国、利己、利家人,是人类文明的表现。适量献血是安全、无害的。健康的成年人,每次采集的血液量一般为200~400mL,两次采集间隔期不少于6个月。

血站是采集、提供临床用血的机构,一定要到国家批准采血的血站献血。

6. 关爱、帮助、不歧视病残人员

艾滋病、乙肝等传染病病原携带者和病人、精神障碍患者、残疾人都应得到人们的理解、关爱和帮助,这不仅是预防、控制疾病流行的重要措施,也是人类文明的表现,更是经济、社会发展的需要。

在生活、工作、学习中,要接纳艾滋病、乙肝等传染病病原携带者和病人,不要让他们感受到任何歧视。对精神障碍患者,要帮助他们回归家庭、社区和社会;病人的家庭成员要积极帮助他们接受治疗和康复训练,担负起照料和监护责任。

对残疾人和康复后的精神障碍患者,单位和学校应该理解、关心和接纳他们,为他

们提供适当的工作和学习条件。

7. 中国的全民医保体系和基本公共卫生服务

1）全民医疗保险体系建设

中国已经建立包括城镇职工基本医疗保险制度、新型农村合作医疗制度和城镇居民基本医疗保险制度在内的三大基本医疗保险为主体，商业健康保险、医疗救助、职工互助医疗和医疗慈善服务等为补充的、多层次的医疗保障体系。

公民有依法参加基本医疗保险的权利和义务。用人单位和职工按照国家规定缴纳职工基本医疗保险费。城乡居民应按照规定缴纳城乡居民基本医疗保险费。

2）国家基本公共卫生服务项目

基本医疗卫生服务，是指维护人体健康所必需、与经济社会发展水平相适应、公民可公平获得的，采用适宜药物、适宜技术、适宜设备提供的疾病预防、诊断、治疗、护理和康复等服务。基本医疗卫生服务包括基本公共卫生服务和基本医疗服务。

基本公共卫生服务由国家免费提供。国家采取措施，保障公民享有安全有效的基本公共卫生服务，控制影响健康的危险因素，提高疾病的预防控制水平。

2022年基本公共卫生服务项目主要包括：基层医疗卫生机构实施的居民健康档案管理、健康教育、预防接种、0~6岁儿童健康管理、孕产妇健康管理、老年人健康管理、慢性病患者健康管理（包括高血压患者、2型糖尿病患者）、严重精神疾病患者管理、肺结核患者健康管理、中医药健康管理、传染病及突发公共卫生事件报告和处理、卫生计生监督协管服务等12项服务项目；不限于基层医疗卫生机构实施的地方病防治、职业病防治、人禽流感和SARS防控、鼠疫防治、国家卫生应急队伍运维保障、农村妇女"两癌"检查、基本避孕服务、脱贫地区儿童营养改善、脱贫地区新生儿疾病筛查、增补叶酸预防神经管缺陷、国家免费孕前优生健康检查、地中海贫血防控、食品安全标准跟踪评价、健康素养促进、老年健康与医养结合服务、卫生健康项目监督等16项服务内容。

5.2.6 预防近视

1. 近视概述

1）基本概念

《近视防治指南》

视力又称视觉分辨力，是眼睛能够分辨的外界两个物点间最小距离的能力。视力不良又称视力低下，是指根据《标准对数视力表》（GB 11533—2011）检查远视力，6岁以上儿童和青少年裸眼视力低于5.0。其中，视力4.9为轻度视力不良，4.6≤视力≤4.8为中度视力不良，视力≤4.5为重度视力不良。儿童和青少年视力不良的原因多见于近视、远视、散光等屈光不正及其他眼病（如弱视、斜视等）。

近视是指人眼在调节放松状态下，平行光线经眼球屈光系统后聚焦在视网膜之前的病理状态，其表现为远视力下降。

裸眼视力又称未矫正视力，指未经任何光学镜片矫正所测得的视力，包括裸眼远视力和裸眼近视力。

矫正视力指用光学镜片矫正后所测得的视力。包括远距矫正视力和近距矫正视力。

2）近视程度的分类

（1）根据散瞳后验光仪测定的等效球镜（SE）度数判断近视度数，可以将近视分为近视前期、低度近视、高度近视三类。

① 近视前期：$-0.50D \leqslant SE < +0.75D$（近视 50 度以下）；

② 低度近视：$-6.00D \leqslant SE < -0.5D$（近视 50～600 度）；

③ 高度近视：$SE < -6.00D$（近视 600 度以上）。

（2）根据近视病程进展和病理变化，又可以将近视分为单纯性近视和病理性近视。

① 单纯性近视。多指眼球在发育期发展的近视，发育停止，近视也趋于稳定，屈光度数一般低于$-6.00D$。其中绝大多数患者的眼底无病理变化，用适当光学镜片即可将视力矫正至正常。

② 病理性近视。多指发育停止后近视仍在发展，并伴发眼底病理性变化的近视类型，亦称为进行性近视，大多数患者的度数高于$-6.00D$。常见眼底改变有近视弧形斑、漆裂纹、脉络膜新生血管、黄斑脉络膜萎缩、视网膜脱离、后巩膜葡萄肿等。

3）近视的症状及危害

近视的典型症状是远视力下降，其主要表现包括：远视力下降，近视初期常有远视力波动；注视远处物体时不自觉地眯眼、歪头；部分近视未矫正者可出现视疲劳症状；近视度数较高者，除远视力差外，常伴有夜间视力差、飞蚊症、漂浮物和闪光感等症状，并可发生不同程度的眼底改变，特别是高度近视者，发生视网膜脱离、撕裂、裂孔、黄斑出血、新生血管和开角型青光眼的危险性增高，严重者导致失明。

查结果显示，2020 年中国儿童青少年总体近视率为 52.7%。近视影响的正常学习、生活和身心健康。有些专业和工作对视力有严格要求，近视有可能影响升学和择业。

造成近视的主要危险因素如，长时间持续近距离用眼、缺乏日间户外活动、不正确的读写姿势、过度使用电子产品等。近视主要通过视力检查和验光进行诊断。

知识链接

屈 光 不 正

屈光不正是指当眼处于非调节状态（静息状态）时。外界的平行光线经眼的屈光系统后，不能在视网膜黄斑中心凹聚焦，因此无法产生清晰的成像，成为屈光不正，包括近视、远视、散光和屈光参差等。屈光度为屈光现象大小（屈光力）的单位，以 D 表示。通常用眼镜的度数来反映屈光度，屈光度 D 的数值乘以 100 就是度数。

屈光不正可利用矫正眼镜、隐形眼镜或屈光手术使视力恢复到正常水平。

屈光不正有 4 种：①近视眼，看不清远处物体。②远视眼，看不清近处的物体。③散光，因角膜（覆盖眼球的一层透明膜）不规则弯曲而引起的影像变形。④老视眼，指在一手臂长的距离内有阅读和视觉困难，它与年龄有关，几乎是人人会发生的。

2. 儿童青少年近视防控主要措施

1）增加日间户外活动

强化户外体育锻炼，确保中小学生在校时每天 1h 以上体育活动时间。

幼儿园要保证儿童每天 2h 以上（寄宿制≤3h）户外活动，其中体育活动必须≤1h。

2）保持正确读写姿势

做到"一拳一尺一寸"，即读书写字身体要坐正，保持胸前与桌子距离应约一拳，眼睛与书本距离为33~35cm（1尺），握笔的手指与笔尖距离应3cm左右（1寸）。写字时执笔角度要合适，用硬笔写字时笔杆与纸面的角度在40°~50°，用毛笔时力求笔杆直立。

3）培养健康用眼行为

（1）读写连续用眼时间不宜超过40min，每40min左右要休息10min，可远眺或做眼保健操。

（2）不在走路、吃饭、卧床时、晃动的车厢内、光线暗弱或阳光直射等情况下看书或使用电子产品。

（3）认真规范做眼保健操。做操时注意力集中，闭眼，认真、正确地按揉穴位等，以感觉到酸胀为度。

4）改善采光照明条件，配备适合儿童青少年身高的课桌椅

选择适宜的桌椅读书写字，书桌高度以到上腹部附近为宜。电脑操作台应低于一般课桌的高度，座椅最好高低可调。眼睛与各种电子产品荧光屏的距离一般为屏面对角线的5~7倍，屏面略低于眼高。电脑屏幕中心应与胸部在同一水平线上。

5）按需科学规范合理使用电子产品

课余时间使用电子产品学习30~40min后，应休息远眺放松10min。非学习目的使用电子产品每次不超过15min。2岁以下儿童尽量避免操作各种电子视频产品。

6）保证充足的睡眠和合理的营养

保证睡眠时间，小学生每天睡眠10h、初中生9h、高中生8h。

7）定期检查视力，科学诊疗与矫治

（1）及时告知家长和教师视力变化情况，如看不清黑板上的文字或远处的物体，眼睛经常干涩、经常揉眼等症状。可交替闭上一只眼进行自测，以便发现单眼视力不良。

（2）每个家长都应该安排3岁以内儿童每年到医院眼科检查一次，3岁以上儿童每半年检查一次，掌握儿童的眼睛发育状况，及早发现问题及早应对。

（3）佩戴框架眼镜是矫正屈光不正的首选方法，建议家长到医疗机构遵照医生或验光师的要求给孩子选择合适度数的眼镜，并遵医嘱戴镜。

（4）不要互相借戴眼镜。每个人的屈光度数、瞳孔距离不相同，互相借戴眼镜会出现眼疲劳等症状，影响视力，有害无益。16岁以下的儿童和青少年佩戴隐形眼镜要慎重。

8）要在专业医师指导下合理、适度使用眼保健产品，警惕近视能治愈的虚假宣传。

知识链接　　儿童眼及视力保健指导

（1）早期发现，及时就诊。识别儿童常见眼部疾病，儿童若出现眼红、畏光、流泪、分泌物多、瞳孔区发白、眼位偏斜或歪头视物、眼球震颤、不能追视、视物距离过近或眯眼、暗处行走困难等异常情况，应当及时到医院检查。儿童应当定期接受眼病筛查和视力评估。

（2）防止眼外伤。儿童应当远离烟花爆竹、锐利器械、有害物质，不在具有危险的场所活动，防范宠物对眼的伤害。儿童活动场所不要放置锐利器械、强酸强碱等有害物品，注意玩具的安全性。儿童眼进异物，或眼球扎伤、撞伤，要及时到设有眼科的医疗机构就诊。

（3）预防传染性眼病。教育和督促儿童经常洗手，不揉眼睛。不要带领患有传染性眼病的儿童到人群聚集的场所活动。社区或托幼机构应当注意隔离患有传染性眼病的儿童，防止疾病传播蔓延。

5.2.7 药物滥用控制与戒毒

1. 药物滥用与预防药物依赖

1）药物滥用与药物依赖性

药物滥用是指非医疗目的使用具有依赖性特性的药物，包括偶尔、尝试性地与反复、大量地使用。用药者采用自身给药方式，导致药物依赖性，造成精神错乱和产生一些异常行为，除损害药物滥用者的身体健康外，还带来严重的社会问题。

药物依赖性是药物与机体相互作用所造成的一种精神状态，有时也包括身体状态，它表现出一种强迫要连续或定期用该药的行为和其他反应，为的是要去感受它所产生的特殊精神效应，或是为了避免由于断药所引起的不舒适。可以发生或不发生耐受性。同一人可以对一种以上药物产生依赖性。

药物依赖性会损害健康，严重时会改变人的心境、情绪、意识和行为，引起人格改变和各种精神障碍，甚至出现急性中毒乃至死亡。因此，任何人都不要擅自使用镇静催眠和抗焦虑药（如速可眠、阿米妥和各种安定类药物）、镇痛药等成瘾性药物，包括含有麻醉药品、精神药品成分的复方制剂（如含有可待因、福尔可定等具有成瘾性成分的止咳药），也不要随意丢弃或给他人使用。

2）预防药物依赖性

对于有成瘾性的药物，只有在有充分的理由、充分的把握确定该病对这一治疗方法反应良好时才使用，而且必须由医生开处方到正规医院取药，使用这些药物只能用其所需要的最短时间。

减少依赖药的服用剂量，应当"逐渐"减量，使身体逐步适应，切忌大幅度削减用量或完全停用，否则由于身体无法耐受会出现戒断症状，造成一定的危险。

各类心理障碍和神经症患者，对于自己的焦虑或失眠等症状，不可一味地追求药物，而应设法去除病因，心理疏导、调节生活、体育锻炼、物理治疗等均大为有益。

出现药物依赖后，应去综合医院精神科或精神专科医院接受相应治疗。

2. 拒绝毒品

中国刑法所称的毒品，是指海洛因、鸦片、吗啡、大麻、可卡因，新型合成毒品如冰毒（甲基苯丙胺）、麻谷（含甲基苯丙胺的片剂）、摇头丸、开心水（HAPPY水）、神仙水，新精神活性物质如氯胺酮（K仔、K粉）、合成大麻素类、卡西酮类、芬太尼类、苯乙胺类、哌嗪类、色胺类、植物类（特草、卡痛叶、鼠尾草）等国家规定管制的能够使人形成瘾癖的449种麻醉品、精神物质。

所谓吸毒成瘾，是指吸毒人员因反复使用毒品而导致的慢性复发性脑病。表现为不顾不良后果、强迫性寻求及使用毒品的行为，同时伴有不同程度的个人健康及社会功能损害。

毒品滥用不仅给吸毒者本人及其家庭带来严重危害，也诱发盗抢骗等一系列违法犯罪活动。长期滥用合成毒品还极易导致精神性疾病，由此引发自伤自残、暴力伤害他人、"毒驾"等肇事肇祸案事件时有发生，给公共安全带来风险隐患。

预防毒品危害，应当严格要求自己，绝对不要尝试毒品。国家采取各种措施帮助吸毒人员戒除毒瘾，教育和挽救吸毒人员。吸毒成瘾人员应当进行戒毒治疗。

5.2.8 保持环境卫生

良好的环境是健康的保障。实施健康环境促进行动是《健康中国行动（2019—2030年）》的第6项行动，向公众、家庭、单位（企业）普及环境与健康相关的防护和应对知识。

1. 保护环境，促进健康

健康环境是人民群众健康的重要保障。影响健康的环境因素不仅包括物理、化学和生物等自然环境因素，还包括社会环境因素。

环境污染已成为不容忽视的健康危险因素，与环境污染相关的心血管疾病、呼吸系统疾病和恶性肿瘤等问题日益凸显。无节制地消耗资源和污染环境是造成环境恶化的根源。每个人都有爱护环境卫生，保护环境不受污染的责任。

《中国公民环境与健康素养（试行）》

要主动学习掌握环境与健康素养基本理念、基本知识和基本技能，遵守生态环境行为规范，提升生态环境保护意识、健康防护意识和能力。

2. 自觉维护环境卫生

遵守环境保护法律法规，遵守讲求卫生社会公德，努力营造清洁、舒适的环境。

家庭成员养成良好的环境卫生习惯，及时、主动开展家庭环境卫生清理，做到家庭卫生整洁，光线充足，通风良好，厕所卫生。要维护社区、单位等环境卫生。

积极实施垃圾分类并及时清理，将固体废弃物（废电池、废日光灯管、废水银温度计、过期药品等）主动投放到相应的回收地点及设施中，减少污染物的扩散及对环境的影响。

减少烟尘排放，尽量避免垃圾秸秆焚烧，少放或不放烟花爆竹，重污染天气时禁止露天烧烤。

发现污染生态环境的行为，应及时劝阻，或主动拨打"12369"热线投诉。

> **知识链接** 　　**保护听力，避免发生听力损失**
>
> 世界卫生组织建议工作场所每日接触噪音的最高限值为85dB，持续时间最多8h。
>
> 夜总会、酒吧和体育赛事的许多顾客经常接触甚至更高声级，因此应大幅减少接触时间。这类场合的噪声通常会达到100dB，如果接触时间超过15min，就会有损听力。
>
> 青少年和青年可以通过以下措施更好地保护听力：调低个人音频设备的音量，在嘈杂场所戴上耳塞，使用适配的入耳式或头戴式耳机，最好是降噪耳机。也可以限制从事有噪声活动的时间，让听觉器官不时短暂休息，将个人音频设备使用时间限制在1h以内。可以借助智能手机的应用程序，监控安全听力水平。此外，还应注意听力损失的警示信号，并定期检查听力。

3. 倡导简约适度、绿色低碳、益于健康的生活方式

优先选择绿色产品，尽量购买耐用品，少购买使用塑料袋、一次性发泡塑料饭盒、塑料管等易造成污染的用品，少购买使用过度包装产品，不跟风购买更新换代快的电子产品，外出自带购物袋、水杯等。

适度使用空调，冬季设置温度不高于20℃，夏季设置温度不低于26℃。及时关闭电器电源，减少待机耗电。

坚持低碳出行，优先步行、骑行或公共交通出行，多使用共享交通工具。

4. 保持室内空气流通

要根据天气变化和空气质量适时通风换气。开窗通风可以保持室内空气流通，使室内有害气体或病菌得到稀释，预防呼吸道传染病发生。室外温度较低时要避免穿堂风，注意保暖。

要关注室内空气污染。尽量购买带有绿色标志的装饰装修材料、家具及节能标识的家电产品。新装修的房间定期通风换气，降低装饰装修材料造成的室内空气污染。烹饪过程中提倡使用排气扇、抽油烟机等设备。

雾霾、沙尘等重污染天气时，应关闭门窗，减少室外空气污染物进入室内，有条件的建议开启空气净化装置或新风系统。重污染天气时，建议尽量减少户外停留时间，易感人群停止户外活动。如外出，需做好健康防护。

5. 农村使用卫生厕所

卫生厕所是指有墙、有顶，有厕坑及储粪池，无渗漏，环境卫生，无蝇蛆，基本无臭味，粪便经无害化处理并及时清洁的厕所。

农村应推广使用卫生厕所，管理好人畜粪便，可以防止蚊蝇滋生，减少肠道传染病与某些寄生虫病传播流行。家禽、家畜应当圈养，禽畜粪便要妥善处理。

6. 预防控制病媒生物传播疾病

蚊、蝇、蟑螂、鼠等为病媒生物，即能够将病原体从人或者其他动物传播给人的生物。要遵循以环境治理为主的综合预防控制原则，积极做好病媒生物预防控制工作。

蚊子可以传播疟疾、乙脑、登革热等疾病，要搞好环境卫生，消除蚊子滋生地。根据情况选用纱门、纱窗、蚊帐、蚊香、杀虫剂等防蚊灭蚊用品，防止蚊子叮咬。

苍蝇可以传播霍乱、痢疾、伤寒等疾病。要使用卫生厕所，管理好垃圾、粪便、污物，使苍蝇无处滋生。要注意保管好食物，防止苍蝇叮爬。灭蝇可用苍蝇拍、灭蝇灯等。

蟑螂可以传播痢疾、伤寒等多种疾病。要搞好室内外卫生，减少蟑螂藏身的场所。还可以使用药物杀灭蟑螂。

老鼠可以传播鼠疫、流行性出血热、钩端螺旋体病等多种疾病。要搞好环境卫生，减少老鼠的藏身之地；收藏好食品，减少老鼠对食物的污染。捕捉、杀灭老鼠可以用鼠夹、鼠笼等灭鼠工具，还可以使用安全、高效的药物灭鼠。

5.2.9 口腔健康

口腔是人体的重要组成部分，是消化道和呼吸道的起端，具有咀嚼、吞咽、言语、感觉和维持颌面部形态等功能。口腔健康包括无口腔颌面部慢性疼痛、口咽癌、口腔溃疡、先天性缺陷如唇腭裂、牙周（牙龈）疾病、龋病、牙齿丧失及影响口腔的其他疾病和功能紊乱。牙周病和龋病是最常见的口腔疾病。

健康口腔是全民健康生活方式行动实施的"三减三健"专项行动之一。2019年国家卫生健康委员会于印发《健康口腔行动方案（2019—2025年）》。原卫生部制定了《中国居民口腔健康指南》，包括普通人群篇、孕产妇篇、婴幼儿篇、学龄前儿童篇、学龄儿童篇、老年篇、残疾人篇，共55条。

《中国居民口腔健康指南》

1. 口腔健康的卫生行为

口腔疾病是可以预防、控制和治疗的，良好的口腔卫生习惯与定期口腔专业保健相结合可维护口腔健康，促进全身健康，提高生命质量。

1）早晚刷牙，饭后漱口

龋病和牙周疾病主要是由附着在牙齿上的牙菌斑引起，因此通过自我口腔保健和专业口腔保健清除牙菌斑是维护口腔健康的基础。

刷牙能去除牙菌斑、软垢和食物残渣，保持口腔卫生，维护牙齿和牙周组织健康。

坚持做到每天至少要刷牙两次，饭后漱口。晚上睡前刷牙更重要。吃任何东西后都应及时漱口，或咀嚼无糖口香糖。

（1）提倡用水平颤动拂刷法（图5-2）刷牙。

① 先将刷头放于后牙牙齿与牙龈交界处，上牙向上，下牙向下，与牙齿约呈45°角，轻微加压，前后颤动10次左右，然后将牙刷向牙面转动，上下拂刷。

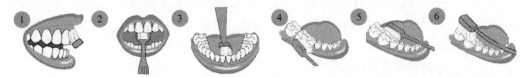

图5-2 水平颤动拂刷法

② 按照上述方法，每次颤动约刷2~3颗牙，刷牙范围应有所重叠。

③ 刷上前牙舌面时，将刷头竖放在牙面上，使前部刷毛接触牙龈边缘，自上而下拂刷。刷下前牙舌面时，自下而上拂刷。

④ 刷咬合面时，刷毛指向咬合面，稍用力做前后短距离来回刷。

（2）提倡使用保健牙刷，注意及时更换。刷牙后应用清水冲洗牙刷，并将刷毛上的水分甩干，刷头向上放在口杯中置于通风处。

（3）提倡使用牙线或牙间刷辅助清洁牙间隙。牙齿与牙齿之间的间隙最容易滞留细菌和软垢。刷牙时牙刷刷毛不能完全伸及牙缝隙，如果在每天刷牙后，能够配合使用牙线或牙缝刷等帮助清洁牙缝隙，可以达到彻底清洁牙齿的目的。

2）提倡使用含氟牙膏

使用含氟牙膏刷牙是安全、有效的防龋措施。但牙膏不能替代药物，只能起到预防作用。3岁以上的儿童每次用量为黄豆粒大小，成年人每次刷牙只需用0.5~1g（长度为0.5~1cm）的膏体即可。如果在牙膏膏体中加入抗菌药物、抗敏感的化学物质，则分别具有减少牙菌斑和缓解牙齿敏感的作用。

3）健康饮食保护牙齿

（1）科学吃糖，少喝碳酸饮料。糖是引起龋病发生的危险因素之一，如果经常摄入过多的含糖食品或饮用过多的碳酸饮料，会导致牙齿脱矿，引发龋病或产生牙齿敏感。

（2）吸烟有害口腔健康。吸烟是牙周病的主要危险因素之一，吸烟者患牙周病的概率较不吸烟者高，戒烟对防治牙周病是非常重要的。吸烟者牙齿表面常常出现褐色烟斑和牙石，引发口腔异味，影响个人外观形象和社会交往。

（3）不咀嚼槟榔。槟榔果为一级致癌物，长期咀嚼槟榔可导致口腔癌变。

4）定期进行口腔检查

建议成年人每年口腔健康检查至少一次，提倡学龄前儿童6个月接受一次口腔检查，能及时发现口腔疾病，早期治疗。医生还会根据情况需要，采取适当的预防措施，预防口腔疾病的发生和控制口腔疾病的发展。

5）建议每年定期洁牙（洗牙）一次，保持牙齿坚固和牙周健康

牙菌斑、食物残渣、软垢在牙面上附着沉积，与唾液中的矿物质结合，逐渐钙化形成牙石。自我口腔保健方法只能清除牙菌斑，不能去除牙石。洁牙过程中可能会有牙龈出血，洁牙之后也可能会出现短暂的牙齿敏感，但一般不会伤及牙龈和牙齿，更不会造成牙缝稀疏和牙齿松动。

2. 口腔的健康管理

1）不要带着口腔疾病怀孕

妇女在怀孕早期和晚期如接受复杂口腔治疗，会因为紧张和疼痛等因素，增加胎儿流产或早产的风险。因此，女性在计划怀孕前就应主动接受口腔健康检查，及时发现并处理口腔内的疾病或隐患。

2）儿童口腔健康是家长的责任

（1）从出生开始，家长应为婴幼儿清洁口腔。婴儿出生之后，家长应每天用软纱布或软毛牙刷为孩子擦洗口腔。牙齿萌出后，可用纱布或软毛刷轻轻地为孩子擦洗口腔和牙齿。当多颗牙齿萌出后，家长可用指套刷或软毛刷为孩子每天刷牙2次，并确保清洁上下颌所有的牙面，特别是接近牙龈缘的部位。

（2）儿童学习刷牙，家长应帮助和监督。0～3岁儿童的口腔护理由家长帮助完成，每天至少2次。3～6岁儿童由家长和幼儿园老师教授用简单的转圈刷牙法。其要领是将刷毛放置在牙面上，轻压使刷毛屈曲，在牙面上画圈，每部位反复画圈5次以上，前牙内侧需将牙刷竖放，牙齿的各个面均应刷到。此外，家长还应每天帮孩子刷牙1次。6岁以后，儿童基本掌握了刷牙方法，但家长还要监督孩子，以保证刷牙的效果。

（3）帮助孩子尽早戒除口腔不良习惯。如吮指、咬下唇、吐舌、口呼吸等儿童口腔不良习惯，应尽早戒除，否则会造成上颌前突、牙弓狭窄、牙列拥挤等牙颌畸形。

如果3岁以上的儿童仍存在上述不良习惯，且不能通过劝导而戒除，应及时到医院诊治，通过适当的矫正方法，帮助其戒除不良习惯。

3）为适龄儿童进行窝沟封闭

窝沟封闭是预防恒磨牙窝沟龋的最有效方法。其原理是用高分子材料把牙齿的窝沟填平，使牙面变得光滑易清洁，细菌不易存留，达到预防窝沟龋的作用。

窝沟封闭的适宜年龄：乳磨牙在3～4岁，第一恒磨牙（六龄齿）在6～7岁，第二恒磨牙在11～13岁。做窝沟封闭要由医生检查后，确认符合适应证的牙齿才需要做。同时，做完窝沟封闭的儿童仍然不能忽视每天认真刷牙。

4）积极防治龋病和牙周炎

龋病俗称虫牙或蛀牙，龋坏的牙齿硬组织发生颜色、形态和质地的改变，是由于口腔里的某些细菌，利用食物中的糖发酵产酸而逐渐产生的。龋病早期没有自觉症状，只

有通过定期检查才能发现，及时治疗效果好；如任其发展，会出现疼痛、牙根发炎、肿胀，治疗复杂、费用高，甚至导致牙齿丧失。乳牙龋病也应及时治疗。

牙周病包括牙龈炎和牙周炎，是成年人牙齿丧失的首位原因。牙龈炎主要表现为牙龈出血，可治愈但易反复发生。牙周炎是牙龈炎进一步发展的结果，可出现牙龈红肿出血或退缩、牙齿松动、移位、口腔异味等。

牙菌斑是黏附在牙齿表面的细菌膜，是龋病和牙周病的致病因素。有效刷牙是减少和控制牙菌斑最主要的方法。

知识链接　　　　　　　　　　　口腔健康的自我检查

（1）检查牙齿。成年人可自己对着镜子检查，小孩则应由家长检查。主要检查牙齿有无颜色、形态和质地的改变及牙齿的数目和排列，如牙齿有发暗、变黑或龋坏成洞，应去医院检查治疗。儿童的牙齿检查还应注意有无牙列不齐，有无恒牙长出，乳牙脱落情况，有无地包天等。

（2）检查牙周组织。观察牙齿周围有无色素沉着及变色的牙石堆积。检查牙龈，注意是否红肿、触之是否易出血、糜烂等，以及有无牙龈萎缩、溢脓、口臭等。对戴假牙的人，应注意检查有无压迫性疼痛、红肿溃疡等。发现上述情况应去医院诊治。

（3）检查口腔黏膜。检查口腔黏膜时应从外向内依次检查，顺序为上下口唇、口角、颊部、腭部、口底及咽部。观察有无色泽变化、肿胀、溃疡、糜烂、皲裂、白色或红色斑、瘢痕、结节等。在颊部左、右各相当于第一磨牙（六龄齿）的部位，可见两个乳头状突起，此为腮腺导管开口，在舌头抬起时舌系带两侧可见下颌下腺导管的开口，均为正常结构。

（4）检查颞下颌关节。以双手食指触摸两侧耳屏前的颞下颌关节，轻轻压迫并做张闭口运动，正常张口度约为 2.5 个横指，无疼痛，无弹响，张闭口均很自如。如出现张口时疼痛、弹响、张口困难及咬东西时疼痛或下颌偏斜时，应去口腔科找医师检查治疗。

5）牙齿缺失应及时修复

缺失牙在我国中老年人群中很常见，牙齿缺失易发生咀嚼困难、对颌牙伸长、邻牙倾斜等。前牙缺失还会导致发音不准、面部形态发生变化，全口牙丧失后，咀嚼十分困难，面容明显苍老。不论失牙多少，都应在拔牙 2～3 个月后及时进行义齿修复。

缺失牙的修复目前主要有活动修复（包括局部义齿和全口假牙）和固定修复（包括固定桥、种植义齿）。修复前应治疗余留牙的疾病，必要时对牙槽骨和软组织进行修整，以保证修复质量。

对于佩戴活动假牙（可摘义齿）的老年人，应在每次饭后取出刷洗干净。

5.2.10　公民中医养生保健素养

1. 基本理念和知识

中医养生保健，是指在中医理论指导下，通过各种方法达到增强体质、预防疾病、延年益寿目的的保健活动。

中医养生的理念是顺应自然、阴阳平衡、因人而异。情志、饮食、起居、运动是中医养生的四大基石。中医养生保健强调全面保养、调理，从青少年做起，持之以恒。

中医治未病思想涵盖健康与疾病的全程，主要包括三个阶段：一是"未病先防"，预防疾病发生；二是"既病防变"，防止疾病发展；三是"瘥后防复"，防止疾病复发。

中药保健是利用中药天然的偏性调理人体气血阴阳的盛衰。服用中药应注意年龄、体质、季节的差异。

药食同源。常用药食两用的中药有蜂蜜、山药、莲子、大枣、龙眼肉、枸杞子、核桃仁、茯苓、生姜、菊花、绿豆、芝麻、大蒜、花椒、山楂等。

中医保健五大要穴是膻中、三阴交、足三里、涌泉、关元。

自我穴位按压的基本方法有点压、按揉、掐按、拿捏、搓擦、叩击、捶打。

刮痧可以活血、舒筋、通络、解郁、散邪。拔罐可以散寒湿、除淤滞、止肿痛、祛毒热。艾灸可以行气活血、温通经络。

煎服中药避免使用铝、铁质煎煮容器。

2. 健康的生活方式与行为

（1）保持心态平和，适应社会状态，积极乐观地生活与工作。

（2）起居有常，顺应自然界晨昏昼夜和春夏秋冬的变化规律，并持之以恒。

（3）四季起居要点：春季、夏季宜晚睡早起，秋季宜早睡早起，冬季宜早睡晚起。

（4）饮食要注意谷类、蔬菜、水果、禽肉等营养要素的均衡搭配，不要偏食偏嗜。

（5）饮食宜细嚼慢咽，勿暴饮暴食，用餐时应专心，并保持心情愉快。

（6）早餐要好，午餐要饱，晚餐要少。

（7）饭前洗手，饭后漱口。

（8）妇女有月经期、妊娠期、哺乳期和更年期等生理周期，养生保健各有特点。

（9）不抽烟，慎饮酒，可减少相关疾病的发生。

（10）人老脚先老，足浴有较好的养生保健功效。

（11）节制房事，欲不可禁亦不可纵。

（12）体质虚弱者可在冬季适当进补。

（13）小儿喂养不要过饱。

3. 常用养生保健内容

（1）情志养生。通过控制和调节情绪以达到身心安宁、情绪愉快的养生方法。

（2）饮食养生。根据个人体质类型，通过改变饮食方式，选择合适的食物，从而获得健康的养生方法。

（3）运动养生。通过练习中医传统保健项目的方式来维护健康、增强体质、延长寿命、延缓衰老的养生方法，常见的养生保健项目有太极拳、八段锦、五禽戏、六字诀等。

（4）时令养生。按照春夏秋冬四时节令的变化，采用相应的养生方法。

（5）经穴养生。根据中医经络理论，按照中医经络和腧穴的功效主治，采取针、灸、推拿、按摩、运动等方式，达到疏通经络、调和阴阳的养生方法。

（6）体质养生。根据不同体质的特征制定适合自己的日常养生方法，常见体质类型有平和质、阳虚质、阴虚质、气虚质、痰湿质、湿热质、血瘀质、气郁质、特禀质9种。

4. 常用养生保健简易方法

（1）叩齿法。每天清晨睡醒之时，把牙齿上下叩合，先叩臼齿30次，再叩前齿30次。有助于牙齿坚固。

（2）闭口调息法。经常闭口调整呼吸，保持呼吸的均匀、和缓。

（3）咽津法。每天清晨，用舌头抵住上颚，或用舌尖舔动上颚，等唾液满口时，分数次咽下。有助于消化。

（4）搓面法。每天清晨，搓热双手，以中指沿鼻部两侧自下而上，到额部两手向两侧分开，经颊而下，可反复10余次，至面部轻轻发热为度。可以使面部红润光泽，消除疲劳。

（5）梳发。用双手十指插入发间，用手指梳头，从前到后按搓头部，每次梳头50～100次。有助于疏通气血，清醒头脑。

（6）运目法。将眼球自左至右转动10余次，再自右至左转动10余次，然后闭目休息片刻，每天可做4～5次。可以清肝明目。

（7）凝耳法。两手掩耳，低头、仰头5～7次。可使头脑清净，驱除杂念。

（8）提气法。在吸气时，稍用力提肛门连同会阴上升，稍后，在缓缓呼气放下，每天可做5～7次。有利于气的运行。

（9）摩腹法。每次饭后，用掌心在以肚脐为中心的腹部顺时针方向按摩30次左右。可帮助消化，消除腹胀。

（10）足心按摩法。每天临睡前，以拇指按摩足心，顺时针方向按摩100次。有强腰固肾的作用。

5.3 科学健身

生命在于运动，运动需要科学。实施全民健身行动是《健康中国行动（2019—2030年）》中的第3项行动，为不同人群提供针对性的运动健身方案或运动指导服务。

体育健身（运动锻炼）是身体活动的一部分，涉及有计划、有条理和反复的动作，目的在于增进或维持身体素质的一个或多个方面。

根据世界卫生组织的定义，身体活动系指由骨骼肌肉产生的需要消耗能量的任何身体动作，其中包括工作期间的活动、游戏、家务、出行和休闲娱乐活动。

5.3.1 身体活动有益健康

1. 缺乏身体活动的风险

缺乏身体活动是全球十大主要死亡风险因素之一，是心血管疾病、癌症和糖尿病等非传染性疾病的一个主要风险因素。在许多国家日益严重，增加了非传染性疾病负担并影响全球总体健康。与身体活动充分者相比，身体活动不足者的死亡风险会增加20%～30%。在全球，1/4的成年人和超过80%的在校青少年的身体活动不足。

2. 身体活动的益处

（1）增强体质，提高健康水平。健身活动可以提高人体的心肺功能、肌肉力量、柔韧、平衡和反应能力，改善骨骼和功能性健康。散步、骑自行车或体育运动等有规律的中等强度身体活动明显有益于健康。

（2）防治疾病，提高生活质量。健身活动可以增强机体免疫力，降低高血压、冠心病、中风、糖尿病、包括乳腺癌和结肠癌在内的多种癌症及抑郁症的风险；降低跌倒及髋部或脊椎骨折的风险；对能量平衡和体重控制具有极为重要的作用。

（3）提高学习和工作效率。健身活动可以提高人的认知能力，使人集中精力。有助于提高青少年学习效率和学习成绩，延长成年人有效工作时间，提高工作效率。

3. 增加身体活动的健康行为

（1）通过日常活动促进身体活动，如承担家务劳动。

（2）选择步行、骑车为主要的交通工具。

（3）乘坐公共交通工具时，提前1~2站下车或步行一定距离后再乘车。

（4）驾车出行时将车停在较远处，增加步行机会。

（5）尽量减少坐或躺着看电视、阅读和使用电脑等静态活动，在进行这些活动的同时进行一些身体活动，如伸展四肢、原地踏步等。

（6）闲暇时间多参加各种运动。

5.3.2 体育健身活动方式

体育运动方式是体育健身活动者采用的具体健身手段和健身方法。按人体基本运动形式，健身运动分为上肢运动、下肢运动和全身运动三类。

根据不同体育健身活动方式的运动特征，可以将体育健身活动项目归纳为五大类。

1. 有氧运动

有氧运动也叫耐力运动，是指人体在氧气供应充足条件下，全身主要肌肉群参与的节律性周期运动。有氧运动时，全身主要肌肉群参与工作，可以全面提高人体机能，是目前国内外最受欢迎的体育活动方式。

根据运动强度，有氧运动分为中等强度运动和大强度运动。中等运动强度主要包括健身走、慢跑（6~8km/h）、骑自行车（12~16km/h）、登山、爬楼梯、游泳等。大强度运动主要包括跑步（8km/h以上）、骑自行车（16km/h 时以上）等。

中等强度的有氧运动节奏平稳，是中老年人最安全的体育活动方式。

人们在进行体育健身活动时，应将有氧运动作为基本的体育活动方式，以提高心肺功能、减轻体重、调节血压、改善血脂为主要目的体育锻炼者，可首选有氧运动方式。

2. 力量练习

力量练习是指人体克服阻力，提高肌肉力量的运动方式。力量练习可以提高肌肉力量、增加肌肉体积、发展肌肉耐力，促进骨骼发育和骨健康。

力量练习包括非器械力量练习和器械力量练习。非器械练习是指克服自身阻力的力量练习，包括俯卧撑、原地纵跳、仰卧起坐等；器械力量练习是指人体在各种力量练习器械上进行的力量练习。

青少年进行力量练习，可以明显改善自身体质，使身体更加强壮；成年以后，随着年龄的增长，力量练习应逐年增加；老年人进行力量练习，可以提高平衡能力，防止由于身体跌倒导致的各种意外伤害。

3. 球类运动

球类运动包括篮球、足球、橄榄球、曲棍球、冰球等直接身体接触的球类运动，和排球、乒乓球、羽毛球、网球、门球、柔力球等非直接身体接触的球类运动。

球类运动的趣味性强，但都具有一定的专项技术要求，需要良好的身体素质作为基础。经常参加球类运动可以提高机体的心肺功能、肌肉力量和反应能力，调节心理状态，是青少年首选的体育活动项目。

4. 中国传统运动

中国传统运动方式包括武术、气功等，具体形式如太极拳（剑）、木兰拳（剑）、武术套路、五禽戏、八段锦、易筋经、六字诀等。

中国传统运动健身方式动作平缓，柔中带刚，强调意念与身体活动相结合，具有独特的健身养生效果。可以提高人体的心肺功能、平衡能力，改善神经系统功能，调节心理状态，且安全性好。以提高身体平衡能力、柔韧性、协调性和改善心肺功能、调节心理状态为主要健身目的人，特别是中老年人群，可以选择中国传统运动健身方式。

5. 牵拉练习

牵拉练习包括静力性牵拉练习和动力性牵拉练习。静力性牵拉包括正压腿、侧压腿、压肩等；动力性牵拉包括正踢腿、侧踢腿、甩腰等。初参加体育健身活动的人，应以静力性牵拉练习为主，随着柔韧能力的提高，逐渐增加动力性牵拉练习内容。

各种牵拉练习可以增加关节的活动幅度，提高运动技能，减少运动损伤。

5.3.3 体育健身活动原则

1. 动则有益、多动更好、适度量力、贵在坚持

动则有益是指平时缺乏身体活动的人要改变静态、改变久坐的生活方式。动就比不动好，动得多一点比动得少一点好，所以强调多动更好。

所谓多动，指的是在原有身体活动水平上增加活动的时间、强度和量。低强度、短时间的身体活动积累起来可益于健康，而加强频率和强度，可以得到更好的健康效应。

适度量力是指包括肌肉、心肺功能较差的人，应该从低水平开始，逐步增量，循序渐进。如果活动前身体感觉疲劳、不适，就不要做力不从心的活动。即便是以前有能力完成的活动，但如果目前觉得身体不大舒服，那么也要适度减轻。

贵在坚持是指身体活动促进健康不在于一朝一夕，而在于长期的坚持。因为人体各个组织都有用进废退的特点，也就是只要用就可以使它变强，不用就慢慢退步了。所以要坚持耐力的训练，以增强心脏的收缩力，维持动脉血管的弹性，让骨骼和肌肉更强壮。另外，坚持锻炼也能够使身体活动更安全，降低发生运动的损伤。

2. 减少静态行为，每天保持身体活跃状态

减少静态行为就是不能总坐着，坐一段时间一定要动一动，要保持身体每天处于活跃的状态，能站着就不坐，能动着就不静。

3. 身体活动达到推荐量

身体活动要达到《中国人群身体活动指南（2021）》要求的 2 岁及以下儿童、3~5 岁儿童、6~17 岁儿童青少年、18~64 岁成年人、65 岁及以上老年人 5 个年龄组人群以及慢性病患者身体活动推荐量。

4. 安全地进行身体活动

安全地进行身体活动也就是开展身体活动的同时要避免伤害。开始体育健身活动前，应进行身体检查，全面评价个人身体状况和运动能力，制定适合自己特点的体育健身活动方案。体育健身活动前要做好充分的准备活动，体育健身活动后要做好整理和放松活动。

5.3.4 体育健身活动的强度与时间

1. 体育健身活动的强度

体育健身活动强度是指单位时间内身体活动的能耗水平或对人体生理刺激的程度。

绝对强度又称物理强度，是指身体活动的绝对物理负荷量，而不考虑个人生理的承受能力。有氧运动时绝对强度表现为单位时间能量消耗量，如每公斤体重每分钟耗氧量。

相对强度属于生理强度的范畴，更多考虑个体生理条件对某种身体活动的反应和耐受能力。有氧运动时，生理强度常表达为个人最大耗氧量或最大心率的百分比。在一定条件下，身体活动的能耗水平与个体耗氧量或心率水平呈相关。

1）体育健身活动强度的划分

（1）小强度运动。对身体的刺激作用较小，运动过程中心率一般不超过100次/min，如散步等。

（2）中等强度运动。如健步走、慢跑、骑自行车、太极拳、网球双打等，对身体的刺激强度适中，运动过程中心率一般在100~140次/min。

一般来讲，在进行中等强度有氧运动时，呼吸比较急促，主观体力感觉为轻松或稍累。目前，推荐中等强度作为有益健康的身体活动水平。

（3）大强度运动。如跑步、快速骑自行车、快节奏的健身操、快速爬山、登楼梯、网球单打等，对身体的刺激强度较大，可进一步提高健身效果，运动中心率超过140次/min。

体育健身活动强度是制定体育健身活动方案的重要内容。强度过小，没有明显的健身效果；强度过大，不仅对健身无益，还可能造成运动伤害。

有良好运动习惯、体质好的人，可进行大强度、中等强度运动；具有一定运动习惯、体质较好的人，可采用中等强度运动；初期参加体育健身活动或体质较弱的人，可进行中等或小强度运动。实施体育健身活动方案时，应根据自身情况，科学调整运动强。

2）力量练习强度

力量练习的负荷重量越大，表示运动强度越大。在进行力量练习时，常采用最大重复负荷（RM）表示负荷强度的大小。最大重复负荷是指在肌肉力量练习时，采用某种负荷时所能重复的最多力量练习次数。

力量练习负荷强度可划分为小强度、中等强度和大强度三个级别。力量练习强度与健身效果密切相关，大强度力量练习主要用于提高肌肉最大收缩力量，中等强度力量练习可以用于提高肌肉力量、增加肌肉体积，小强度力量练习主要用于发展肌肉耐力。

2. 体育健身活动的时间

体育健身活动的时间是指一次活动所持续的时间，通常以分钟表示。

每次体育健身活动时间直接影响体育健身活动效果。对于经常参加体育锻炼的人，每天有效体育健身活动时间为30~90min。

在参加体育健身活动的初期，运动时间可稍短；经过一段时间体育健身活动，身体对运动产生适应后，可以延长运动时间。每天体育健身活动可集中一次进行，也可分开多次进行，每次体育健身活动时间应持续 10min 以上。

有体育健身活动习惯的人每周应运动 3~7d，每天应进行 30~60min 的中等强度运动，或 20~25min 的大强度运动。

为了取得理想的体育健身活动效果，每周应进行 150min 以上的中等强度运动，或 75min 以上的大强度运动；如果有良好的运动习惯，且运动能力测试综合评价为良好以上的人，每周进行 300min 中等强度运动，或 150min 大强度运动，健身效果更佳。

3. 中国人群身体活动指南

1）不同年龄人群

1）2 岁及以下儿童身体活动指南

（1）每天与看护人进行各种形式的互动式玩耍.

（2）能独立行走的幼儿每天进行至少 180 min 身体活动。

（3）受限时间每次不超过 1h；不建议看各种屏幕。

2）3~5 岁儿童身体活动指南

（1）每天进行至少 180 min 身体活动，其中包括 60 min 活力玩耍，鼓励多做户外活动。

（2）每次静态行为不超过 1h；每天视屏时间累计少于 1h。

3）6~17 岁儿童青少年身体活动指南

（1）每天进行至少 60min 中等强度到高强度的身体活动，且鼓励以户外活动为主。

（2）每周至少 3d 肌肉力量练习和强健骨骼练习。

（3）减少静态行为。每次静态行为持续不超过 1h；每天视屏时间累计少于 2h。

4）18~64 岁成年人身体活动指南

（1）每周进行 150~300min 中等强度或 75~150min 高强度有氧活动，或等量的中等强度和高强度有氧活动组合。

（2）每周至少进行 2d 肌肉力量练习。

（3）保持日常身体活动，并增加活动量。

5）65 岁以上成年人老年人身体活动指南

（1）成年人身体活动推荐同样适用于老年人。

（2）坚持平衡能力、灵活性和柔韧性练习。

（3）如身体不允许每周进行 150min 中等强度身体活动，应尽可能地增加各种力所能及的身体活动。

6）慢性病患者身体活动指南

（1）慢性病患者进行身体活动前应咨询医生，并在专业人员指导下进行。

（2）如身体允许，可参照同龄人群的身体活动推荐。

（3）如身体不允许，仍鼓励根据自身情况进行规律的身体活动。

5.3.5 一次体育健身活动的内容与安排

1. 准备活动

准备活动是指主要体育健身活动开始前的各种身体练习，时间一般为 5~10min。

准备活动主要包括两方面内容：一是进行适量的有氧运动，如快走、慢跑等，使身体各器官系统"预热"，提前进入工作状态；二是进行各种牵拉练习，增加关节活动度，提高肌肉、韧带等软组织弹性，预防肌肉损伤。

2. 基本活动

基本活动是体育锻炼的主要运动形式，包括有氧运动、力量练习、球类运动、中国传统运动健身方式等，持续时间一般为30～60min。

在一次体育健身活动中，需要选择合适的运动方式、控制适宜的运动强度和运动时间。不同体育健身活动方式的运动强度、持续时间和运动频率安排，见表5-1。

表5-1　不同体育健身活动方式的运动强度、持续时间和运动频率安排

运动项目	运动强度	持续时间/min	运动频率/（d/周）
快走、慢跑、游泳、自行车、扭秧歌	中	≥30	5～7
跑步、快节奏健美操	大	≥20	2～3
太极拳、气功	中	≥30	3～7
篮球、足球、网球、羽毛球、乒乓球	中、大	≥30	3
力量练习	中	≥20	2～3
牵拉练习	—	5～10	5～7

3. 放松活动

放松活动是指主要运动健身活动后进行的各种身体活动，时间一般为5～10min。主要包括行走（或慢跑）等小强度活动和各种牵拉练习。

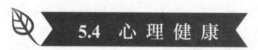

5.4　心理健康

心理健康是健康的重要组成部分。实施心理健康促进行动是《健康中国行动（2019—2030年）》的第5项行动，其宗旨是通过心理健康教育、咨询、治疗、危机干预等方式，引导公众科学缓解压力，正确认识和应对常见精神障碍及心理行为问题。

5.4.1　心理健康促进

1. 心理健康与心理健康服务的概念

心理健康是人在成长和发展过程中，认知合理、情绪稳定、行为适当、人际和谐、适应变化的一种完好状态，是健康的重要组成部分。

心理健康服务是运用心理学及医学的理论和方法，预防或减少各类心理问题，促进心理健康，提高生活质量。主要包括心理健康宣传教育、心理咨询、心理疾病治疗、心理危机干预等。

心理健康服务包括面对面服务和远程心理服务。前者指心理服务专业人员和来访者/病人在同一物理空间内（实体机构，如心理咨询所）的交流咨询方式。后者指利用现有远程传送方式和技术，包括互联网（如网站、社交媒体）、移动设备（如手机移动端App）、

电子邮件、短信、电话、网络电话、视频会议等，提供心理健康服务。

2. 影响心理健康的因素

心理健康和精神疾病与躯体健康和躯体疾病一样，是由多个相互作用的生物、心理和社会因素决定的。

影响精神疾病发生的生物学因素包括：年龄、性别、遗传、产前产后的发育情况、躯体疾病和成瘾物质等，如有精神疾病家族史的人更容易患精神疾病。

心理因素包括：人的个性特征、对事物的看法、应对方式和情绪特点等。如心理负担过重、对各种生活事件的心理反应大，均可能诱发精神疾病。

社会因素包括：生活中的各种大事、意外和不良事件、家庭和社会的支持、文化、环境等。如天灾人祸、亲人亡故、工作或学业受挫、失恋、婚姻危机等重大生活事件等都是诱发精神疾病的重要因素。

3. 重视和维护心理健康

每个人一生中都会遇到各种心理健康问题，重视和维护心理健康非常必要。

科学认识心理健康与身体健康之间的相互影响，保持积极健康的情绪，避免持续消极情绪对身体健康造成伤害。心理有问题不等于精神病，心理问题不等于思想问题。

心理健康问题能够通过调节自身情绪和行为、寻求情感交流和心理援助等方法来缓解压力。保持乐观、开朗、豁达的生活态度，合理设定自己的目标，调适对社会和他人的期望值。要建立良好的人际关系，积极寻求人际支持，适当倾诉与求助。保持健康的生活方式，积极参加社会活动，培养健康的兴趣爱好，均有助于保持和促进心理健康。

家庭成员之间要平等沟通交流，尊重家庭成员的不同心理需求。当与家庭成员发生矛盾时，不采用过激的言语或伤害行为，不冷漠回避，而是要积极沟通加以解决。营造相互理解、相互信任、相互支持、相互关爱的家庭氛围和融洽的家庭关系。

如果怀疑有明显心理行为问题或精神疾病，可以向医院的相关科室、专业的心理咨询机构和社会工作服务机构等寻求专业帮助。诊断精神疾病，要去精神专科医院或综合医院专科门诊。

4. 突发事件发生后的心理援助

各类自然灾害、人为事故、交通意外、暴力事件等突发事件，除直接影响人们的正常生活外，还会引起明显的心理痛苦、恐惧，严重的可引起精神障碍。积极给予受影响人群心理支持和救助，是避免突发事件导致的心理健康问题的可行方法。

发生突发事件时，按照应急预案的规定，组织开展心理援助工作，及时疏导他们的心理压力，缓减紧张、恐惧等不良心理。

应从官方获取突发事件相关信息，如事件进展、应急措施等，不轻信小道消息。

突发事件发生后，注意自己的感情、行为和思维的变化。突发事件发生时，感到痛苦是正常的，如悲伤、担心、注意力难以集中、失眠等，在随后的几周和几月里多数人可能会感觉好起来，如果几个星期后痛苦没有减少或变得更坏了，应寻求专业的帮助。

不要通过暴饮暴食、大量饮酒等方式缓解负性情绪。

5.4.2 常见精神障碍的预防

1. 精神障碍的概念

精神障碍又称精神疾病，是指由各种原因引起的感知、情感和思维等精神活动的紊乱或者异常，导致患者明显的心理痛苦或者社会适应等功能损害。

常见的精神障碍有情感性精神障碍（如抑郁症、躁狂症）、器质性精神障碍（如老年期痴呆）等。精神障碍根据病情的严重程度，分为一般的精神障碍和严重的精神障碍。许多精神障碍患者有妄想、幻觉、错觉、情感障碍、哭笑无常、自言自语、行为怪异、意志减退，绝大多数病人缺乏自知力，不承认自己有病，不主动寻求医生的帮助。

严重精神障碍是指疾病症状严重，导致患者社会适应等功能严重损害、对自身健康状况或者客观现实不能完整认识，或者不能处理自身事务的精神障碍。主要包括精神分裂症、分裂情感性障碍、偏执性精神病、双相情感障碍、癫痫所致精神障碍、精神发育迟滞伴发精神障碍等六种。

导致精神障碍的致病因素有多方面，既有先天遗传、个性特征及体质因素、器质因素，也有社会性环境因素等。

2. 抑郁症

抑郁障碍是指各种原因引起的以显著而持久的心境低落为主要临床特征的一类心境障碍。抑郁症是其最常见的类型，核心症状为心境低落、兴趣和愉快感丧失、疲劳感、活力减退或丧失，其他症状有集中注意和注意力降低、自我评价和自信降低、自罪观念和无价值感、认为前途暗淡悲观、自伤或自杀的观念或行为、睡眠障碍、食欲下降等。

2019年中国精神卫生调查数据提示，抑郁障碍的终生患病率为6.8%。全球共有超过3.5亿人患有抑郁症，遍布各个年龄组，抑郁症患者中女性居多。

1）怀疑患有抑郁症应及时寻求专业帮助

出现心情压抑、愉悦感缺乏、兴趣丧失，伴有精力下降、食欲下降、睡眠障碍、自我评价下降、对未来感到悲观失望等表现，甚至有自伤、自杀的念头或行为，持续存在2周以上，可能患有抑郁障碍。如果怀疑患有抑郁症，要及时寻求专业帮助。

抑郁症的防治策略是提高知晓率、就诊率、识别率和治疗率。由于抑郁症患者往往遭到歧视，许多患者不愿承认自己患病且不愿寻求治疗。如果怀疑周围有人要自杀，要立即告知其亲友，寻求心理（精神）科医生帮助，紧急情况时报警。

2）抑郁症的心理治疗与药物治疗

心理治疗及抗抑郁药等相关药物治疗是抑郁症的有效治疗手段。

抑郁症的心理治疗，包括认知行为疗法、人际心理疗法和行为心理治疗等方法。心理治疗需要一个过程，不会通过一次心理咨询就解决问题。治疗的成功与否不仅在于医生的技术与魅力，患者本人的求治动机、领悟性和从医性等是基本保障。

轻微的抑郁症患者不用药物，单纯心理治疗即可处理。对于中、重度抑郁患者的治疗，抗抑郁药是不可以少的。服用抗抑郁药一定要严格遵从医嘱，在症状改善后一般还需要几个月的维持时间方可逐渐减药、停药。

儿童青少年抑郁障碍的治疗应坚持抗抑郁药与心理治疗并重的原则。

3. 焦虑症

焦虑障碍又称焦虑症，是一组以病理性焦虑症状为主要临床相的精神障碍的总称。焦虑障碍的特点是过度恐惧和焦虑，以及相关的行为障碍。恐惧是指面临具体不利的或危险的处境时出现的焦虑反应，焦虑是指缺乏相应的客观因素下出现内心极度不安的期待状态，伴有紧张不安和自主神经功能失调症状。

按照临床表现和发病特点，常见的焦虑障碍包括广泛性焦虑障碍、惊恐障碍、场所恐惧症、社交焦虑障碍和特定恐惧障碍等。2019年中国精神卫生调查（CHMS）结果显示，焦虑障碍是我国最常见的精神障碍，年患病率为5.0%，终生患病率为7.6%。女性患者是男性的2倍，老年人的焦虑症状越来越常见。

焦虑障碍的临床表现包括精神症状和躯体症状。精神症状表现为焦虑、担忧、害怕、恐惧、紧张不安；躯体症状表现为心慌、胸闷、气短、口干、出汗、肌紧张性震颤、颜面潮红、苍白等自主神经功能紊乱症状。如果怀疑患有焦虑症，要及时寻求专业帮助。

抗焦虑药物等药物治疗及心理治疗是焦虑症的主要治疗方法。

正常的焦虑可以通过自我心理调节，增加自信，减少自卑感，减少对尚未发生的事情做出负性判断。将更多的注意力集中于"做事"本身，而不是放在你想要透过做事而获得的结果上面。当发现自己愤怒、担忧、害怕时，有意识地进行腹式呼吸。

4. 精神分裂症

精神分裂症是一组病因未明的严重精神疾病。多起病于青壮年，常有知觉、思维、情感和行为等方面的障碍，一般无意识及智能障碍。精神分裂症是重点防治的精神疾病，其终生患病率约为0.6%，且致残率较高。当一个人出现不寻常的行为方式和态度变化时，应及早就诊。

精神分裂症的防治策略是提供以患者为中心的医院、社区一体化的连续治疗和康复。

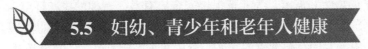

5.5 妇幼、青少年和老年人健康

5.5.1 妇幼健康

孕产期和婴幼儿时期是生命的起点，妇幼健康是全民健康的基础。妇幼健康促进行动是《健康中国行动（2019—2030年）》的第7项行动，其宗旨是针对婚前、孕前、孕期、儿童等阶段特点，积极引导家庭科学孕育和养育健康新生命，健全出生缺陷防治体系。加强儿童早期发展服务，完善婴幼儿照护服务和残疾儿童康复救助制度，促进生殖健康，推进农村妇女宫颈癌和乳腺癌检查。

1. 母婴健康基本行为

促进母亲和婴儿健康，提高出生人口素质，是每一位公民的社会责任。原卫生部印发的《母婴健康素养——基本知识与技能（试行）》，包括基本知识和理念、健康生活方式和行为、基本技能三个部分55条。

1）主动接受婚前和孕前保健服务

要主动了解妇幼保健和出生缺陷防治知识。婚前和孕前保健可

《母婴健康素养——基本知识与技能（试行）》

以帮助准备结婚或怀孕的男女双方了解自身的健康状况，发现可能影响婚育的有关疾病和问题，接受有针对性的咨询和指导，提高婚姻质量和促进安全孕育。

2）孕期应当至少接受 5 次产前检查并住院分娩

发现妇女怀孕后，应及时去医院检查，并建立"孕产妇保健手册"。孕妇要按要求主动按时接受孕产期保健服务，掌握孕产期自我保健知识和技能。孕期至少应进行 5 次产前检查，分别是孕早期 1 次、孕中期 2 次、孕晚期 2 次，有异常情况者应适当增加检查次数。定期产前检查能够动态监测胎儿发育情况，及时发现妊娠并发症或合并症。

孕妇要到有助产技术服务资格的医疗保健机构住院分娩，高危孕妇应提前住院待产，最大限度地保障母婴安全。提倡自然分娩，减少非医学需要的剖宫产。

孕妇宜保证合理膳食，均衡营养，维持合理体重。保持积极心态，放松心情有助于预防孕期和产后抑郁。产后 3～7d 和 42d 主动接受社区医生访视，并结合自身情况，选择合适的避孕措施。

2. 养育儿童的健康行为

1）科学养育，促进儿童健康成长

强化儿童家长为儿童健康第一责任人的理念，把儿童的健康、安全和养育工作放在首位，提高儿童家长健康素养。按照《中国婴幼儿喂养指南》要求保证婴幼儿的营养需求，根据《中国学龄前儿童膳食指南》合理安排 2～5 岁儿童的膳食，监测儿童的生长发育状况。逐步养成儿童良好的进食行为，关注儿童的口腔保健情况。

W/ST 479—2015《0～6 岁儿童健康管理技术规范》

了解儿童发展特点，理性看待孩子间的差异，尊重每个孩子自身的发展节奏和特点，理解并尊重孩子的情绪和需求，为儿童提供安全、有益、有趣的成长环境。

2）通过亲子交流、玩耍促进儿童早期发展，发现心理行为发育问题要尽早干预

重视 0～3 岁儿童的身心健康的发展，避免儿童因压力过大、缺乏运动、缺乏社交等因素影响大脑发育，妨碍心理成长。

重视儿童的情感关怀，强调以亲为先，以情为主，赋予亲情和关爱。尊重儿童身心发展规律，顺应儿童天性，把握每个阶段的发展特点和水平。开展丰富多样的、符合儿童发展阶段特点的游戏活动，让儿童在快乐的游戏中，开启潜能，推进发展。重视儿童的发展差异，提倡更多地实施个性化教育，促进每个儿童富有个性地发展。

经常与儿童沟通、交流，关注儿童日常行为，及时发现心理行为问题，予以引导和干预。培养儿童健康的心智和人格，促进儿童社会性和情感的健康发展。

3）加强保健，预防儿童疾病和伤害

做好儿童健康管理，按照免疫规划程序进行预防接种。接受苯丙酮尿症、先天性甲状腺功能减低症和听力障碍等新生儿疾病筛查和视力、听力、智力、肢体残疾及孤独症筛查等 0～6 岁儿童残疾筛查，筛查阳性者需主动接受随访、确诊、治疗和干预。

3 岁以下儿童应到基层卫生服务机构接受 8 次健康检查，4～6 岁儿童每年应接受一次健康检查。

3. 妇女生殖健康行为

1）关爱女性，促进生殖健康

妇女应提高生殖健康意识和能力，主动获取青春期、生育期、更年期和老年期保健相关知识，注意经期卫生。熟悉生殖道感染、乳腺疾病和宫颈癌等妇女常见疾病的症状和预防知识。

维护女性生殖健康，需要男女共担责任。要认识生殖健康的意义，加强对特殊时期妇女的心理关怀，知晓各种避孕方法及注意事项。增强性健康意识，拒绝不安全性行为。杜绝违背妇女意愿的性行为，尊重和维护女性在生殖健康方面的权益。

2）选择安全、高效的避孕措施，减少人工流产

育龄男女如果短期内没有生育意愿，可选择口服避孕药、避孕套避孕；已婚已育夫妇提倡使用宫内节育器、皮下埋植等长效高效避孕方法。安全期避孕和体外排精等方法避孕效果不可靠，不建议作为常规避孕方法。

一旦避孕失败或发生无保护性行为，应该采取紧急避孕措施。紧急避孕不能替代常规避孕，一般一个月经周期使用一次，多次使用避孕效果降低，还会增加药物反应。

发生意外妊娠，需要人工流产时，应到有资质的医疗机构。自行堕胎、非法人工流产，会造成严重并发症甚至威胁生命。

反复的人工流产会增加生殖道感染、大出血的风险，甚至发生宫腔粘连、继发不孕等疾病或不良结局，严重影响妇女健康。

3）会正确使用安全套，减少感染艾滋病、性病的危险，防止意外怀孕

正确使用安全套，一方面可以避免接触感染病原体的体液，减少感染艾滋病、乙肝和大多数性传播疾病的风险；另一方面可以防止意外怀孕。

要选择有效期内、无破损、大小合适的安全套，掌握安全套的正确使用方法，坚持每一次性生活全程正确使用，性生活后要检查安全套有无破裂或脱落，若有破裂或脱落，要立即采取紧急避孕措施。不要重复使用安全套，每次使用后应打结丢弃。

5.5.2 青少年健康

中小学生处于成长发育的关键阶段。实施中小学健康促进行动是《健康中国行动（2019—2030年）》中的第8项行动，其宗旨是动员家庭、学校和社会共同维护中小学生身心健康，引导学生从小养成健康生活习惯，锻炼健康体魄，预防近视、肥胖等疾病。

促进青少年时期的健康行为，并采取措施更好地保护青少年避免健康风险，对成年人健康问题的预防及对国家未来的卫生和繁荣发展的能力都具有至关重要的意义。

1. 青少年要培养健康的行为生活方式

青少年处于儿童向成年人过渡的阶段，生理和心理发生着巨大变化。处于过渡期的青少年，自我意识逐渐增强，渴望独立，人生观、价值观逐渐形成，性意识觉醒和发展，但生理和心理尚未完全成熟，需要关注和正确引导。

青少年应该培养健康的行为生活方式。要有充足睡眠，保证精力充沛；保持平衡膳食，加强户外活动，预防超重和肥胖；培养良好的用眼习惯，每天坚持做眼保健操，保护视力，预防近视；远离烟草和乙醇，拒绝毒品。

2. 积极开展青少年心理健康促进与关爱行动

实施倾听一刻钟、运动一小时"两个一"行动，即促进学生每天与同学、家人有效沟通交流 15min；引导学生每天至少参加 1h 体育运动。引导学生绿色阅读、文明上网，自觉远离和抵制有害出版物和信息。

对面临升学压力的初三、高三学生及家长开展心理辅导，对贫困、留守、流动、单亲、残疾、遭遇校园欺凌、丧亲等处境不利学生给予重点关爱，必要时开展心理干预，对一般不良行为青少年进行心理辅导和批评教育。对疑似有心理行为问题或精神障碍的学生，要到医疗机构寻求专业帮助。

3. 合理、安全使用网络，避免游戏障碍

青少年要正确认识网络，自觉抵制网络诱惑，把注意力放在学习上。在使用互联网时，要仔细甄别网络信息，务必注意保护个人信息安全和个人隐私，防范各种形式的网络诈骗。

游戏障碍是指一种持续或反复地使用电子或视频游戏的行为模式，表现为游戏行为失控，游戏成为生活中优先行为，不顾不良后果继续游戏行为，并持续较长时间。长期沉迷电子产品或者玩游戏，会严重影响青少年身心健康，对家庭和社会造成危害。针对高发人群进行预防性干预，可以显著减少游戏障碍发病率及疾病负担。

4. 掌握正确的生殖与性健康知识，避免过早发生性行为

1）从正规渠道获取生殖与性健康信息

（1）了解同性和异性生殖器官的构造、特点和相关功能。

（2）正确认知青春期第二性征的发育。①男性第二性征包括胡须、腋毛、阴毛，喉结和变声。女性的第二性征包括乳房发育、阴毛、腋毛，其中乳房发育是首先出现的第二性征。②女性月经初潮是青春期的重要标志。月经初潮后，发生经量过多、痛经、周期不规律是常见现象，一般需要 2 年左右的时间才能形成规律的月经。③遗精是在无性交活动的情况下发生的射精。青春期男性均会出现，每月 1~2 次遗精是正常现象。

2）避免过早发生性行为

过早发生性行为、早孕或人工流产，会对青少年身心造成极大伤害。

不安全性行为可带来艾滋病、梅毒、淋病等性传播疾病的感染。青少年要避免过早发生性行为，拒绝性骚扰、性诱惑和性暴力。

5.5.3 老年人健康

老年人健康快乐是社会文明进步的重要标志。实施老年健康促进行动是《健康中国行动（2019—2030 年）》的第 10 项行动，其宗旨是面向老年人普及膳食营养、体育锻炼、定期体检、健康管理、心理健康及合理用药等知识。

2021 年统计数据显示，中国 60 岁及以上人口的比重达到 18.9%，其中 65 岁及以上人口比重达到 14.2%，已迈入老龄社会。提高老年人健康水平，实现健康老龄化是建设健康中国的主要内容。健康老龄化即从生命全过程的角度，从生命早期开始，对所有影响健康的因素进行综合、系统的干预，营造有利于老年健康的社会支持和生活环境，以延长健康预期寿命，维护老年人的健康功能，提高老年人的健康水平。

《中共中央 国务院关于加强新时代老龄工作的意见》提出，实施积极应对人口老龄化国家战略，健全养老服务体系，完善老年人健康支撑体系，促进老年人社会参与，着力构建老年友好型社会，积极培育银发经济，强化老龄工作保障等的具体要求。

《"十四五"国家老龄事业发展和养老服务体系规划》部署了包括织牢社会保障和兜底性养老服务网，扩大普惠型养老服务覆盖面，强化居家社区养老服务能力，完善老年健康支撑体系，大力发展银发经济，践行积极老龄观，营造老年友好型社会环境，增强发展要素支撑体系，维护老年人合法权益等9方面具体工作任务。

1. 老年人健康核心信息

为增强老年人健康意识，提高老年人健康素养水平，《老年健康核心信息》共20条，可用于指导老年人日常的健康生活：积极认识老龄化和衰老；合理膳食，均衡营养；适度运动，循序渐进；及早戒烟，限量饮酒；保持良好睡眠；定期自我监测血压；定期监测血糖；预防心脑血管疾病；关注脑卒中早期症状，及早送医；重视视听功能下降；重视口腔保健；预防跌倒；预防骨关节疾病和预防骨质疏松症；预防压力性尿失禁。保持良好心态，学会自我疏导；预防阿尔茨海默病的发生发展；合理用药；定期体检；外出随身携带健康应急卡；促进老年人积极进行社会参与。

2. 预防老年人跌倒

跌倒是老年人最常见的伤害，严重影响老年人的健康和生活质量。跌倒的发生与老年人的身体功机能、健康状况、行为和环境等多方面因素有关。

跌倒是可以预防的，要提高预防老年人跌倒的意识。正确认识和适应衰老，主动调整日常行为习惯。加强平衡能力、肌肉力量、耐力锻炼有助于降低老年人跌倒风险。

穿合身的衣裤，穿低跟、防滑、合脚的鞋有助于预防跌倒发生。科学选择和使用适老辅助器具，主动使用手杖。老年人外出时，养成安全出行习惯。进行家居环境适老化改造，减少环境中的跌倒危险因素。防治骨质疏松，降低跌倒后骨折风险。遵医嘱用药，关注药物导致跌倒风险。

老年人跌倒后，不要慌张，要积极自救。救助跌倒老年人时，先判断伤情，再提供科学帮助。照护者要帮助老年人建立防跌倒习惯，打造安全家居环境。关爱老年人，全社会共同参与老年人跌倒预防。

3. 老年失能的预防

失能是老年人体力与脑力的下降和外在环境综合作用的结果。引起老年人失能的危险因素包括衰弱、肌少症、营养不良、视力下降、听力下降、失智等老年综合征和急慢性疾病。不适合老年人的环境和照护等也会引起和加重老年人失能。积极预防失能，对提升老年人的生活质量，减轻家庭和社会的照护负担具有重要意义。

提高老年人健康素养，改善营养状况，改善骨骼肌肉功能，是预防老年失能的基础保障。进行预防接种（如定期注射肺炎球菌疫苗和带状疱疹疫苗，流感季前接种流感疫苗），预防跌倒，关注心理健康，维护社会功能等，都是预防老年失能发生的有效措施。

管理老年常见疾病及老年综合征，科学合理用药。避免绝对静养，提倡老年人坚持进行力所能及的体力活动。重视功能康复，合理配置和使用辅具，都可减少老年失能发生。

早期识别老年失能高危人群。高龄、新近出院或功能下降的老年人应当接受老年综合评估服务，有明显认知功能和运动功能减退的老年人要尽早就诊。

尊重老年人的养老意愿，重视生活环境安全，提高照护能力，营造老年友好氛围，可较好地保障失能老人的生活质量。

3. 阿尔茨海默病的预防

阿尔茨海默病是老年期痴呆最主要的类型，表现为记忆减退、词不达意、思维混乱、判断力下降等脑功能异常和性格行为改变等，严重影响日常生活。年龄越大，患病风险越大。积极的预防和干预能够有效延缓疾病的发生和发展。

（1）形成健康生活方式，降低患病风险。如中年肥胖、高血压、糖尿病、卒中、抑郁症、听力损失、有痴呆症家族史者，更应当控制体重，矫正听力，保持健康血压、胆固醇和血糖水平。

（2）知晓阿尔茨海默病早期迹象，主要包括：很快忘掉刚刚发生的事情，完成原本熟悉的事务变得困难，对所处的时间、地点判断混乱，说话、书写困难，变得不爱社交，对原来的爱好失去兴趣，性格或行为出现变化等。

（3）及时就医，积极治疗。老年人若出现这些早期迹象，家人应当及时陪同到综合医院的老年病科、神经内科、精神/心理科、记忆门诊或精神卫生专科医院就诊。药物和非药物治疗可以帮助患者改善认知功能，减少并发症，提高生活质量，减轻照护负担。可在专业人员指导下，开展感官刺激、身体和智能锻炼、音乐疗法、环境疗法等非药物治疗。

（4）做好家庭照护。在日常生活中协助而不包办，有助于维持患者现有功能。应当为患者佩戴防走失设备，预防伤害，防止走失。

（5）关爱照护人员，营造友善的社会氛围。要向照护人员提供专业照护培训和支持服务，减少对患者的歧视，关爱患者及其家庭，建设友好的社会环境。

实训 5.1 普通人群健身运动方案制定

【实训目标】

（1）熟悉《全民健身指南》《中国人群身体活动指南（2021）》等文件和标准。

（2）了解相关健身运动项目基本知识。

（3）能根据自己身体状况和需求，制定初期或中期体育健身活动方案。

【知识准备】

（1）初期体育健身活动方案。

刚参加体育健身活动的人，运动负荷要小，每次体育健身活动的持续时间相对较短，使身体逐渐适应运动负荷，运动能力逐步提高。刚开始体育健身活动计划时，应选择自己喜欢或与健身目的相符的体育健身活动方式。运动后要有舒适的疲劳感，疲劳感觉在运动后第二天基本消失。

体育健身活动初期，增加运动负荷的原则是先增加每天的运动时间，再增加每周运动的天数，最后增加运动强度。

初期体育健身活动的时间约为8周，具体方案为：

——运动方式：中等强度有氧运动、球类运动、中国传统运动方式、柔韧性练习。
——运动强度：55%最大心率，逐渐增加到60%。
——持续时间：每次运动10~20min，逐渐增加到30~40min。
——运动频度：3d/周，逐渐增加到5d/周。

初期体育健身活动方案举例见表5-2。

表5-2 初期体育健身活动方案举例

活动内容	星期一	星期二	星期三	星期四	星期五	星期六	星期日
有氧运动	休息	走步1km，心率100次/min以下	休息	蹬车3km，心率100次/min以下	休息	郊游或登山30min	休息
力量练习							
牵拉练习		轻度牵拉		轻度牵拉		轻度牵拉	
基本描述	一般持续时间为8周，每周运动3d，每次10~20min有氧运动，3~5min牵拉。每周运动递增3~5min。第8周时，运动增加到30~40min							
自我感受与评价	运动后有舒适感，精神愉悦							

（2）中期体育健身活动方案。

从事8周体育健身活动后，人体基本适应运动初期的运动负荷，身体机能和运动能力有所提高，可进入中期体育健身活动阶段。在这一阶段，继续增加运动强度和运动时间，中等强度有氧运动时间逐渐增加到每周150min或以上，使机体能够适应中等强度有氧运动。中期体育健身活动的时间约为8周，具体方案为：

——运动方式：保持初期的体育健身活动方式；适当增加力量练习。
——运动强度：有氧运动强度由60%~65%最大心率，逐渐增加到70%~80%最大心率；每周可安排一次无氧运动，力量练习采用20RM以上负荷，重复6~8次。
——持续时间：每次运动30~50min；如安排无氧运动，每次运动10~15min；每周1~2次力量练习，每次6~8种肌肉力量练习，各重复1~2组，进行5~10min牵拉练习。
——运动频度：3~5d/周。

在这一阶段，体育健身活动方案基本固定，逐步过渡到长期稳定的体育健身活动方案。中期体育健身活动方案举例见表5-3。

表5-3 中期体育健身活动方案举例

活动内容	星期一	星期二	星期三	星期四	星期五	星期六	星期日
有氧运动	休息	走步1km，慢跑2km，最大心率130~140次/min	快走3km，心率110~120次/min		休息	郊游或登山45min	快走3km或蹬车10km，心率110~120次/min
力量练习				力量练习4个部位20~30RM			

续表

活动内容	星期一	星期二	星期三	星期四	星期五	星期六	星期日
牵拉练习		牵拉练习	牵拉练习	牵拉练习		牵拉练习	牵拉练习
基本描述	一般持续时间为 8 周,每周运动 3～5d,每次 30～40min,其中有氧运动 2～4d,力量练习 1～2d,每次运动牵拉 5～10min						
自我感受与评价	运动后有舒适感,精神愉悦,体力增强。完成同样强度运动,身体感觉轻松						

(3) 长期体育健身活动方案。

当身体机能达到较高水平、养成良好体育健身活动习惯后,应建立长期稳定、适合自身特点的体育健身活动方案。长期稳定的体育健身活动至少应包括每周进行 200～300min 的中等强度运动,或 75～150min 的大强度运动;每周进行 2～3 次力量练习,不少于 5 次的牵拉练习。具体方案为:

——运动方式:保持体育健身活动中期的运动方式。

——运动强度:中等强度运动相当于 60%～80%最大心率,大强度运动达到 80%以上最大心率;力量练习采用 10～20RM 负荷,重复 10～15 次;各种牵拉练习。

——持续时间:每次中等强度运动 30～60min,或大强度无氧运动 15～25min,或中等、大强度交替运动方式;8～10 种肌肉力量练习,各重复 2～3 组,每次进行 5～10min 牵拉练习。

——运动频度:运动 5～7d/周,大强度运动每周不超过 3 次。

长期体育健身活动方案举例,见表 5-4。

表 5-4 长期体育健身活动方案举例

活动内容	星期一	星期二	星期三	星期四	星期五	星期六	星期日
有氧运动	休息	走步 1.5km,慢跑 3～4km,最大心率 140～150 次/min	休息	快走 4km,或蹬车 15km,心率 100～120 次/min	快走 1km	郊游或登山 60min	跑步 4km,心率 140～150 次/min
力量练习			6～8 个部位,20 次,30RM,每个部位 2～3 组		6～8 个部位,12～20RM,每个部位 2～3 组		
牵拉练习		牵拉练习	牵拉练习	牵拉练习	牵拉练习	牵拉练习	牵拉练习
基本描述	相对稳定的长期体育健身活动方案,每周 3～7d,3～4d 中等强度运动,1～2d 大强度运动,每次运动 30～60min,每周 1～2 次力量练习,每次运动后 10min 牵拉						
自我感受与评价	运动后有舒适感,精神愉悦,体力增强。有氧运动能力、肌肉力量和柔韧能力不同程度提高。完成同样强度运动,身体感觉轻松						

【实训准备】

(1) 身体活动水平和运动情况调查表,综合运动能力评价。

(2) 研读《全民健身指南》《健身运动安全指南》(GB/T 34285—2017) 等。

(3) 收集不同人群、需求的运动处方。

【实训步骤】

任务 1　基本信息收集

收集个人的基本情况、运动习惯、健康状况等信息。

任务 2　运动能力测试与评价

根据《全民健身指南》，进行有氧运动能力、肌肉力量、柔韧、平衡与反应能力等单项运动能力测试与评价；计算 BMI 指数。

根据不同单项运动能力指标在综合运动能力评价中的权重与系数，计算综合运动能力得分，计算方法为：

综合运动能力得分＝有氧运动能力得分×8＋肌肉力量得分×4＋BMI 得分×4
　　　　　　　　＋柔韧性得分×2＋平衡能力得分×1＋反应能力得分×1

综合运动能力评价采用 4 级评定：85 分及以上为优秀，75 分及以上为良好，60 分及以上为合格，小于 60 分为较差。

任务 3　根据体育运动健身目的选择体育活动方式

根据自身运动能力、膳食营养水平、健康状况等确定运动健身目的。

根据体育运动健身目的推荐的体育活动方式：有氧运动（中等强度、大强度）、球类运动、中国传统运动方式、力量练习、牵拉练习，见表 5-5。

表 5-5　根据体育运动健身目的推荐的体育活动方式

健身目的	推荐体育活动方式
增强体质，强壮身体	有氧运动、球类运动和中国传统健身运动等
提高心肺功能	有氧运动、球类运动等
减控体重	长时间的有氧运动，长时间快步走、慢跑、骑自行车等
调节心理状态	各种娱乐性球类运动和太极拳、气功等中国传统运动方式
增加肌肉力量	各种力量练习，器械性和非器械性力量练习方式
提高柔韧性	各种牵拉练习，有氧健身操、健美操、太极拳、健身气功、瑜伽等运动
提高平衡能力	太极拳（剑）、乒乓球、羽毛球、网球、柔力球等
提高反应能力	各种球类运动，乒乓球、羽毛球、篮球、足球、网球等

任务 4　确定各种体育健身活动强度、时间及运动频度

任务 5　制定一次体育健身活动的内容与安排

应包括准备活动、基本活动和放松活动的具体内容与活动时间。

任务 6　制定一周的体育健身活动方案

内容包括一周中每天的运动方式、运动强度、持续时间与运动频度。

任务 7　体育健身运动方案中常见运动项目的损伤预防

《健身运动安全指南》（GB/T 34285—2017）给出了健身运动安全的运动前准备、运动中控制、运动后调整和健身运动中常见损伤预防。

GB/T 34285—2017
《健身运动安全指南》

实训5.2　心理健康测试与放松训练

【实训目标】
（1）掌握抑郁自评量表、焦虑自评量表的实施、计分与结果解释方法。
（2）掌握腹式呼吸放松、肌肉放松训练的基本要领。
（3）学会减压的方法，管理情绪，做自己情绪的主人。

【实训准备】
1）抑郁自评量表

常用的抑郁症状评估量表有患者健康问卷抑郁量表（PHQ-9）、抑郁自评量表（SDS）、汉密尔顿抑郁量表（HAMD）。抑郁自评量表（SDS）的测评对象为具有抑郁症状的成年人。

心理健康测试量表

抑郁自评量表有20个项目，每个项目按症状出现的频度分为四级评分，其中10个为正向评分，10个为反向评分，最高4分，最低1分。

如果怀疑自己或者身边的人患有抑郁症，可以通过抑郁自评量表进行初步判断。

2）焦虑自评量表（SAS）

常用的焦虑症状评估量表有广泛性焦虑障碍量表（GAD-7）、焦虑自评量表（SAS）、汉密尔顿焦虑量表（HAMA）。焦虑自评量表（SAS）适用于具有焦虑症状的成年人。

焦虑自评量表与SDS表类似，也有20个项目，其中15个为正向评分，5个为反向评分，最高4分，最低1分。

单元1　心理健康测试

【实训步骤】
任务1　抑郁自评量表（SDS）测评
（1）测评步骤。

① 在自测者评定之前，一定要让受测者把整个量表的填写方法及每条问题的含义都弄明白，然后做出独立、不受任何人影响的自我评定。

② 评定的时间范围是自评者最近一个星期的感觉，请适当的方格里进行选择。

③ 每一条题目有 4 个评分标准：没有或很少时间（过去一周内出现这类情况的日子不超过 1d）；小部分时间（过去 1 周内有 1~2d 有过这类情况）；相当多时间（过去 1 周内 3~4d 有过这类情况）；绝大部分或全部时间（过去 1 周内有 5~7d 有过这类情况）。

④ 评定时，应让自评者理解反向评分的各题，否则会直接影响统计结果。

⑤ 评定结束时，应仔细检查是否漏报或重复评定某一项目。

（2）测验计分。将 20 个项目的各个得分相加，即得总粗分（X），然后将粗分乘以 1.25 以后取整数部分，得到标准分（Y）。

（3）结果解释。按照中国常模结果，SDS 标准分的分界值为 53 分，其中 53~62 分为轻度抑郁，63~72 分为中度抑郁，72 分以上为严重抑郁。

（4）测出有抑郁症之后，应该及时到精神科门诊进行详细的检查、诊断及治疗。

任务 2 焦虑自评量表（SAS）测评
（1）测评步骤。与任务 1 "抑郁自评量表（SDS）测评"方法相同。
（2）测验计分。与 SDS 一样，将 20 个项目的各个得分相加得总粗分（X），然后将总粗分乘以 1.25 以后取整数部分，得到标准分（Y）。
（3）结果解释。按照中国常模结果，SAS 标准分的分界值为 50 分，其中 50～59 分为轻度焦虑，60～69 分为中度焦虑，70 分以上为重度焦虑。

单元 2 放松训练

【实训步骤】
任务 1 腹式呼吸方法训练
取仰卧或舒适的坐姿，放松全身。起初可以将右手放在腹部肚脐，左手放在胸部，体会腹部的一起一落，经过一段时间练习之后，就可以将手拿开。
指导语：深吸气，保持 1s，1—2—3，再呼气。1—2—3—4—5。深吸气，保持 1s，1—2—3，再呼出，1—2—3—4—5，如此重复几次。
吸气时，腹部隆起，胸部保持不动，在感觉舒服的前提下，尽量吸得越深越好；呼气时，腹部凹陷，胸部保持不动。
任务 2 渐进性肌肉放松训练
渐进性肌肉放松训练的方法：为依次紧张、放松身体的各个肌肉群。
在肌肉放松练习时，尽可能地使自己坐得或躺得舒适，首先皱紧眉头，体会眉头紧张的感觉，慢慢舒展眉头肌肉，眉头肌肉放松——体会眉头放松的感觉，然后皱起鼻子，并保持，鼻部肌肉放松，以同样的方法依次放松头、颈、肩、手臂、躯干、股、腿和足部肌肉，最后身体完全放松。
要求练习者收紧某一部位肌肉，直至有轻微的不适感（酸痛）。保持并体会这种紧张的感觉 5～10s，然后放松。放松可以是逐渐的，也可以是突然的。

实训 5.3 健康教育服务活动

【实训目标】
（1）了解健康教育的对象与内容。
（2）引导居民学习、掌握健康知识及必要的健康技能，提升公民健康素养水平。
【实训准备】
1）健康教育的内容
（1）宣传普及《中国公民健康素养——基本知识与技能（2015 年版）》。配合有关部门开展公民健康素养促进行动。
（2）对青少年、妇女、老年人、残疾人、0～6 岁儿童家长等人群进行健康教育。
（3）开展合理膳食、控制体重、适当运动、心理平衡、改善睡眠、限盐、控烟、限酒、科学就医、合理用药、戒毒等健康生活方式和可干预危险因素的健康教育。
（4）开展心脑血管、内分泌系统、肿瘤、呼吸系统等重点慢性非传染性疾病，结核

病、肝炎、艾滋病等重点传染性疾病的健康教育。（结合项目 6 内容进行）

（5）开展食品安全、职业卫生、环境卫生、饮水卫生等公共卫生问题健康教育。

（6）开展突发公共卫生事件应急处置、防灾减灾、家庭急救等健康教育。

2）健康教育服务的形式

（1）提供健康教育资料。如发放健康教育折页、健康教育处方和健康手册等印刷资料，播放音像资料。

（2）设置健康教育宣传栏。

（3）开展公众健康咨询活动。利用各种健康主题日或针对所处地区重点健康问题，开展健康咨询活动并发放宣传资料。

（4）举办健康知识讲座。

（5）开展个体化健康教育。开展有针对性的个体化健康知识和健康技能的教育。

3）健康服务要求

健康教育内容要通俗易懂，并确保其科学性、时效性。

有完整的健康教育活动记录和资料，包括文字、图片、影音文件等，并存档保存。

【实训步骤】

任务 1　选择健康教育的内容

结合《健康中国行动（2019—2030 年）》的 15 个专项行动，明确健康教育主题，选择合适的内容。

任务 2　确定健康教育活动的服务形式

任务 3　编制健康教育资料

任务 4　健康教育知识演讲

任务 5　开展公众健康咨询活动

思考题

1. 简述健康、亚健康、健康行为、健康促进、健康管理等概念。
2. 健康生活方式主要包括哪些内容？
3. 为什么说吸烟有害健康？
4. 试述常用中医养生保健简易方法。
5. 试述增加身体活动的健康行为。
6. 如何进行有效人际沟通？
7. 简述普通人群的口腔健康指南。
8. 为自己设计一个运动方案。
9. 自我评估心理健康状况。

项目 6 慢性病与传染病预防

6.1 慢性病的预防　　实训 6.1 成年人健康基本生理指标的测定
6.2 传染病的预防　　实训 6.2 超重与肥胖人群体重管理方案制定
6.3 职业病的预防　　实训 6.3 糖尿病患者膳食营养指导

知识目标

1．了解常见慢性病高风险人群特征；
2．理解常见慢性病的干预知识；
3．了解常见传染病的预防知识；
4．了解职业病的预防知识。

《"十四五"国民健康规划》
（第四、五部分）

能力目标

1．能够识别相关健康危险因素；
2．能指导对常见慢性病健康危险因素实施干预，预防心脑血管疾病和癌症；
3．能采取积极干预和防护措施，预防肝炎、肺结核、艾滋病等常见传染病；
4．初步具备保健、安全防护应急等基本技能。

课外拓展

1．认真学习《传染病防治法》《健康中国行动（2019—2030 年）》等法规文件；
2．积极践行预防常见慢性病和传染病的健康行为；
3．积极开展疾病预防健康知识宣教活动。

6.1 慢性病的预防

慢性病是慢性非传染性疾病的简称，是对一类起病隐匿、病程长且病情迁延不愈、缺乏明确的传染性生物病因证据、病因复杂或病因尚未完全确认的疾病的概括性总称。心脑血管疾病、癌症、慢性呼吸系统疾病、糖尿病是国际公认的威胁居民健康最主要的四大类慢性非传染病疾病。

慢性病的共同特点是，常见多发，起病缓、病程长，经常反复发作，治疗效果不显著，有些几乎不能治愈，增长幅度快、发病年龄呈年轻化趋势。但慢性病同时也是可预防、可控制的疾病。慢性病的发病率、致残率和死亡率高，已经成为中国居民主要死亡原因和疾病负担。2019 年中国因慢性病导致的死亡占总死亡 88.5%，其中心脑血管病、癌症、慢性呼吸系统疾病死亡比例为 80.7%，导致的疾病负担占总疾病负担的 70% 以上，是普遍影响我国居民健康的主要疾病，成为制约健康预期寿命提高的重要因素。

6.1.1 慢性病的干预

国家建立慢性非传染性疾病防控与管理制度，对慢性非传染性疾病及其致病危险因素开展监测、调查和综合防控干预，及时发现高危人群，为患者和高危人群提供诊疗、早期干预、随访管理和健康教育等服务。

在健康中国行动中，列入了心脑血管防治、癌症防治、慢性呼吸系统疾病防治、糖尿病防治等四项慢性病防治行动。有关健康影响因素的健康知识普及行动、合理膳食行动、全民健身行动、控烟行动、心理健康促进行动、健康环境促进行动等六大行动，都与慢性病防控密切相关。

《全国慢性病预防控制工作规范》提出，慢性病干预工作要面向一般人群、高风险人群和患病人群这三类人群，重点关注危险因素控制、早诊早治和规范化管理等三个环节，注重运用健康促进、健康管理和疾病管理等三个手段。

1. 慢性病危险因素的控制

疾病的危险因素是指存在于机体的一种生理生化或社会心理特征（因素），由于它的存在使个体发生某病的危险（概率）增加，减少或去除该因素后个体发生某病的危险就减少或消失。吸食烟草、不健康饮食、身体活动不足和有害使用乙醇，是非传染性疾病领域内最重要的危险因素。室内和室外空气污染等环境和职业危害可能导致慢性呼吸系统疾病，暴露于致癌物质环境会增加罹患癌症的风险。使用农用化学品及化学品行业违规排放有毒产品，也可致癌症和其他非传染性疾病。

预防控制慢性病是全社会的共同责任，要做到政府主导，多部门合作，全社会动员、人人参与。慢性病危险因素控制的内容和方法主要包括：健康饮食、戒烟限酒、合理运动。

2. 慢性病高风险人群的早期发现与健康管理

积极发现慢性病高风险人群，通过健康管理和强化生活方式干预，降低个体慢性病的危险水平，防止和延缓慢性病的发生。

1）慢性病高风险人群的早期发现

（1）创造方便发现慢性病高风险人群的条件和政策环境，扩大基本公共卫生服务项目内容和覆盖人群，加强慢性病高风险人群检出和管理。宣传慢性病高风险人群早期发现的重要性和方法，鼓励在家庭、社区、单位、公共场所提供便利条件，以便积极发现慢性病高风险人群。

（2）医疗卫生机构可通过日常诊疗、居民电子健康档案的建立、单位职工和社区居民的定期健康体检、从业人员体检、大型人群研究项目等途径发现慢性病高风险人群。

（3）每个成年人都应知道自己的身高、体重、腰围、血压、血糖值，定期体检，尽早发现早期征兆，积极采取有效措施，降低慢性病患病风险。

（4）慢性病高风险人群特征。慢性病高风险人群具有血压、血糖、血脂偏高、吸烟、酗酒、肥胖、超重等任一项或几项特征。具体指标为：①血压水平为（130～139）/（85～89）mmHg；②吸烟者；③空腹血糖水平为 6.1≤FBG<7.0mmol/L；④血清总胆固醇水平为 5.2≤TC<6.2mmol/L；⑤男性腰围≥90cm，女性腰围≥85cm。

2）慢性病高风险人群的健康管理

基层医疗卫生机构按照《国家基本公共卫生服务规范》要求，建立居民健康档案，及时了解社区慢性病流行状况，有针对性地开展健康教育，提供常见慢性病的健康指导。

对健康体检与筛查中发现的慢性病高风险人群，要进行定期监测与随访，实施有针对性地干预，有效降低发病风险。针对具有任何一项慢性病高风险人群特征者，可以通过公众群体的健康管理，促进其对自身进行动态监测和生活方式自我调整；对具有三项及以上慢性病高风险人群特征者，应当纳入慢性病高风险人群健康管理范围。

（1）干预的内容主要包括：合理膳食、减少钠盐摄入、适当活动、缓解心理压力、避免过量饮酒等。

（2）强化生活方式干预的原则，强度适中，循序渐进；长期坚持，形成习惯；亲友互助，强化习惯；同伴共勉，提高信心和技能。

（3）强化生活方式干预的步骤。

① 确定个体存在的危险因素和所处水平，了解其知识、态度和行为改变状况。

② 分析控制各种危险因素对预防慢性病作用的大小，提出循证医学建议。

③ 结合实际情况，综合考虑各种危险因素控制的难度和可行性，制订危险因素控制优先顺序、阶段目标和干预计划。

④ 创造方便的危险因素监测、咨询和随访管理的支持性环境；鼓励慢性病高风险个体争取亲友、同事的配合，积极参与有关活动组织。

⑤ 结合经常性的监测与评价，适时调整干预策略和措施。

3）控制其他并存的疾病或危险

慢性病高风险个体在监测危险因素、生活方式自我调整和强化干预（包括控烟）的同时，尚需加强对体重、血糖和血脂等指标的控制。

共同风险因素与慢性病发病危险性的关系详见表6-1。

表6-1 共同风险因素与慢性病发病危险性的关系

共同风险因素	慢性病发病危险性					
	高血压	冠心病	脑卒中	糖尿病	慢性阻塞性肺疾病	癌症
血压	++++	+++	++++	+		
吸烟		+++	++		++++	++++*
血糖	+	++	++	++++	+	+**
总胆固醇		++++	++	+		
腰围	++	++	++	+++	+	++***

注：+：表示危险等级为一级。

++：表示危险等级为二级。

+++：表示危险等级为三级。

++++：表示危险等级为四级。

* 吸烟与肺癌、肝癌、胃癌、食管癌关系密切，还与口腔癌、咽癌、鼻咽癌、喉癌、胰腺癌、膀胱癌和宫颈癌有关联。

** 血糖与肿瘤有关，高血糖增加肝癌、胆囊癌、胃癌、呼吸道肿瘤的风险。

*** 腰围与结肠/直肠癌、胰腺癌、绝经期的乳腺癌、子宫内膜癌、肾癌有关联。

> **知识链接**　　　　　　　　慢性病的三级预防
>
> 疾病预防不仅是阻止疾病的发生，还包括疾病发生后阻止其发展或延缓其发展，最大限度地减少疾病造成的危害。因此，可根据疾病的不同阶段，相应地采取不同的预防措施，即疾病的三级预防。
>
> （1）一级预防，又称病因预防，是在疾病尚未发生时针对致病因素（或危险因素）采取措施，也是预防疾病和消灭疾病的根本措施。WHO提出的人类健康四大基石"合理膳食、适量运动、戒烟限酒、心理平衡"是一级预防的基本原则。
>
> （2）二级预防，又称"三早"预防，即早发现、早诊断、早治疗，是防止或减缓疾病发展而采取的措施。通过普查、筛检和定期健康检查及自我监护，及早发现疾病初期（亚临床型）的患者，并使之得到及时合理的治疗。
>
> （3）三级预防，又称临床预防，主要是对症治疗和康复治疗措施，可以防止伤残和促进功能恢复，提高生存质量，延长寿命，降低病死率。对症治疗可以改善症状、减少疾病的不良反应，防止复发转移，预防并发症和伤残等。康复治疗包括功能康复、心理康复、社会康复和职业康复。

6.1.2　超重和肥胖症

超重和肥胖症是由于体内脂肪的体积和（或）脂肪细胞数量的增加导致的体重增加，或体脂占体重的百分比异常增高，并在某些局部过多沉积脂肪。

肥胖症是一种慢性代谢性疾病。按病因不同，肥胖症可分为原发性肥胖症和继发性肥胖症。原发性肥胖症又称单纯性肥胖症，其发生与遗传、饮食和身体活动水平等有关，占肥胖症总人数的95%以上，肥胖儿童中绝大多数属于单纯性肥胖症。

根据全身脂肪组织分布部位的不同可将肥胖症分为中心型肥胖症和周围型肥胖。

1. 肥胖程度的评价和分类

1）体重指数和腰围

（1）体重指数。体重指数（BMI）又称为体质指数，是一种计算身高和体重的指数，通常用来判断体重是否正常。计算公式：

$$体重指数（BMI）= 体重/身高^2（kg/m^2）$$

对于大多数人而言，BMI的增加大体反映体内脂肪重量的增加，但是对于运动员等体内肌肉比例高的人，健康体重的BMI范围不一定适用。

（2）腰围。腰围可以直接判定中心型肥胖症。同样体重指数，腰围可能不同，腰粗危害更大，其患相关慢性病的风险也会增加。

2）肥胖程度的分类

《成人体重判定》（WS/T 428—2013）规定了中国18岁及以上成年人（除运动员、孕产妇等某些特殊人群）超重及中心型肥胖的判定。

以BMI为依据对成年人体重分类：BMI≥28为肥胖，24.0≤BMI<28.0为超重，18.5≤BMI<24.0为体重正常，BMI<18.5为体重过低。

成年人中心型肥胖症的分类标准是：中心型肥胖症前期，85cm≤男性腰围<90cm、80cm≤女性腰围<85cm；中心型肥胖症，男性腰围≥90cm、女性腰围≥85cm。

《学龄儿童青少年超重与肥胖筛查》（WS/T 586—2018）给出了6~18岁学龄儿童

和青少年 BMI 筛查超重与肥胖界值（表 6-2）。凡 BMI 大于或等于相应性别、年龄组超重界值点且小于肥胖界值点者为超重，大于等于肥胖界值点者为肥胖。

表 6-2 6～18 岁学龄儿童和青少年 BMI 筛查超重与肥胖界值 单位：kg/m²

年龄/岁	男生		女生		年龄/岁	男生		女生	
	超重	肥胖	超重	肥胖		超重	肥胖	超重	肥胖
6.0～	16.4	17.7	16.2	17.5	12.5～	21.0	24.7	21.9	24.5
6.5～	16.7	18.1	16.5	18.0	13.0～	21.4	25.2	22.2	25.0
7.0～	17.0	18.7	16.8	18.5	13.5～	21.9	25.7	22.6	25.6
7.5～	17.4	19.2	17.2	19.0	14.0～	22.3	26.1	22.8	25.9
8.0～	17.8	19.7	17.6	19.4	14.5～	22.6	26.4	23.0	26.3
8.5～	18.1	20.3	18.1	19.9	15.0～	22.9	26.6	23.2	26.6
9.0～	18.5	20.8	18.5	20.4	15.5～	23.1	26.9	23.4	26.9
9.5～	18.9	21.4	19.0	21.0	16.0～	23.3	27.1	23.6	27.1
10.0～	19.2	21.9	19.5	21.5	16.5～	23.5	27.4	23.7	27.4
10.5～	19.6	22.5	20.0	22.1	17.0～	23.7	27.6	23.8	27.6
11.0～	19.9	23.0	20.5	23.7	17.5～	23.8	27.8	23.9	27.8
11.5～	20.3	23.6	21.1	23.3	18.0～	24.0	28.0	24.0	28.0
12.0～	20.7	24.1	21.5	23.9					

3）超重或肥胖分期

根据 BMI 及是否合并并发症对超重或肥胖进行分期，共分为四期：

（1）0 期。超重，无超重或肥胖相关疾病前期或相关疾病。

（2）1 期。超重，伴有 1 种及以上超重或肥胖相关疾病前期；或肥胖，无或伴有 1 种及以上超重或肥胖相关疾病前期。

（3）2 期。超重或肥胖，伴有 1 种及以上超重或肥胖相关疾病。

（4）3 期。超重或肥胖，伴有 1 种及以上超重或肥胖相关疾病重度并发症。

通过对超重或肥胖进行阶梯式分期管理，制定相应的减重目标，预估临床获益。

2. 超重和肥胖发生的原因

肥胖属于多基因遗传，但大多数人的肥胖是肥胖相关基因与环境因素共同作用的结果，只有在适宜的环境下遗传因素才对肥胖的发生起作用。

高能量密度膳食、不健康的饮食行为、低身体活动水平和静态生活方式等被普遍认为是影响超重和肥胖症发生、发展的重要环境因素，社会经济文化因素亦不能忽视。

3. 超重和肥胖的危害

超重肥胖会增加多种成人慢性疾病的风险，不仅可导致严重的心脑血管疾病、内分泌代谢紊乱，还可能引起呼吸、消化、运动系统障碍，并与多种恶性肿瘤的发生有关。

儿童超重和肥胖患病率的上升，可能导致慢性疾病在整个生命周期内的发病率增加。肥胖的危害是全方位的，从儿童期开始，一直可延续到生命终结，累及全身几乎所有器官系统。肥胖也已经成为影响人心理健康及社会交往的重要因素，并导致经济负担加重。

4. 全生命周期肥胖预防和控制的基本原则

预防是肥胖控制最根本的环节，超重肥胖在预防阶段主要以生活方式管理为主。其核心是掌握能量摄入及消耗的平衡。制定平衡的膳食，适宜的运动处方以及运动处方实施中的管理和监测涉及多方面知识及技术。

1）在群体和个体的肥胖预防中应掌握的原则

（1）必须坚持预防为主，从怀孕开始，婴儿、老人都应把预防超重作为终生坚持的目标；了解健康食物和搭配、做到平衡膳食。

（2）采取综合措施预防和控制肥胖症，积极改变人们的生活方式，包括改变膳食、增加体力活动、矫正引起过度进食或活动不足的行为和习惯。

（3）鼓励摄入能量适宜、脂肪、量蛋白质和碳水化合物比例均衡，富含微量元素和维生素的平衡膳食。

（4）控制膳食与增加运动相结合，以克服因单纯减少膳食能量所产生的不利作用。积极运动可防止体重反弹，还可改善心肺功能，产生更多、更全面的健康效益。

（5）已超重或肥胖者应长期坚持减体重计划，速度不宜过快，不可急于求成。

（6）必须同时防治与肥胖相关的疾病，将防治肥胖作为防治相关慢性病的重要环节。

（7）树立健康体重的概念，防止一切损害长期健康的减肥误区。

（8）对婴儿和儿童应积极避免母亲出现营养不良，同时控制孕前和孕期母亲的肥胖，以预防和减少胎儿以及新生儿的体重过高。产后鼓励母乳喂养，发挥对产妇和婴儿的体重的积极控制作用。学龄前阶段预防肥胖。

（9）学龄儿童为了保证身体、智力正常生长发育需要开展超重肥胖的预防控制，时刻关注体重指数（BMI）。

（10）"减肥不减重"是老年时期体重控制的重要方针，维持老年人适当的体重，减缓肌肉衰减，维持骨骼健康是保障老年时期生活质量的重要因素。

2）肥胖预防干预项目的相关目标

包括健康的身体形象；健康的饮食习惯；合理的运动量及运动方式。

建议将减少体重5%~15%及以上作为体重管理的目标。

5. 肥胖的饮食和运动干预

饮食和运动干预是减重的重要手段，总的原则是能量负平衡。经过科学的评估制定合理的饮食和运动干预方案对体重控制具有积极效果。

1）膳食指导建议

减重的基础是能量摄入小于能量消耗，无论选择哪种膳食模式，都需要控制每日总能量摄入。目前，如限能量平衡膳食、低能量膳食、极低能量膳食、高蛋白质膳食、低碳水化合物膳食、轻断食等）多种膳食模式在体重管理中的应用已获得临床证据支持。

患者对饮食的喜好会影响其对饮食模式的依从性及能量的控制情况，进而影响减重效果。营养（医）师需根据患者的饮食喜好及疾病状况制定个性化的膳食方案。

常见体重控制膳食行为方式干预的主要建议，见表6-3。

表 6-3 常见体重控制膳食方法评价

膳食名称	评价	
限能量平衡膳食	①控制在男 6 279~7 53 5 kJ/d，女 5 023~6 279 kJ/d；②或在现有能量摄入基础上减少 2 093~3139 kJ/d。三大营养素供能比为：碳水化合物 50%~60%、脂肪 20%~30%、蛋白质 15%~20%	有效减轻体重，降低体脂，改善代谢，易长期坚持达到减肥目标，无健康风险。适于所有年龄阶段及不同程度的超重及肥胖人群
低能量平衡膳食	①控制在 3 349~5 023 kJ/d，比正常能量摄入减少 50%左右；②三大营养素供能比为：碳水化合物 50%~60%、脂肪 20%~30%、蛋白质 15%~20%	可有效降低体重和体脂，易出现营养代谢问题，需要适量补充微量营养素。需要在营养师/医生指导和监护下使用
极低能量膳食	①每天限制饮食在 1 674~3 349 kJ/d；②能量主要来自蛋白质、脂肪和碳水化合物受到严格限制	可明显减少瘦体重，易增加电解质紊乱，出现痛风。一般为医院管理用膳食，需要适量补充微量营养素。必须在医生和营养师严格指导和监护下使用
代餐	以多维营养素粉或能量棒等非正常的餐饮形式代替一餐的膳食	作为限能量平衡膳食的一餐，可有效减低体重和体脂。是营养素补充和减少能量摄入的一种方式，但非可持续饮食方式
轻断食/间歇式断食膳食	每周 5 d 正常进食，其他 2~3 d（非连续）则摄取平常膳食 1/4 的能量（男 2 512 kJ/d，女 2 093 kJ/d），即 5∶2 膳食模式	有益于体重控制和代谢改善，但易出现营养代谢紊乱。不适于孕妇、儿童和青少年减肥，不适合长期使用
高蛋白膳食	基于低能量膳食，蛋白质摄入占总能量 20%以上，以肉类和蛋类等高蛋白食物为主或添加蛋白粉	可减脂，保留瘦体重。更适于伴有高甘油三酯和高总胆固醇的成年肥胖者。可增加全因死亡风险，使用时间不宜超过半年。不适于孕妇、儿童、青少年和老年人，以及肾功能异常者
低碳、极低碳水化合物膳食	①每天膳食碳水化合物在 20~90 g 之间。基于低能量，碳水化合物占总能量<40%，脂肪占 30%~60%；②碳水化合物≤总能量的 20%为极低或无碳水化合物膳食，常指碳水化合物在 20 g 以下，仅从蔬菜水果中获得	可短期快速减体重，瘦体重丢失增多。低碳不能长期使用，通常不可超过 1 个月。重度肥胖（体重指数>35 kg/m2）可以在营养师或医生指导监护下使用。不适于儿童、青少年及老年人，可增加全因死亡率风险

2）运动指导建议

推荐超重或肥胖患者根据自身健康状况及个人偏好，在专业医师或运动教练指导下制定合理的运动计划。必要时可进行心肺功能测定及运动平板心电图检查，以助确定最大耐受心率。

运动计划必须包含明确的目标和持续的效果评价。在实现这些目标时，运动时间根据运动强度调整。增加运动需要循序渐进，以达到每周 3~5 d，总计≥150 min 的中等强度有氧运动，并隔日进行一次抗阻肌肉力量训练，每次 10~20 min。

进行抗阻训练时，在安全范围内选择针对大肌群的中等到高强度的短时剧烈运动，休息间隔<1 min，有助于增加骨骼肌含量，强化减肥效果。

高强度间歇训练也是一个行之有效的减重策略。此外，运动前后的热身、拉伸，以及逐步增加运动负荷有助于确保坚持训练计划和避免受伤。

常见体重控制通过运动和行为方式干预的主要建议，见表 6-4。

表 6-4　对于不同超重肥胖人群运动量的建议

人群	运动量的建议
成年人	中等强度有氧运动≥150 min/周，最好 200~300 min/周，3~7 d/周，30~90 min/d。 抗阻训练 2~3 d/周，隔天 1 次
儿童青少年	中至高强度全身性有氧运动 25~60 min/d，4~7 d/周。适当抗阻训练
孕产妇	没有运动禁忌证情况下，中低强度有氧运动，15~30 min/d，150 min/周，以步行、游泳、水中运动为主。隔天 1 次，不能连续两天不锻炼。适当抗阻训练，2 d/周
老年人	增加日常身体活动。每天进行适当的中低强度有氧运动；加强抗阻练习，2 d/周，隔天进行

肥胖者体重负荷大，耐热性差，参加运动时应注意避免运动损伤。运动方式和强度的选择及运动注意事项，可参照项目 6 中"科学健身"的内容。

6. 超重肥胖者应长期坚持减重计划，速度不宜过快

超重肥胖者的减重速度应控制在每周降低体重 0.5kg，使体重逐渐缓慢地降低至目标水平。超重肥胖者的减重速度过快不利于减重后的长期维持，且体重的急剧变化对健康会有不良影响，如骨关节病、胆囊疾患、骨质疏松等。

超重肥胖者制订的减重目标要具体、并且是可以达到的，可建立一系列短期可实现的目标。超重肥胖者对体力锻炼量的安排应根据其体能、年龄和兴趣等因素进行，可以某一项活动为主，再配合其他一些活动以达到需要亏空的能量（表 6-5）。

表 6-5　超重肥胖者减肥体力锻炼计划制定参考指标

超重肥胖者体力锻炼计划	减肥锻炼计划目标值			
每个月减重/kg	1	2	3	4
每周需减重/kg	0.25	0.5	0.75	1.0
每天亏空能量/kcal	270	550	800	1100
每天增加体力活动所消耗的能量/kcal	150	300	400	550
每天需要增加中等强度体力活动时间/h	1	1~1.5	1.5~2	2
或低强度体力活动时间/h	2	2~3	2.5~3.5	3~4

知识链接　　　减肥运动处方设计

一名 35 岁女性肥胖患者，身高 1.56m，体重 64kg，BMI 为 26.3，计划将体重减轻至 58kg，即需要减体重 6kg，并拟在 2 个半月内达到减体重目标，每月减体重 2.5kg，每周需减体重 0.625kg，则每天需要亏空能量 670 kcal，由增加运动量以消耗能量 350kcal。

为其设定的活动处方是：在原有活动量的基础上每天增加散步 30min（消耗能量 100kcal），骑车上下班 30min（消耗能量 180kcal），下班回家后带孩子玩 15min（消耗能量 75kcal），1d 通过增加活动消耗能量 355kcal，其余的能量要通过减少能量摄入（315kcal/d）来解决。

6.1.3　心脑血管疾病

心脑血管疾病是指由于高血压、血脂异常、糖尿病等疾病所引起的一组心脏和血管疾患，包括脑卒中、冠心病、心力衰竭、周围动脉疾病、风湿性心脏病、先天性心脏病、深静脉血栓和肺栓塞。

《中国心血管健康与疾病报告 2021》显示，中国心血管病患病率及死亡率仍处于上升阶段，推算心血管病现患人数已达3.3亿，其中脑卒中患者为1300万，冠心病患者为1139万，高血压患者为2.45亿；2019年农村、城市心血管病分别占死因的46.74%和44.26%，高于癌症及其他疾病。中国心血管病负担，已成为重大的公共卫生问题。

实施心脑血管疾病防治行动是《健康中国行动（2019—2030年）》的第11项行动。其宗旨是引导居民学习掌握心肺复苏等自救互救知识技能，并对高危人群和患者开展生活方式的指导。

1. 预防和控制各种危险因素，防止心脑血管疾病的发生

心脑血管病有许多共同的危险因素，最重要的有高血压、吸烟、血脂异常、糖尿病、超重肥胖、体力活动不足、不合理膳食、代谢综合征等。除了年龄、家族史和性别等遗传因素不可改变外，其他危险因素（尤其是行为因素）都是可改变的，因此可以预防。

心脑血管病是多个危险因素共同作用的结果，因此在心脑血管病的防治实践中，控制单个危险因素是不够的，而应综合控制心脑血管病的总体危险。

根据血压水平、其他危险因素、靶器官损害和已患相关疾病等指标将心脑血管病的总体危险分为"很低危"、"低危"、"中危"、"高危"和"很高危"五个层次，见表6-6。

表6-6 心脑血管病综合血压水平、危险因素、器官损害和临床疾病的危险分层

危险因素, 亚临床器官损害或疾病	正常血压 <120/80	正常高值 120~139/ 80~89	1级高血压（轻度）140~159/ 90~99	2级高血压（中度）160~179/ 100~109	3级高血压（重度）≥180/110
无危险因素	很低危	很低危	低危	中危	高危
1~2 个危险因素	低危	低危	中危	中危	很高危
≥3 个危险因素，代谢综合征，靶器官损害或糖尿病	中危	高危	高危	高危	很高危
确诊心血管病或肾脏疾病	很高危	很高危	很高危	很高危	很高危

预防心脑血管病的健康行为主要有以下几项：

（1）预防和控制高血压、血脂异常、高血糖等危险因素，及早发现冠心病和脑卒中的早期症状，及时治疗。

（2）养成合理膳食习惯，少吃高能量、高脂肪、高盐食物，多吃新鲜蔬菜和水果。

（3）戒烟限酒。已有高血压不宜饮白酒。

（4）适度运动，避免过度劳累。

（5）注意身体保暖与气温变化，保持心态平和，避免情绪过于激动。

（6）定期进行健康体检，35岁以上成年人每年进行一次全面的健康体检。

2. 警惕冠心病突发症状与应急处理

冠心病急性发作时，会出现心肌缺血，甚至心跳、呼吸停止，若第一时间进行急救

处理，可以保住心肌和生命。

1）出现以下症状者，应引起警惕：

劳累或精神紧张时出现胸骨后或心前区闷痛，或紧缩样疼痛，并向左肩、左上臂放射，持续3～5min，休息后自行缓解。

活动时出现胸闷、心悸、气短，休息时自行缓解。

出现与运动有关的头痛、牙痛、腿痛等。

饱餐、寒冷或情绪激动时出现胸痛、心悸。

夜晚睡眠枕头低时，感到胸闷憋气，需要高枕卧位方感舒适；熟睡、或白天平卧时突然胸痛、心悸、呼吸困难，需立即坐起或站立方能缓解。

性生活或用力排便时出现心慌、胸闷、气急或胸痛不适。

听到噪声便引起心慌、胸闷。

反复出现脉搏不齐，不明原因心跳过速或过缓。

2）冠心病急性发作时的应急处理

冠心病患者应随身携带硝酸甘油。如出现症状，应保持镇静、停止活动，就地休息，设法消除寒冷，情绪激动等诱因；立即舌下含化硝酸甘油或消心痛。必要时打电话给急救中心或者医院，寻求帮助，或者送医院治疗和严密观察。

6.1.4 高血压

高血压为体循环动脉血压高于正常的一种常见临床症候群，是最常见的慢性病之一，也是心脑肾疾病的主要危险因素。

在未使用降压药物情况下，非同日三次测量上臂血压，收缩压≥140mmHg 和/或舒张压≥90mmHg，可诊断为高血压。

高血压是最常见的心血管疾病，是脑卒中、心脏病、肾病发病和死亡最重要的危险因素。中国高血压患病率从1959年的5.1%增长到2015年的23.2%和2018年的27.5%，呈逐年增长趋势。因心脑血管病导致的死亡占中国居民总死亡的40%以上，约70%的脑卒中死亡和约50%心肌梗死与高血压密切相关。

因此，预防和控制高血压，是遏制我国心脑血管疾病流行的核心策略。

1. 高血压的危险因素

高血压危险因素包括遗传因素、年龄及多种不良生活方式等多方面。

高血压发病危险因素包括高钠低钾饮食、超重或肥胖、过量饮酒、长期精神紧张，此外，其他因素还有年龄、高血压家族史、缺乏体力活动，以及糖尿病、血脂异常等。

2. 高血压的预防

1）定期测量血压

定期监测血压有助于了解血压水平，早期发现高血压。

（1）18岁及以上成年人应定期自我监测血压，至少每年测量一次血压，并关注血压的变化。

（2）超重或肥胖、高盐饮食、吸烟、长期饮酒、长期精神紧张、体力活动不足等高血压高危人群和血压为正常高值者（120～139mmHg/80～89mmHg），应经常测量血压。

（3）医疗机构对 35 岁以上首诊患者应测量血压。

（4）积极提倡高血压患者在家庭开展自测血压和自我管理，血压达标且稳定者，每周自测血压一次；血压未达标或不稳定者，应增加自测血压的次数。

（5）提倡使用上臂式全自动电子血压计进行有规律的家庭血压测量。家庭血压测量值判断标准不同于诊室血压，家庭血压读数≥135/85mmHg 被认定为高血压。

2）坚持运动和科学膳食

（1）坚持运动。经常性的身体活动可预防和控制高血压，如健走、游泳、太极拳、家务劳动等，活动量一般应达到中等强度。

（2）限制食盐摄入。高盐饮食会显著增加高血压患病的风险，成年人每天食盐摄入量应不超过 5g。

（3）减少摄入富含油脂和高糖的食物，应限量使用烹调油，多吃蔬菜和水果。

（4）少吃快餐，尽量在家中就餐，可利于控制脂肪、食盐和糖的摄入量。

（5）戒烟。吸烟有害健康，吸烟者应尽早戒烟。

3. 高血压的治疗与健康管理

1）高血压的治疗

（1）绝大多数患者需要长期和规律地服用降压药，降压治疗要达标。

（2）降压治疗的血压目标：一般高血压患者，血压降至 140/90mmHg 以下，合并糖尿病或慢性肾脏疾病的患者应降至 130/80mmHg 以下；80 岁以上患者应降至 150/90mmHg 以下。冠心病患者的舒张压低至 60mmHg 者应谨慎降压。

（3）大部分高血压属于原发性高血压，一般不能根治，需要长期服药治疗。所以，不要盲目相信非法广告或伪科学宣传，不能用保健品、保健理疗或食疗替代降压药治疗。

（4）大多数高血压是可以控制的，控制不佳者应及时就医。

2）高血压患者的健康管理

国家已将高血压患者健康管理纳入基本公共卫生服务项目，高血压患者要学会自我健康管理，认真遵医嘱服药，经常测量血压和复诊，降低心脑血管病事件发生风险。

（1）高血压患者的生活方式干预。对确诊高血压的患者，应立即启动并长期坚持生活方式干预，即"健康生活方式六部曲"——限盐、减重、多运动、戒烟、限酒、心态平。这些生活方式的干预方法，不但可明显降低血压，也可预防心脑血管疾病。

（2）高血压患者应坚持家庭自测血压。家庭血压测量（HBPM）可被测量者自我测量，也可由家庭成员协助完成，又称自测血压或家庭血压测量。

① 家庭血压监测不推荐腕式血压计、手指血压计、水银柱血压计。上臂式家用电子血压计使用期间应定期校准，每年至少一次。

② 测量方法。规范测量"三要点"，安静放松、位置规范、读数精准。

③ 测量方案。对初诊高血压患者或血压不稳定高血压患者，建议每天早晨和晚上测量血压，每次测 2~3 遍，取平均值；连续测量家庭血压 7d，取后 6d 血压平均值。血压控制平稳且达标者，可每周自测 1~2d 血压，早晚各一次；最好在早上起床后，服降压药和早餐前，排尿后，固定时间自测坐位血压。

④ 详细记录每次测量血压的日期、时间及所有血压读数，而不是只记录平均值。

应尽可能向医生提供完整的血压记录。

⑤ 精神高度焦虑患者，不建议家庭自测血压。

4. 高血压患者的膳食指导

1）膳食指导原则

高血压患者每天的进食量要适当、以保持适宜的体重。每天食盐摄入量不超过 5g，推荐低盐膳食和高钾膳食，适当增加钙和镁的摄入量，戒酒，每天摄入充足的膳食纤维和维生素。在食物的选择上，遵循食物多样化及平衡膳食的原则，尽量减少摄入富含油脂和精制糖的食物，限量食用烹调油。在饮食习惯上，进食应有规律，不宜进食过饱，也不宜漏餐。

WS/T 430—2013
《高血压患者膳食指导》

2）推荐的能量和营养素摄入量

（1）能量。体重正常的高血压患者每天能量的摄入可按每千克体重 105~126kJ（25~30kcal）计算；超重和肥胖者除适当增加体力活动外，应当适当减少每天的能量的摄入，即推荐低能量减重膳食。

高血压患者每日推荐的营养素摄入量为：蛋白质对体重正常者占总能量 12%~15%、超重肥胖者占总能量 15%~20%，脂肪≤总能量的 30%，碳水化合物占总能量的 55%~65%，胆固醇＜300mg/d（如合并高胆固醇血症，＜200mg/d），膳食纤维＞14g/4.18MJ（1 000kcal）/d，钠＜2 000mg（相当于食盐 5g），钾＞2 500mg（相当于氯化钾 4.75g）。

（2）推荐的成年高血压患者每天食物的种类与摄入量见表 6-7。

表 6-7　推荐的成年高血压患者每天食物的种类与摄入量

能量/MJ（kcal）	食物种类和质量/g							
	谷类	畜禽类、水产品	蛋类	奶类	豆制品	蔬菜	水果	植物油
4.60（1 100）	125	50	50	250	25	500	200	10
5.02（1 200）	140	50	50	250	25	500	200	15
5.44（1 300）	150	75	50	250	25	500	200	15
5.86（1 400）	175	75	50	250	25	500	200	20
6.28（1 500）	200	75	50	250	25	500	200	20
6.69（1 600）	200	90	50	250	25	500	200	25
7.11（1 700）	225	90	50	250	25	500	200	25
7.53（1 800）	250	100	50	250	25	500	200	25
7.95（1 900）	275	100	50	250	25	500	200	25
8.37（2 000）	300	100	50	250	25	500	200	30

3）高血压患者的食物选择

（1）谷类和薯类。增加全谷类和薯类食物摄入，粗细搭配。推荐每天摄入谷类 150~400g，其中 1/3~1/2 为粗粮和杂粮，少或不食用加入钠盐的谷类制品，如咸面包等。

（2）动物性食品。推荐每天摄入水产品 25~50g，禽肉 25~50g，蛋类 25~50g，畜肉 25~50g，少或不食用高钠盐、高脂肪、高胆固醇的动物性食物，优先选择脱脂乳或低脂牛奶、酸奶，推荐每天摄入奶类 200~300g。

（3）豆制品。每天适量食用豆制品，如豆腐干 50g，不宜食用豆豉、腐乳等。

（4）蔬菜和水果。每天蔬菜摄入量为 500g，至少 3 个品种，最好 5 个品种以上，且每天摄入的蔬菜中要有深色蔬菜、叶类蔬菜等，推荐食用富钾蔬菜，如菠菜、芥蓝、莴笋叶、空心菜、苋菜等。水果摄入量至少 200g，每天最好两个品种以上。

（5）坚果。可适量食用坚果，每周 50g，但要注意控制摄入的总能量。

（6）油脂。推荐交替使用不同种类的植物油，每天烹调用油控制在 20~30g。优先选择富含单不饱和脂肪酸的橄榄油、菜籽油、茶籽油，以及大豆油、玉米油、花生油，尽量不食用动物油、椰子油、棕榈油。少或不吃油炸和富含油脂及反式脂肪酸的食品。

（7）酒。不宜饮酒，尽量戒酒。

（8）水和饮料。要保证摄入充分的水分，不宜饮用含糖饮料和碳酸饮料。

（9）少食用或不食用特别辛辣和刺激性食物，也不推荐饮用浓茶和浓咖啡。

6.1.5 血脂异常（高脂血症）

1. 血脂异常的危害

血脂是血浆中脂类物质（主要包括 TC，TG 和类脂等）的总称，它们必须与特殊的蛋白质（载脂蛋白）结合形成脂蛋白才能被运送到组织进行代谢。与临床密切相关的血脂是总胆固醇（TC）、甘油三酯（TG）、低密度脂蛋白胆固醇（LDL-C）和高密度脂蛋白胆固醇（HDL-C）。血脂异常俗称高脂血症，是指血液脂质代谢异常。目前主要指血浆中 TC 和 TG 升高，以及 HDL-C 水平过低。

其中以低密度脂蛋白胆固醇（LDL-C）增高为主要表现的高胆固醇血症是动脉粥样硬化性心血管疾病（ASCVD，包括冠心病、缺血性卒中及外周动脉疾病）最重要的危险因素。

研究表明高胆固醇和高低密度脂蛋白是冠心病和缺血性脑卒中的独立威胁因素之一。血脂异常患者中，50.0%患有高血压，37.5%患有冠心病，超过 30.0%患有外周动脉疾病。可见，血脂异常已经成为中国居民的一个重要公共卫生问题。

大量临床研究表明，LDL-C（俗称"坏"胆固醇）升高是心肌梗死的"元凶"，脑血栓的"帮凶"。因为它会在血管里形成动脉粥样硬化斑块，斑块不断增大，使动脉逐渐狭窄甚至阻塞，引起心绞痛、心肌缺血、脑梗死、脑软化。更可怕的是，这些斑块就像"不定时炸弹"，会在没有任何先兆时破裂，迅速堵塞血管，引发急性心肌梗死甚至猝死。

胆固醇每降低 1%，冠心病事件发生的危险降低 2%，被称为 1=2 公式；在冠心病、糖尿病、高血压患者的"坏"胆固醇每降低 10%，偏瘫的发生减少 15.6%。

血脂异常分类较为繁杂，简易的临床分型为：高胆固醇血症（仅 TC 增高）、高甘油三酯血症（仅 TG 增高）、混合型高脂血症（TC、TG 均增高）、低高密度脂蛋白血症（HDL-C 降低）。《中国成人血脂异常防治指南》提出了中国人群的血脂合适水平，见表 6-8。

表6-8 血脂水平分层标准

分层	血脂项目/（mmol/L）			
	TC	LDL-C	HDL-C	TG
合适范围	<5.18（200）	<3.37（130）	≥1.04（40）	<1.70（150）
边缘升高	5.18~6.19（200~239）	3.37~4.12（130~159）	—	1.70~2.25（150~199）
升高	≥6.22（240）	≥4.14（160）	≥1.55（60）	≥2.26（200）
降低	—	—	<1.04（40）	

注：TC=总胆固醇，LDL-C=低密度脂蛋白胆固醇，HDL-C=高密度脂蛋白胆固醇，TG=甘油三酯；括号内为mg/dL。

血脂异常的防治就是要保持血中较低的"坏"胆固醇和甘油三酯水平，保持较高的"好"胆固醇水平。当前，血脂异常的首要治疗目标是降低"坏"胆固醇。

2. 定期健康查体，及早发现血脂异常

为了及时发现和检出血脂异常，20岁以上的成年人至少每5年测量一次空腹血脂。

对已经患有血脂异常的人群和血脂异常的易患人群，需要定期检测血脂，以便及时发现存在的血脂异常，及早干预。对于缺血性心血管病及其高危人群，应每3~6个月测定一次血脂。血脂检查重点对象人群，如40岁以上男性、绝经女性、肥胖、有黄色瘤、有血脂异常及心脑血管病家族史者，在有条件的情况下，应每年检测一次血脂。

3. 控制血脂异常的健康行为

合理饮食和改变不良生活方式不仅是预防血脂异常的根本手段，而且是治疗血脂异常的基础，适用于任何血脂异常患者，必须长期坚持。单纯饮食控制和运动可使胆固醇降低7%~9%，即使正在服用降胆固醇药物，也应坚持健康饮食和规律运动。有效控制血脂可以有效预防并减少心脑血管事件的发生。

1）血脂异常患者膳食指导

（1）控制总能量，要求达到能够保持理想体重或预防体重增加，蛋白质占总能量15%左右、总脂肪≤30%、碳水化合物≥55%。主食每天200g（女）、300g（男），以全麦面包、燕麦、糙米、土豆、南瓜为佳，少吃点心，不吃油炸食品。

（2）减少饱和脂肪酸的摄入，摄入量占总能量≤7%，反式脂肪酸<1%。少吃肥肉，每天每人瘦肉<100g，烹调用油<25g，不食用棕榈油、猪油、黄油、奶油等，少吃奶油糕点及冰淇淋、雪糕等甜食。

（3）增加不饱和脂肪酸的摄入。多不饱和脂肪酸占总能量的8%~10%，单不饱和脂肪酸占12%~14%。每周吃2次鱼，用橄榄油或茶籽油代替其他烹调油。

（4）控制胆固醇的摄入，摄入量<200mg/d。不吃动物内脏，蛋黄每周不超过2个，建议用脱脂奶代替全脂奶。

（5）选择能够降低低密度脂蛋白胆固醇（LDL-C）的食物。建议植物固醇2g/d，可溶性纤维素10~25g/d。每天蔬菜500g，水果1~2个，适量豆制品。

2）改善生活方式

减轻体重，适量运动，每天至少消耗200kcal能量。戒烟限酒。

3）及时就医，遵医嘱服药

及时就医，遵医嘱服药，如他汀类药物，定期复查。降胆固醇治疗要长期坚持。

6.1.6 脑卒中

脑卒中俗称中风，是指脑血管阻塞或破裂引起的脑血流循环障碍和脑组织功能或结构损害的疾病。其可分为两大类，即缺血性脑卒中和出血性脑卒中，包括脑出血、脑血栓形成、脑栓塞、脑血管痉挛等。

脑卒中是中国成年人致死、致残的首位病因，具有高发病率、高死亡率、高致残率、高复发率及经济负担重的特点。近年来，我国脑卒中发病率呈现上升趋势，2019年卒中是导致中国死亡人数最多的疾病，与2009年相比死亡人数上升了12.4%。

1. 预防和控制各种危险因素，防止脑卒中的发生

1）脑卒中的风险评估分级判定

8＋2项脑卒中危险因素：高血压病、糖尿病、血脂异常、很少进行体育活动、吸烟、房颤或瓣膜性心脏病、肥胖、有脑卒中家族史，以及既往脑卒中病史、TIA病史。

2）风险人群判定

（1）高危人群。具有以上8项脑卒中危险因素中3项及以上者，或有短暂性脑缺血发作，或既往有卒中者，均判定为脑卒中高危人群。

（2）中危人群。具有3项以下危险因素，但患有高血压、糖尿病、心房颤动或瓣膜性心脏病三种慢性病之一者，可评定为脑卒中中危人群。

（3）低危人群。具有3项以下危险因素，且无高血压、糖尿病、心房颤动或瓣膜性心脏病慢性者可评定为脑卒中低危人群。

3）如何减少脑卒中发生的危险

研究显示，高血压、血脂异常、糖尿病，以及生活饮食习惯与脑卒中的发生关系密切，如高盐高脂饮食、吸烟、饮酒、缺乏体育锻炼等都已证实是脑卒中的危险因素。脑卒中一级预防也是降低脑卒中发病率的根本措施。

降低血压，控制血脂，保持健康体重，可降低脑卒中风险。房颤是引发缺血性脑卒中的重要病因，建议房颤患者应遵医嘱采用抗凝治疗。

2. 脑卒中的识别和发现与应急措施

脑卒中的早期症状一般很轻微，或只是持续很短的几分钟或数小时，这往往是一个预警信号，预示着真正的脑卒中将在短期内发生，所以应该引起足够的警惕，尽早处理。

1）如何快速识别脑卒中

中国推出了适合国人的急性卒中快速识别方法，即"中风120"：

"1"代表"看到1张不对称的脸"；

"2"代表"查两只手臂是否有单侧无力"；

"0"代表"聆（零）听讲话是否清晰"。

如果通过这三步观察怀疑患者是中风，可立刻拨打急救电话120。

2）脑卒中的救治效果具有极强的时间依赖性

急性缺血性脑卒中约占脑卒中的 70%，其治疗时间窗窄，越早治疗效果越好，在时间窗内开展静脉溶栓治疗及血管内治疗（取栓）等是目前最有效的救治措施。

一旦发生脑卒中，需要尽快到最近的脑卒中中心和脑卒中筛查与防治基地医院等具备脑卒中救治能力的医疗机构接受规范救治。

怀疑脑卒中，要在专业医生指导下运送到医院，切勿抱、拖、背、扛病人。

3. 改善预后和生活质量

脑卒中可导致肢体瘫痪、语言障碍、吞咽困难、认知障碍、精神抑郁等各种后遗症和功能障碍，其中以偏瘫最常见，危害最大。长时间卧床也会导致肌肉萎缩、关节挛缩变形等问题，导致患者生活不能自理，需要及时康复治疗。

脑卒中康复治疗是综合各种治疗手段，应尽可能地纠正或改善脑卒中的后遗症，提高患者的生活自理能力和生活质量，可采取包括运动疗法、作业疗法、语言疗法、心理疗法、针灸、推拿等康复训练。

脑卒中患者康复治疗一定要尽早进行，并贯穿疾病康复的全过程，包括发病早期在病房的康复治疗，在康复中心的康复治疗及出院后在社区或家中的继续康复治疗。

4. 脑卒中患者的膳食指导

《脑卒中患者膳食指导》（WS/T 558—2017）规定了脑卒中患者膳食指导的原则，能量及营养素的推荐摄入量，食物的选择，膳食处方的制定。

WS/T 558—2017
《脑卒中患者膳食指导》

1）脑卒中患者的食物选择

（1）谷类和薯类。保证每天粮谷类和薯类食物的摄入量为 200～300g，优选低糖、高膳食纤维的食物，如莜麦、荞麦、玉米面、小米、燕麦、麦麸、糙米等。

（2）动物性食品。禽畜肉类，优选低脂肪、高优质蛋白的食物，如鸽肉、火鸡腿、鸡胸肉、牛里脊、猪里脊等。水产品，优选低脂肪、高优质蛋白的种类，且含丰富多不饱和脂肪酸的食物，如海参、鲢鱼、青鱼、鲤鱼、带鱼、鳗鱼、鳕鱼等。蛋类，对伴有高血压、血脂异常、糖尿病的脑卒中患者，应少吃蛋黄，可 2～3d 吃 1 个。奶类及乳制品，可优选低脂肪、脱脂奶及其制品。

（3）豆类及其制品。建议每天摄入 30～50g 大豆或相当量的豆制品，优选绿豆、黑豆、红小豆、黄豆、豆浆、豆腐、豆汁等。

（4）蔬菜类。脑血管疾病患者每天蔬菜摄入量为 500g 以上，以新鲜绿叶类蔬菜为主，如菠菜、油菜、空心菜、生菜、莴笋叶等。

（5）水果类。不伴有高血糖的脑血管疾病患者每天水果摄入量为 150g 左右，可优选西瓜、橙子、柚子、柠檬、桃子、杏、猕猴桃、枇杷、菠萝、草莓、樱桃、火龙果等。

（6）坚果类。建议每周可摄入 50g 左右，优选开心果、大杏仁、白瓜子、核桃等。

（7）油脂。以植物油为主，不宜吃含油脂过高及油炸类食物，如肥肉、动物油等。

（8）调味品。不宜吃含盐高的菜品或腌制品，如咸肉、咸菜、熏酱食物等。食盐应不超过 5g/d，如果合并高血压，应不超过 3g/d。不宜吃辛辣调味品及咖啡、浓茶等刺激食物。

（9）酒。脑卒中患者应限制饮酒。康复后如饮酒，饮用酒的酒精含量不超过 15g/d。

（10）无添加糖食品，如阿斯巴甜、食用糖精等以其制作的食物。

2）脑卒中患者膳食处方的制定（食物交换份法）

（1）计算每天营养素需要量。按照代谢状态，以能量和营养素需要量为基础，计算每天蛋白质、脂肪和碳水化合物的需要量。

（2）计算每天食品交换份份数。按照计算总能量除以 90 得出所需总交换份数。参考食物交换份表（详见 WS/T 558—2017 附录，表 E.1）分配食物，把各类食物份数合理地分配于各餐次。

（3）根据膳食原则及交换份选择食物。

6.1.7 糖尿病

2011～2021 年，中国糖尿病患者人数由 9000 万增加至 1.4 亿，10 年增长 56%。实施糖尿病防治行动是《健康中国行动（2019—2030 年）》中的第 14 项行动，其宗旨是提示居民关注血糖水平，引导糖尿病前期人群科学降低发病风险，指导糖尿病患者加强健康管理，延迟或预防糖尿病的发生、发展。

1. 认识糖尿病

1）糖尿病的定义

糖尿病是由于胰岛素分泌功能缺陷和（或）胰岛素作用缺陷所引起，以血糖升高为特征的代谢病。

目前中国糖尿病的诊断以静脉血浆葡萄糖为依据，毛细血管血糖值仅作为参考。

糖尿病诊断标准：典型糖尿病症状（烦渴多饮、多尿、多食、不明原因的体重下降），加上随机血糖≥11.1mmol/L；空腹血糖≥7.0mmol/L；口服葡萄糖耐量试验（OGTT）2h 血糖≥11.1mmol/L；糖化血红蛋白 A1c（HbA1c）≥6.5%，可诊断为糖尿病。

随机血糖指不考虑上次用餐时间，一天中任意时间的血糖，不能用来诊断空腹血糖受损或糖耐量减低，随机血糖≥11.1 mmol/L 适用于协助诊断具有典型糖尿病症状的患者。空腹状态指至少 8h 没有进食。

糖尿病按病因可分型为：1 型糖尿病、2 型糖尿病、特殊类型糖尿病和妊娠期糖尿病（GDM）。我国糖尿病流行以 2 型糖尿病为主，1 型糖尿病及其他类型糖尿病少见。

6.1mmol/L≤空腹血糖（FBG）<7.0mmol/L，或 7.8mmol/L≤糖负荷 2h 血糖（2hPG）<11.1mmol/L，为糖调节受损（IGT），也称糖尿病前期。

约 1/3 的糖尿病患者不知道自己患有糖尿病。知晓糖尿病的症状，有助于糖尿病的早发现和早治疗。限于目前医学水平，糖尿病仍是一种终身性疾病。

2）糖尿病高危人群

具有下列任何一个及以上的糖尿病危险因素者，可视为 2 型糖尿病高危人群：①年龄≥40 岁；②有糖尿病前期（IGT、IFG 或两者同时存在）史；③超重（BMI≥24kg/m²）或肥胖（BMI≥28kg/m²）和/或向心性肥胖（男性腰围≥90cm，女性腰围≥85cm）；④静坐生活方式；⑤一级亲属中有 2 型糖尿病家族史；⑥有妊娠期糖尿病史的妇女；⑦高血压（收缩压≥140mmHg 和/或舒张压≥90mmHg），或正在接受降压治疗；⑧血脂异常（HDL-C≤0.91mmol/L 和/或 TG≥2.22mmol/L），或正在接受调脂治疗；⑨动脉粥样硬化性心血管疾病（ASCVD）患者；⑩有一过性类固醇糖尿病病史者。

2. 糖尿病的预防

（1）普及糖尿病防治知识。

（2）保持合理膳食、经常运动的健康生活方式。

（3）健康人群从 40 岁开始每年检测一次空腹血糖。糖尿病前期人群建议每半年检测一次空腹血糖或餐后 2h 血糖。

（4）及早干预糖尿病前期人群。

（5）通过饮食控制和运动，使超重肥胖者体重指数达到或接近 24，或体重至少下降 7%，可使糖尿病前期人群发生糖尿病的风险下降 35%～58%。

3. 糖尿病控制不良将产生严重危害

糖尿病患者常伴有脂肪、蛋白质代谢异常，长期高血糖可引起多种器官，尤其是眼、心、血管、肾、神经损害或器官功能不全或衰竭，导致残废或者过早死亡。

糖尿病常见并发症包括卒中、心肌梗死、视网膜病变、糖尿病肾病、糖尿病足等。

（1）糖尿病患者发生心脑血管疾病的危险性，较同年龄、性别的非糖尿病人群高出 2～4 倍，并使心脑血管疾病发病年龄提前，病情更严重。

（2）糖尿病患者常伴有高血压和血脂异常。

（3）糖尿病视网膜病变是导致成年人群失明的主要原因。

（4）糖尿病肾病是造成肾功能衰竭的常见原因之一。

（5）糖尿病足严重者可导致截肢。

4. 糖尿病患者的综合治疗

糖尿病的治疗应遵循综合管理的原则，包括控制高血糖、高血压、血脂异常、超重肥胖、高凝状态等心血管多重危险因素，在生活方式干预的基础上进行必要的药物治疗，以提高糖尿病患者的生存质量和延长预期寿命。积极治疗糖尿病，平稳控制病情，延缓并发症，糖尿病患者可同正常人一样享受生活。

营养治疗、运动治疗、药物治疗、健康教育和血糖监测是糖尿病综合治疗的五项重要措施。糖尿病患者应采取措施降糖、降压、调整血脂，控制体重，合理膳食，戒烟限酒、限盐，保持心理平衡，可明显减少糖尿病并发症发生的风险。

糖尿病患者自我管理是控制糖尿病病情的有效方法，自我血糖监测应在专业医生和/或护士的指导下开展。

5. 糖尿病患者的健康管理

糖尿病是一种长期慢性病，患者日常行为和自我管理能力是糖尿病控制与否的关键之一。因此，糖尿病的控制不是传统意义上的治疗，而是系统的管理。

1）糖尿病患者应进行自我血糖监测

自我血糖监测（SMBG）可以了解饮食控制、运动治疗和药物治疗的效果并指导对治疗方案的调整。采用便携式血糖仪进行毛细血管血糖检测是最常用的方法。

（1）因血糖控制非常差或病情危重的患者而住院治疗者应每天监测 4～7 次，或根据治疗需要监测血糖。

（2）采用生活方式干预控制糖尿病的患者，可根据需要有目的地通过血糖监测了解饮食控制和运动对血糖的影响来调整饮食和运动。

（3）使用口服降糖药者可每周监测 2~4 次空腹或餐后 2h 血糖。

（4）使用胰岛素治疗者可根据胰岛素治疗方案进行相应的血糖监测。

（5）特殊人群（围手术期患者、低血糖高危人群、危重症患者、老年患者、1 型糖尿病、GDM 等）的监测，应遵循以上血糖监测的基本原则，实行个体化的监测方案。

（6）监测时间：每餐前、餐后 2h、睡前，如有空腹高血糖，应监测夜间的血糖。

2）生活方式干预

生活方式干预是 2 型糖尿病的基础治疗措施，应贯穿于糖尿病治疗的始终。

（1）合理膳食，控制体重。供给营养均衡的膳食，满足患者对微量营养素的需求。超重/肥胖患者减重的目标是 3~6 个月减轻体重 5%~10%。消瘦者应通过合理的营养计划达到并长期维持理想体重。

（2）适量运动。成人 2 型糖尿病患者每周至少 150min（如每周运动 5d，每次 30min）中等强度（50%~70%最大心率，运动时有点用力，心跳和呼吸加快但不急促）有氧运动（如快走、骑车、打太极拳等）；应增加日常身体活动，减少坐姿时间。血糖控制极差且伴有急性并发症或严重慢性并发症时，不应采取运动治疗。

（3）戒烟限酒。科学戒烟，避免被动吸烟。不推荐糖尿病患者饮酒。

（4）心理平衡。减轻精神压力，保持心情愉悦。

6. 成人糖尿病患者的膳食指导

膳食治疗是糖尿病患者所有治疗的基础，是任何阶段预防和控制糖尿病必不可少的措施，包括对患者进行个体化营养评估、营养诊断、制订相应营养干预计划，并在一定时期内实施及监测。

WS/T 429—2013
《成人糖尿病患者膳食指导》

1）糖尿病医学营养治疗的目标

维持健康体重。供给营养均衡的膳食，满足患者对微量营养素的需求。达到并维持理想的血糖水平，降低 HbA_{1c} 水平。减少心血管疾病的危险因素，包括控制血脂异常和高血压。

2）推荐营养摄入量

（1）能量。按照每天 105~126kJ/kg（25~30kcal/kg）计算推荐能量的摄入量。再根据患者身高、体重、性别、年龄、活动度、应激状况等进行系数调整，见表 6-9。

表 6-9　成人糖尿病患者每天能量供给量　　单位：[kJ/kg（kcal/kg）]

身体活动强度	体重过低	正常体重	超重/肥胖
重体力活动（如搬运工）	188~209（45~50）	167（40）	146（35）
中体力活动（如电工安装）	167（40）	125~146（30~35）	125（30）
轻体力活动（如坐式工作）	146（35）	104~125（25~30）	84~104（20~25）
休息状态（如卧床）	104~125（25~30）	84~104（20~25）	62~84（15~20）

糖尿病前期或糖尿病患者应当接受个体化能量平衡计划，目标是既要达到或维持理想体重，又要满足不同情况下营养需求。超重或肥胖的糖尿病患者，应减轻体重，不推

荐 2 型糖尿病患者长期接受极低能量（<800kcal/d）的营养治疗。

（2）脂肪。脂肪提供的能量占总能量的 20%～30%，对于超重或肥胖者<25%。饱和脂肪酸<7%，反式脂肪酸<1%。多不饱和脂肪酸摄入量不宜超过 10%。适当增加富含 n-3 脂肪酸的摄入比例。单不饱和脂肪酸 10%～20%为宜。参考《中国居民膳食指南（2016）》，应控制膳食中胆固醇的过多摄入。

（3）蛋白质。肾功能正常者占总能量的 15%～20%，保证优质蛋白质比例超过 1/3。成年患者推荐 0.8g/（kg·d）。临床糖尿病肾病者应进一步限制总蛋白质入量。

（4）碳水化合物，占总能量的 50%～65%。应多选择低 GI/GL 食物，限制精制糖的摄入。

（5）矿物质、维生素。糖尿病患者容易缺乏维生素 B 族、维生素 C、维生素 D 及铬、锌、硒、镁、铁、锰等多种微量营养素，应根据营养评估结果适量补充。长期服用二甲双胍者应防止维生素 B_{12} 缺乏。糖尿病患者不建议常规大量补充抗氧化维生素制剂。

（6）膳食纤维。糖尿病患者推荐每天膳食纤维摄入量为 10～14g/4200kJ（1000kcal）。

3）膳食模式与餐次安排

合理膳食模式是指以谷类食物为主，高膳食纤维摄入、低盐低糖低脂肪摄入的多样化膳食模式，并应定时定量进餐，尽量保持碳水化合物的均匀分配。

早、中、晚三餐的能量应分别控制在总能量的 20%～30%、30%～35%、30%～35%。分餐能量应占总能量的 10%，以防止低血糖发生。

4）食物选择

提倡食物的多样性，每天应摄入谷薯类、蔬果类、畜禽鱼类、乳蛋豆类和油脂类食物。每天膳食种类应达到 12 种及以上，每周应达到 25 种及以上。

（1）谷薯类应根据能量目标及碳水化合物的供能比调整每天的摄入量，首选低 GI/GL 复合型碳水化合物的食物，其中全谷物不应少于总谷薯量的 1/3。

（2）动物性食物及豆类，可根据能量目标及对应的蛋白质推荐参考摄入量进行个体化调整，减少加工肉类及饱和脂肪酸含量高的动物性食品。

（3）蔬菜类摄入量应达到 500g/d 及以上，其中绿叶蔬菜占 2/3 及以上。在血糖平稳条件下，可选用低 GI/GL 水果，一般为 150～200g/d，可在两餐间进食。

（4）烹调油不超过每天 25g，不建议选择煎、炒、炸等多油的烹调方式。食盐不应超过 6g/d，同时应限制摄入含钠高的调味品或食物，合并高血压或肾脏疾病的患者应限制在 3g/d。

（5）不推荐糖尿病患者饮酒。如饮酒应计算酒精中所含的总能量，建议每周不超过 2 次饮酒。饮用酒的酒精量应不超过 15g/d。

（6）控制添加糖的摄入，不喝含糖饮料。糖尿病患者适量摄入糖醇类和非营养性甜味剂是安全的，但应注意由甜味剂制作的高脂肪食品，如冰淇淋、点心等对血糖仍有影响。

6.1.8　癌症

癌症又称恶性肿瘤，是以细胞异常增殖及转移为特点的一大类疾病。2020 年，中国新发癌症病例超过 457 万，占全球 23.7%；死亡病例超过 300 万。男性新发癌症病例以肺癌、胃癌、结直肠癌、肝癌发病数最多，死亡数最多是肺癌、肝癌、胃癌、食管癌。

女性新发癌症病例以乳腺癌、肺癌、结直肠癌发病人数最多,死亡数最多是肺癌、结直肠癌、胃癌、乳腺癌。

实施癌症防治行动是《健康中国行动(2019—2030年)》第12项行动,其宗旨是倡导积极预防癌症,推进早筛查、早诊断、早治疗,降低癌症发病率和死亡率,提高患者的生存质量。

1. 癌症的危险因素

大部分癌症是人体细胞在外界因素的作用下,基因损伤和改变长期积累的结果,是一个多因素、多阶段、复杂渐进的过程,从正常细胞发展到癌细胞通常是十几年甚至几十年累积的结果。

致癌因素十分复杂,包括化学(石棉、烟草烟雾成分、黄曲霉毒素和砷)因素、物理(紫外线和电离辐射)因素和慢性感染(某些病毒、细菌或寄生虫引起的感染)等外部因素,以及遗传、免疫、年龄、生活方式等自身因素。

全球大约1/3的癌症死亡源自五种主要行为和饮食危险因素:高体重指数、水果和蔬菜摄入量低、缺乏运动、使用烟草及饮酒。

2. 癌症是可以预防的

世界卫生组织提出:1/3的癌症完全可以预防;1/3的癌症可以通过早期发现得到根治;1/3的癌症可以运用现有的医疗措施延长生命、减轻痛苦、改善生活的质量。

癌症可通过三级预防来进行防控,一级预防是病因预防,减少外界不良因素的损害;二级预防是早期发现、早期诊断、早期治疗;三级预防是改善生活质量,延长生存的时间。

国际先进经验表明,采取积极预防(如健康教育、控烟限酒、早期筛查等)、规范治疗等措施,对于降低癌症的发病和死亡率具有显著的效果。中国实施癌症综合防治策略较早的一些地区,癌症发病率和死亡率已呈现下降趋势。

远离危险因素是预防癌症的第一要务,预防癌症要做到:戒烟;保持正常体重;健康饮食,增加水果和蔬菜摄入量;适量运动;保持心情舒畅;限酒;成年妇女经常乳房自查、定期做宫颈癌细胞学检查;加强劳动保护,减少致癌物的职业和环境接触,避免电离辐射和非电离辐射;保持周围环境卫生,减少空气污染;改善居室通风条件。

癌症的发生是人全生命周期相关危险因素累积的过程。癌症防控不只是中老年人的事情,要尽早关注癌症预防,从小养成健康的生活方式,降低癌症的发生风险。

3. 癌症不会传染

癌症是由于自身细胞基因发生变化而产生的,是不传染的。

一些与癌症发生密切相关的细菌(如幽门螺杆菌)、病毒(如人乳头瘤病毒、肝炎病毒、EB病毒等)是会传染的。

通过保持个人卫生和健康生活方式、接种疫苗(如肝炎病毒疫苗、人乳头瘤病毒疫苗)可以避免感染相关的细菌和病毒,从而预防癌症的发生。

4. 癌症的早筛查、早诊断、早治疗

1)规范的防癌体检能够早期发现癌症

防癌体检是在癌症风险评估的基础上,针对常见癌症进行的身体检查,其目的是让人们知晓自身患癌风险，以发现早期的癌症或癌前病变，进行早期干预。

目前的技术手段可以早期发现大部分的常见癌症。使用胸部低剂量螺旋 CT 可以检查肺癌，超声结合钼靶可以检查乳腺癌，胃肠镜可以检查消化道癌等。

防癌体检专业性强，讲究个体化和有效性，应选择专业的体检机构进行。要根据个体年龄、既往检查结果等选择合适的体检间隔时间。

2）早诊早治是提高癌症生存率的关键

癌症的治疗效果和生存时间与癌症发现的早晚密切相关，发现越早，治疗效果越好，生存时间越长。关注身体出现的癌症危险信号，有以下症状应及时到医院进行诊治。

（1）身体浅表部位出现的异常肿块。

（2）体表黑痣和疣等在短期内色泽加深或迅速增大。

（3）身体出现的异常感觉：哽咽感、疼痛等。

（4）皮肤或黏膜经久不愈的溃疡。

（5）持续性消化不良和食欲减退。

（6）大便习惯及性状改变或带血。

（7）持久性声音嘶哑，干咳，痰中带血。

（8）听力异常，鼻血，头痛。

（9）阴道异常出血，特别是接触性出血。

（10）无痛性血尿，排尿不畅。

（11）不明原因的发热、乏力、进行性体重减轻。

5. 癌症患者的治疗与健康管理

1）去正规医院接受规范化治疗

癌症的治疗方法包括手术治疗和非手术治疗两大类，非手术治疗包括放射治疗、化学治疗、靶向治疗、免疫治疗、内分泌治疗、中医治疗等。

规范化治疗是长期临床治疗工作的科学总结，根据癌症种类和疾病分期来决定综合治疗方案，是治愈癌症的基本保障。

癌症患者要到正规医院进行规范化治疗，不要轻信偏方或虚假广告，以免贻误治疗时机。

2）癌症康复治疗可以有效提高患者的生存时间和生活质量

癌症康复治疗包括心理康复和生理康复两大部分，是临床治疗必要的延续和完善。

癌症患者的康复要做到：乐观的心态、平衡的膳食、适当的锻炼、合理的用药、定期的复查。要正视癌症，积极调整身体免疫力，保持良好身心状态，达到病情长期稳定，与癌症"和平共处"。

疼痛是癌症患者最常见、最主要的症状。要在医生帮助下通过科学的止痛方法积极处理疼痛，不要忍受痛苦。

6. 癌症患者的膳食指导

《恶性肿瘤患者膳食指导》（WS/T 559—2017）规定了成人恶性肿瘤（癌症）患者的膳食指导原则，能量和营养素的推荐摄入量和食物的选择。

WS/T 559—2017
《恶性肿瘤患者膳食指导》

1）癌症膳食指导的原则

合理膳食，适当运动。保持适宜的、相对稳定的体重。

食物的选择应多样性，适当多摄入富含蛋白质的食物；多吃蔬菜、水果和其他植物性食物；多吃富含矿物质和维生素的食物；限制精制糖的摄入量。

癌症患者在治疗期和康复期的膳食摄入量不足，在经膳食指导仍不能满足目标需要量时，建议给予肠内、肠外营养支持治疗。

2）癌症患者的食物选择

（1）谷类和薯类。保持每天适量的谷类食物摄入，成年人每天摄入量为200～400 g，在胃肠道功能正常的情况下，注意粗细搭配。

（2）动物性食物，适当多吃鱼、禽肉、蛋类，减少红肉摄入。对于放化疗胃肠道损伤患者，推荐制作软烂细碎的动物性食品。

（3）豆类及豆制品。每天适量食用大豆及豆制品，推荐每天摄入约50g等量大豆，其他豆制品按水分含量折算。

（4）蔬菜类和水果类。推荐蔬菜摄入量为 300～500g，建议摄入各种颜色的蔬菜、叶类蔬菜。水果摄入量为 200～300g。

（5）油脂，应使用多种植物油作为烹调油，每天摄入量为 25～40 g。

3）其他

（1）避免酒精摄入。

（2）限制烧烤（火烧、炭烧）或腌制和煎炸的动物性食物。

（3）癌症患者出现明确的矿物质及维生素等营养素缺乏时，在寻求医学治疗的同时，可考虑膳食强化而补充部分营养素。

6.1.9 骨质疏松

1. 认识骨质疏松症

骨质疏松症是一种因骨量低下、骨微结构破坏、骨强度降低，导致骨脆性增加、易发生骨折为特征的全身性骨骼疾病，可分为原发性和继发性两类。

骨质疏松症最典型的临床表现是疼痛、脊柱变形和发生脆性骨折。但多数骨质疏松症患者早期常无明显的自觉症状，随着疾病的进展，患者可出现腰背疼痛或全身疼痛。严重者可导致身高变矮、驼背，轻度外伤或活动后发生的骨折为脆性骨折。

2018 年首次中国居民骨质疏松症流行病学调查显示：50 岁以上人群骨质疏松症患病率为19.2%，其中男性为 6.0%，女性则达到32.1%；65 岁以上女性更是高达 51.6%。对于具有不明原因慢性腰背疼痛的 50 岁以上女性和 65 岁以上男性、绝经后妇女，高龄、吸烟、制动、长期卧床等存在多种骨质疏松危险因素者，建议加强骨质疏松症的筛查，定期检测骨密度（BMD），尽早发现骨量减少和骨质疏松。增龄和不平衡膳食、静坐生活方式、日照过少、吸烟、饮酒等不健康生活方式是骨质疏松高发的主要原因。

2. 骨质疏松症的预防

骨质疏松症是可防可治的慢性病。通过营养、运动和日照等生活方式的改变和必要的医疗干预，就能够保持骨骼健康，防止骨质疏松和骨折的出现。

1）调整生活方式

（1）科学膳食：保证每日膳食丰富、营养均衡是防治骨质疏松症的基础生活方式。饮食上应多吃钙和维生素 D 含量较高的食物，如牛奶、奶制品等。同时还应坚持低盐饮食，多饮水，促进钙的吸收。注意戒烟、限酒，避免过量饮用咖啡和碳酸饮料。

（2）充足日照。维生素 D 还可依靠阳光中的紫外线照射皮肤而合成，一般将面部及双臂皮肤暴露照射 15～30min 即能满足合成的需要，建议选择阳光较为柔和的时间段，避免强烈阳光照射，以防灼伤皮肤。

（3）合理运动。中老年日常运动应以负重、抗阻力运动和平衡训练为主，可选择散步、慢跑、跳舞、骑车等中强度运动，以及哑铃、太极拳、五禽戏、八段锦等力量训练。另外，老年人还应增加手膝位、坐位、站位等平衡练习，每周 3～5 次。但要注意少做躯干屈曲、旋转动作。

（4）预防跌倒。中老年高危人群和家属应提高防护意识，必要时使用拐杖或助行器。

（5）伴有影响骨代谢的内科疾病，或服用影响骨代谢的药物的患者，需督促其定期至医院检测骨密度，必要时进行规范抗骨质疏松治疗。

（6）应重视和关注骨质疏松症及其骨折患者的心理健康评估，并视情况干预，使患者正确认识骨质疏松症，帮助其消除心理负担。

2）骨健康基本补充剂

（1）钙剂和维生素 D 是日常防治骨质疏松症的基本药物。

① 钙剂。50 岁及以上人群每日钙推荐摄入量为 1 000～1 200 mg，尽可能通过饮食摄入充足的钙，也可选择合适的钙剂予以补充。

② 维生素 D。65 岁及以上老年人推荐维生素 D 摄入量为 600 IU（15μg）/d。维生素 D 用于防治骨质疏松症时，剂量可为 800～1 200 IU（20～30μg）/d。

（2）骨质疏松症的药物治疗。活性维生素 D 及其类似物、双膦酸盐、降钙素、雌激素、选择性雌激素受体调节剂、RANKL 抑制剂、甲状旁腺激素类似物、维生素 K_2 类、锶盐、中药。

6.1.10 高尿酸血症与痛风

1. 认识高尿酸血症与痛风

1）高尿酸血症

高尿酸血症是嘌呤代谢障碍引起的代谢性疾病，与痛风密切相关，并且是糖尿病、代谢综合征、血脂异常、慢性肾脏病和脑卒中等疾病发生的独立危险因素。

正常情况下人体的尿酸生成与排泄是平衡的，如果尿酸生成过多或者排泄过少，就会形成高尿酸血症。血尿酸是肾功能检查中的一项。在通常饮食状态下，两次采集非同日的空腹血，以尿酸酶法测定血尿酸值，男性高于 420 μmol/L 者或女性高于 360 μmol/L 者，即诊断为高尿酸血症。

高尿酸血症的高发与多种因素有关，包括遗传、生活方式、饮食习惯、药物治疗和经济发展程度等。高尿酸血症的危险人群包括：一级亲属中有高尿酸血症或痛风患者，久坐、高嘌呤高脂饮食等不良生活方式者，存在肥胖、代谢异常性疾病（如糖代谢异常、血脂紊乱、非酒精性脂肪肝等）、心脑血管疾病（如高血压、冠心病、心力衰竭、卒中等）及慢性肾脏病等。

约 20%的高尿酸血症会出现痛风的症状，其余 80%没有症状。

2）痛风

痛风是一种由单钠尿酸盐沉积所致的晶体相关性关节病，与嘌呤代谢紊乱及/或尿酸排泄减少所致的高尿酸血症直接相关，属代谢性疾病范畴。

痛风不仅影响人体的关节，情节严重者甚至会出现关节破坏、肾功能损害等，且常伴发高脂血症、高血压病、糖尿病、动脉硬化及冠心病等。

痛风根据病程可分为四期：无症状高尿酸血症期，痛风性关节炎急性发作期，痛风性关节炎发作间歇期，慢性痛风性关节炎期。

饮酒（啤酒与白酒），大量食用肉类、贝类等海鲜、动物内脏，饮用富含果糖饮料，剧烈运动，突然受凉，肥胖，疲劳，饮食、作息不规律，吸烟等均为痛风的危险因素。

2. 高尿酸血症与痛风患者的膳食指导原则

《高尿酸血症与痛风患者膳食指导》（WS/T 560—2017）提出的高尿酸与痛风患者膳食指导总体原则是：应基于个体化原则，建立合理的饮食习惯及良好的生活方式，限制高嘌呤动物性食物，控制能量及营养素供能比例，保持健康体重，配合规律降尿酸药物治疗，并定期监测随诊。

WS/T 560—2017

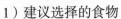

《高尿酸血症与痛风患者膳食指导》

1）建议选择的食物

高尿酸血症与痛风患者应选择脱脂或低脂奶类及其制品，每天 300mL。蛋类，鸡蛋每天 1 个。足量的新鲜蔬菜，每天应达到 500g 或更多。鼓励摄入低 GI 的谷类食物。充足饮水（包括茶水和咖啡等），每天至少 2000mL。

2）建议限制食用的食物

高尿酸血症与痛风患者应限制高嘌呤含量的动物性食品，如牛肉、羊肉、猪肉等；鱼类食品；含较多果糖和蔗糖的食品；各种含酒精饮料，尤其是啤酒和蒸馏酒（白酒）。总体饮酒量不宜超过 15g 酒精。

3）建议避免的食物

高尿酸血症与痛风患者应避免食用肝脏和肾脏等动物内脏、贝类、牡蛎和龙虾等带甲壳的水产品及浓肉汤和肉汁等。对于急性痛风发作、药物控制不佳或慢性痛风石性关节炎的患者，还应禁用含酒精饮料。

4）饮食习惯

高尿酸血症与痛风患者应建立良好的饮食习惯，进食要定时定量或少食多餐，不要暴饮暴食或一餐中进食大量肉类，少用刺激性调味料。水产品、肉类及高嘌呤植物性食物煮后弃汤可减少嘌呤量。

6.1.11 慢性阻塞性肺疾病

慢性呼吸系统疾病严重影响患者的生活质量。实施慢性呼吸系统疾病防治行动是《健康中国行动（2019—2030 年）》中的第 13 项行动，其宗旨是引导重点人群早期发现疾病，控制危险因素，以预防疾病的发生、发展。

慢性阻塞性肺病（简称慢阻肺）是一种常见的、可预防和治疗的慢性气道疾病，其特征是持续存在的气流受限和相应的呼吸系统症状。主要症状是慢性咳嗽、咳痰、气短和呼吸困难，喘息和胸闷常见于重症或急性加重患者。2018 年调查结果显示，中国 40 岁以上慢阻肺人群的患病率已经高达 13.7%，估算患者数近 1 亿。慢阻肺是导致死亡的重要病因，2019 年慢阻肺位居中国居民死亡原因第 4 位，占全国总死亡的 10.6%。

1. 慢性阻塞性肺疾病的危险因素

慢阻肺是可预防的。慢阻肺发病是个体易感因素与环境因素共同作用的结果，慢阻肺主要危险因素是吸烟（包括二手烟或被动接触），燃料烟雾、空气污染、职业性粉尘和化学品（蒸汽、刺激物和烟雾）、感染和慢性支气管炎等环境因素。

2. 慢性阻塞性肺疾病的健康管理

慢性阻塞性肺病的治疗目标是减轻症状，改善活动能力，提高生活质量，缓解或阻止肺功能下降，阻止病情发展，降低病死率。

慢阻肺患者须戒烟，并尽量避免或防止吸入粉尘、烟雾及有害气体。

慢阻肺稳定期药物治疗用于预防和控制症状，减少加重的频率和严重程度，提高运动耐力和生命质量。非药物干预包括患者管理、呼吸康复治疗、家庭氧疗、家庭无创通气、疫苗、气道内介入、外科治疗等。

6.2 传染病的预防

传染病和地方病是重大公共卫生问题。实施传染病及地方病防控行动是《健康中国行动（2019—2030 年）》中第 15 项行动，其宗旨是引导居民提高自我防范意识，讲究个人卫生，预防疾病；充分认识疫苗对预防疾病的重要作用，倡导高危人群在流感流行季节前接种流感疫苗；加强艾滋病、病毒性肝炎、结核病等重大传染病防控，努力控制和降低传染病流行水平；强化寄生虫病、饮水型、燃煤型氟砷中毒，大骨节病，氟骨症等地方病的防治、控制，消除重点地方病。

6.2.1 认识传染病

传染病是由病原体（细菌、螺旋体、立克次体、病毒、寄生性原生动物等）引起的，能在人与人、人与动物或动物与动物之间相互传染的疾病。

1. 法定传染病的分类

为了保障公众的健康与安全，国家以法律的形式将某些传染病列为法定传染病以加强管理。中国法定传染病分甲类、乙类和丙类，共 40 种。

（1）甲类传染病。鼠疫、霍乱，共 2 种。

（2）乙类传染病。新型冠状病毒肺炎、传染性非典型肺炎、艾滋病、病毒性肝炎（甲肝、乙肝、丙肝、戊肝、未分型肝炎）、脊髓灰质炎、人感染高致病性禽流感、麻疹、流行性出血热、狂犬病、流行性乙型脑炎、登革热、炭疽、细菌性和阿米巴性痢疾、肺结核、伤寒和副伤寒、流行性脑脊髓膜炎、百日咳、白喉、新生儿破伤风、猩红热、布鲁氏菌病、淋病、梅毒、钩端螺旋体病、血吸虫病、疟疾、人感染 H7N9 禽流感，共 27 种。

其中新型冠状病毒肺炎、传染性非典型肺炎、炭疽中的肺炭疽，采取甲类传染病的预防、控制措施。

（3）丙类传染病。流行性感冒、流行性腮腺炎、风疹、急性出血性结膜炎、麻风病、流行性和地方性斑疹伤寒、黑热病、包虫病、丝虫病，除霍乱、细菌性和阿米巴性痢疾、伤寒和副伤寒以外的感染性腹泻病、手足口病，共 11 种。

2. 传染病的特点

1）病原体

绝大多数传染病都有其特异的病原体，包括细菌、病毒、立克次体、衣原体、真菌、螺旋体、原虫、寄生虫等，少数传染病的病原体至今仍不太明确。

2）传染性

病原体从宿主排出体外，通过一定方式到达新的易感染者体内，呈现出一定传染性，其传染强度与病原体种类、数量、毒力、易感者的免疫状态等因素有关。

3）流行性、地方性、季节性

按传染病流行过程的强度和广度可分为散发、流行、大流行和暴发几种情况：①散发是指传染病在人群中散在发生；②流行是指某一地区或某一单位，在某一时期内，某种传染病的发病率，超过了历年同期的发病水平；③大流行是指某种传染病在某个短时期内迅速传播，蔓延，超过了一般的流行强度；④暴发是指某一局部地区或集体中，短时间内突然出现大批患同一传染病的人。

地方性是指某些传染病或寄生虫病的中间宿主，受地理条件，气候条件变化的影响，常局限在一定的地域范围内发生，如疟疾等虫媒传染病、鼠疫等自然疫源性疾病。季节性是指传染病的发病率在年度内出现季节性升高，如流行性乙型脑炎多在夏秋季节流行。

4）免疫性

传染病痊愈后，人体对同一种传染病病原体产生抵抗力，一段时间内再次遇到该病原体的入侵而不会再感染，称为免疫。不同的传染病，病后的免疫状态有所不同，有的传染病患病一次后可终身免疫，有的还可再感染。

3. 传染病传播的基本条件

传染病的传播需同时具备如下三个基本条件：

（1）传染源。传染源是指体内有病原体生长、繁殖，并且能向外排出的人和动物，包括病人、病原体携带者、受感染的动物和昆虫。病原体通常必须依靠传染源作为载体，伺机感染其他易感者。

（2）传播途径。传播途径是指病原体离开传染源后，传染给其他易感者所经过的途径。传染病可经过一种或多种途径传播。常见传染病传播途径与过程见表 6-10。

表 6-10　常见传染病的传播途径与过程

传播途径	传染过程	传染病举例
直接接触	通过与感染者身体的直接接触，如抚摸、拥抱等	皮肤炭疽等
间接接触	通过接触被病原体污染的物品，如毛巾、梳子、衣物和文具等	手足口病、急性出血性结膜炎等

续表

传播途径	传染过程	传染病举例
空气或飞沫传播	吸入感染者打喷嚏、咳嗽、吐痰、讲话时喷出的飞沫；手触摸沾有飞沫、痰液的污染物或地面，再触摸眼、口、鼻等黏膜进行传播；病原体附着在微尘或水雾中，在空气中飘浮，经呼吸道进入体内	流行性感冒、肺结核、腮腺炎、手足口病、麻疹、百日咳、猩红热等
食物或水（共同的污染源）	进食受污染的食品，饮用受污染的水	霍乱、细菌性痢疾、甲型肝炎等肠道传染
昆虫或动物媒介	昆虫通过沾有病原体的足部或口部，将病原体散播；有些病原体要先在昆虫体内寄居一段时间繁殖后，才具传染性	乙型脑炎、登革热、疟疾、人兽共患病、寄生虫病、肠道传染病等
血液/体液传染	通过输血、文身、穿耳、被污染的针具扎伤或性行为传播	乙型肝炎、性病、艾滋病等
母婴传染	病原体由母体进入胎儿，使胎儿受到感染	艾滋病、梅毒、乙型肝炎等

切断病原体的传播途径，可有效控制传染病的蔓延。

（3）易感人群。易感人群是指对某些传染病缺乏免疫力容易感染的人群。人群对某种传染病容易感染的程度会影响传染病的发生和传播。在普遍的预防接种或某一种传染病流行以后，对该传染病的人口免疫力便会增加，使易感人群减少。

4. 传染病的防控原则与措施

国家建立传染病的防控制度，制定传染病的防治规划并组织实施，加强传染病的监测预警，坚持预防为主、防治结合，联防联控、群防群控、源头防控、综合治理，阻断传播途径，保护易感人群，降低传染病的危害。

由于传染病的传播必须同时具备传染源、传染途径和易感人群（宿主），即所谓的传染链，因此，控制传染病的蔓延也必须针对这几个条件采取相对应的预防措施。

（1）首先控制传染源。健全传染病疫情和突发公共卫生事件监测预警系统，提高传染病早发现、早诊断、早报告、早处置的能力。医务人员发现甲类传染病后，要在 2h 内进行报告，对于乙类和丙类传染病则要求诊断后 24h 内进行报告。医疗机构发现甲类传染病时，应当及时对病人、病原携带者，予以隔离治疗，隔离期限根据医学检查结果确定；对疑似病人，确诊前在指定场所单独隔离治疗；对医疗机构内的病人、病原携带者、疑似病人的密切接触者，在指定场所进行医学观察和采取其他必要的预防措施。乙类或者丙类传染病病人，应当根据病情采取必要的治疗和控制传播措施。

（2）切断传播途径。对呼吸道传染病，室内应通风换气，用紫外线消毒空气，不随地吐痰，可采取戴口罩等个人防护。对肠道传染病应以切断食物、水源或接触传播途径为主，对患者的餐具等要进行煮沸消毒，对排泄物、呕吐物等要用消毒剂消毒。经皮肤传播的传染病，要避免和病人接触，不用病人的衣被、洗具等物品，养成勤洗手的好习惯。家中注意防蚊防鼠。

（3）加强对易感人群的保护。做好预防接种是减少和保护易感人群的重要措施之一，因此要对儿童、老年人、基础疾病的病人进行预防接种，并应加强饮食营养，以提高自身的疾病抵抗力。

5. 预防接种

我国已实行预防接种的制度，并不断加强免疫规划的工作。政府会向居民免费提供免疫规划疫苗，居民有依法接种免疫规划疫苗的权利和义务。

1）接种疫苗是预防一些传染病最有效、最经济的措施

疫苗指为预防、控制传染病的发生、流行，用于人体预防接种的预防性生物制品。预防接种就是把疫苗种在健康人身体内，使人在不发病的情况下产生抵抗力，得到对这种疾病的免疫。

按中国《疫苗流通和预防接种管理条例》，疫苗分为两个类别。第一类疫苗由政府免费向公民提供，对适龄儿童实行预防接种。使用的国家免疫规划疫苗包括：乙肝疫苗、卡介苗、脊灰灭活疫苗、脊灰减毒活疫苗、百白破疫苗、白破疫苗、麻腮风疫苗、乙脑减毒活疫苗、乙脑灭活疫苗、A群流脑疫多糖苗、A+C群流脑疫苗、甲肝减毒疫苗和甲肝灭活疫苗等。此外，还包括对重点人群接种的流行性出血热疫苗和应急接种的炭疽疫苗、钩端螺旋体疫苗。这些疫苗可预防15种传染病。中国目前实行国产新冠疫苗免费接种。

第二类疫苗是指由公民自费并且自愿受种的其他疫苗，如重组乙型肝炎疫苗、轮状病毒疫苗、肺炎球菌疫苗、肠道病毒71型灭活疫苗、水痘疫苗、流感疫苗等。公众可以根据经济状况、个体的身体素质，选择接种第二类疫苗。

2）儿童出生后要按照计划免疫程序进行预防接种

预防接种是每个儿童的基本卫生权利。为了保护儿童健康，根据疾病的流行特征和疫苗的免疫效果，中国制定了国家免疫规划和国家免疫规划疫苗的免疫程序，对计划接种疫苗的种类、接种起始时间、接种间隔、接种途径、接种剂量等做了明确规定。

中国免费为儿童提供13种国家免疫规划疫苗，预防12种传染病。儿童应按照国家要求的免疫程序，按时接种疫苗。儿童家长或监护人要按规定建立预防接种证并妥善保管。

儿童在出生后1个月内，家长或监护人应携带儿童出生时医院提供的《新生儿首针乙肝疫苗和卡介苗接种登记卡》，到其居住地预防接种单位领取儿童预防接种证。

在暂住地居住3个月及以上的流动儿童，由现居住地接种单位负责建立预防接种卡（簿）。如果没有或丢失预防接种证，家长应到预防接种单位建立或补办预防接种证。

在暂住地居住3个月以下的流动儿童，可由现居住地接种单位提供接种证明。

对那些未按规定接种国家免疫规划疫苗的漏种儿童，要劝其到当地疾病预防控制机构指定的预防接种门诊进行补种。

预防接种证要长期保存，孩子在入托入学和出国时都需要查验。

3）有明确禁忌症的人不宜或暂缓接种疫苗

目前，除狂犬疫苗外，接种其他任何疫苗都有禁忌症。儿童在如急性疾病期发热、过敏体质、免疫功能不全、神经系统后遗症等情况下，都不适宜接种疫苗。

在接种前，要如实提供接种者的健康状况，以便接种人员判断是否可以接种。

4）接种疫苗的安全性

接种疫苗后出现不良反应的风险远远小于不开展预防接种而造成的传染病传播的风险。接种疫苗以后，有少数接种者会发生不良反应，其中绝大多数可自愈或仅需一般处理，如局部红肿、疼痛、硬结等局部症状，或有发热、乏力等症状。不会引起受种者

机体组织器官、功能损害。仅有很少部分人可能出现异常反应，但发生率极低。

接种疫苗后应留观 30min，以防意外发生。如果监护人怀疑自己的孩子接种疫苗发生了异常反应，就应该及时向接种人员或疾病预防控制中心咨询或报告。

6.2.2 流感与新型冠状病毒肺炎

1. 季节性流感

季节性流感是一种由流感病毒引起的急性呼吸道感染，在世界所有地方传播。大流行性流感暴发是不可预测的。据世界卫生组织报告，流感流行每年可导致全球约有 10 亿人感染，其中重症病例为 300 万～500 万人，死亡病例为 29 万～65 万人。季节性流感在中国北方地区多是冬季高发；南方地区则四季都有发生，夏、冬季会出现流行高峰。

影响人类的季节性流感有甲、乙和丙三种类型（又称 ABC 型）。甲型流感病毒进一步分为 H1N1、H1N2 和 H3N2 三个亚型，乙型流感病毒分为 Yamagata 和 Victoria 两个系，丙型流感病毒检出率低。

季节性流感通常都是通过飞沫传播，如咳嗽、喷嚏、共用手巾、近距离交谈等均可传播，传染性很强。除发热、咳嗽、咽喉痛、畏寒等外，多伴头痛、全身肌肉关节酸痛、极度乏力等。多数人为轻症，可以自愈，但少数重症病例可因呼吸衰竭或多脏器衰竭死亡。发生重症的高危人群主要为老年人、年幼儿童、孕产妇或有慢性基础疾病者。

流感从感染到发病的时期称为潜伏期，约为 2d，也有在 1～4 d 感染的。

在流感流行季节前接种流感疫苗，可减少患流感的概率或减轻患流感后的症状。儿童、老年人、体弱者等高危人群，应当在医生的指导下接种流感疫苗。

流感疫情暴发后，应采取相应的预防控制措施。高危人群要减少或避免参加集体活动。根据实际情况，可减少或停止集体活动。患者出现流感症状要及时就医，根据医嘱采取居家或住院治疗，尽量减少与他人接触，以避免传染。

要注意保持室内场所的空气流通，经常开窗通风。个人防护措施有：①经常彻底洗手；②良好的呼吸系统卫生习惯，咳嗽或打喷嚏时用纸巾捂遮住口鼻，并使用后正确处理纸巾；③避免触摸眼、鼻、口；④保持社交距离至少 1m，避免与病人密切接触；⑤如出现发热、咳嗽、咽痛等表征，应戴上口罩，及时就医，减少接触他人，尽量居家休息。

2. 新型冠状病毒肺炎

新型冠状病毒（SARS-CoV-2）属于 β 属的冠状病毒。世界卫生组织提出的"关切的变异株"有阿尔法（Alpha）、贝塔（Beta）、伽玛（Gamma）、德尔塔（Delta）和奥密克戎（Omicron）等 5 个。目前 Omicron 株感染病例已取代 Delta 株成为主要流行株。

新型冠状病毒肺炎，简称新冠肺炎。临床表现以发热、干咳、乏力为主要表现。部分患者可以鼻塞、流涕、咽痛、嗅觉味觉减退或丧失、结膜炎、肌痛和腹泻等为主要表现等。新冠肺炎根据症状分为轻型、普通型和重型。轻型患者可表现为低热、轻微乏力、嗅觉及味觉障碍等，无肺炎表现。在感染新型冠状病毒后也可无明显临床症状。

新冠肺炎的传染源主要是新型冠状病毒感染的患者，在潜伏期即有传染性，发病后 5d 内传染性较强。潜伏期 1～14d，多为 3～7d。

新型冠状病毒肺炎经呼吸道飞沫和密切接触传播为主要传播途径，在相对密闭的环境中经气溶胶传播，接触被病毒污染的物品后也可造成感染。人群普遍易感。感染后或接种新型冠状病毒疫苗后可获得一定的免疫力。

接种新型冠状病毒疫苗可以减少新型冠状病毒感染和发病，是降低重症和死亡发生率的有效手段，符合接种条件者均应接种。符合加强免疫条件的接种对象，应及时进行加强免疫接种。

一般预防措施包括：保持良好的个人及环境卫生，均衡营养、适量运动、充足休息，避免过度疲劳。提高健康素养，养成"一米线"、勤洗手、戴口罩、公筷制等卫生习惯和生活方式，打喷嚏或咳嗽时应掩住口鼻。保持室内通风良好，科学做好个人防护，出现呼吸道症状时应及时到发热门诊就医。近期去过高风险地区或与新型冠状病毒感染者有接触史的，应主动进行新型冠状病毒核酸检测

知识链接　　　　　　　　　　普通公众戴口罩指引

（1）需戴口罩场景和情形：①处于商场、超市、电影院、会场、展馆、机场、码头和酒店公用区域等室内人员密集场所时；②乘坐厢式电梯和飞机、火车、轮船、长途车、地铁、公交车等公共交通工具时；③处于人员密集的露天广场、剧场、公园等室外场所时；④医院就诊、陪护时，接受体温检测、查验健康码、登记行程信息等健康检查时；⑤出现鼻咽不适、咳嗽、打喷嚏和发热等症状时；⑥在餐厅、食堂处于非进食状态时。

（2）口罩选择及注意事项：建议公众选用一次性使用医用口罩、医用外科口罩或以上防护级别口罩，并遵守以下规定：①正确佩戴口罩，确保口罩盖住口鼻和下巴，鼻夹要压实；②口罩出现脏污、变形、损坏、异味时及时更换，每个口罩累计佩戴时间不超过 8h；③在跨地区公共交通工具上，或医院等环境使用过的口罩不建议重复使用；④需重复使用的口罩在不使用时宜悬挂于清洁、干燥、通风处；⑤戴口罩期间如出现憋闷、气短等不适，应立即前往空旷通风处摘除口罩；⑥外出要携带备用口罩，存放在原包装袋或干净的存放袋中，避免挤压变形，废弃口罩归为其他垃圾处理；⑦建议家庭存留少量颗粒物防护口罩、医用防护口罩备用。

6.2.3　肠道传染病

肠道传染病是由多种细菌和病毒感染引起的以消化道症状为主的传染性疾病，如霍乱、伤寒（副伤寒）、细菌性和阿米巴性痢疾和其他感染性腹泻等。2021 年，中国其他感染性腹泻病报告发病数居丙类传染病前二，近 133 万例。

1. 肠道传染病的早期症状

大多数传染病在发病早期传染性最强，识别肠道传染病的早期症状，可做到早发现、早报告、早隔离、早治疗，不但能提高治疗的效果，而且可防止疫情的扩大。

当出现腹痛、腹泻、恶心、呕吐等肠道症状时，要及时去就近的医疗机构诊断和治疗，以免延误病情。出现群体肠道传染病的现象，应在去医院的同时及时向疾病预防控制中心报告，并保留残留食物。

2. 养成良好的卫生习惯

病人或病原携带者的粪便、呕吐物排入水源，洗涤被病原体污染的衣裤、器具、手等都可使水源受到污染。经水传播是肠道传染病最主要的传播途径，食物、生活接触和

病媒生物传播，均可造成病原体的扩散。

预防肠道传染病要把好病从口入关，养成"喝开水、吃熟食、勤洗手"的良好卫生习惯，保持良好的环境卫生和饮食卫生。

6.2.4 乙型肝炎

病毒性肝炎是由肝炎病毒引起的，以损害肝脏为主的感染性疾病。具有传染性强、传播途径复杂、流行面广泛、发病率较高等特点。

病毒性肝炎分甲、乙、丙、丁、戊等型，其中以乙型肝炎危害最大。慢性乙型肝炎感染者面临的死于肝硬化和肝癌的危险更高。

1. 乙型肝炎是一种危害极大的严重传染病

乙型病毒性肝炎是危害中国人民健康的重要传染病之一，乙型肝炎报告病例多年来居中国所有法定传染病的首位，约占甲、乙类传染病总数40%以上，已经成为世界上为乙型肝炎、肝硬化和肝癌付出最多社会成本的国家。

接种乙型肝炎疫苗是预防乙型肝炎最安全、有效的措施。全程接种乙型肝炎疫苗后，80%～95%的人群可产生免疫能力，保护效果可持续20年以上。由于乙型肝炎病毒感染是导致原发性肝癌的主要因素，接种乙肝疫苗也可降低原发性肝癌发生。

新生儿接种乙型肝炎疫苗是预防乙型肝炎的关键，新生儿出生后要及时并全程接种3针乙型肝炎疫苗。其他乙型肝炎高危人群也要及时注射乙型肝炎疫苗，主要包括乙型肝炎高发区人群，医务人员、接触血液的人员，多次接受输血及血制品的患者，阳性者家庭成员，尤其是配偶等。

2. 乙型肝炎病毒是通过接触受感染的血液或其他体液而传染

乙型肝炎主要通过血液、母婴和性接触三种途径传播。乙型肝炎病毒不经呼吸道和消化道传播，日常生活和工作接触不会传播乙型肝炎病毒。

乙型肝炎病毒携带者在生活、工作、学习和社会活动中不对周围人群和环境构成威胁。国家规定各级各类教育机构、用人单位在公民入学、就业体检中，不得要求开展乙型肝炎项目检测，消除对乙型肝炎患者的歧视，保障他们正常学习、就业的权利。

不安全的注射和输血，都可能感染乙型肝炎。因此，应避免不必要的注射、输血和使用血液制品，使用安全自毁型注射器或经过严格消毒的器具，杜绝医源性传播。

采用安全的性行为，使用安全套保护措施等，也可预防乙型肝炎传播。

切断乙型肝炎传播途径的措施还有：服务行业所用的理发、刮脸、修脚、穿刺和文身等器具也应严格消毒；注意个人卫生，不和任何人共用剃须刀和牙具等用品。

6.2.5 肺结核病

结核是一种由结核分枝杆菌造成的慢性感染性疾病，通常影响肺部。结核病分为原发性肺结核、血行播散性肺结核、继发性肺结核、结核性胸膜炎和其他肺外结核。

2021年，中国肺结核发病数报告和死亡数仍在法定乙类传染病居第二位。

得了肺结核如发现不及时，治疗不彻底，会对健康造成严重危害，甚至可引起呼吸衰竭和死亡，给患者和家庭带来沉重的经济负担。

1. 肺结核主要通过病人的飞沫传播

肺结核是呼吸道传染病，很容易发生传播。肺结核病人通过咳嗽、打喷嚏、大声说话时，会将结核菌通过喷出的飞沫传播到空气中，健康人吸入带有结核菌的飞沫即可能受到感染。肺结核病人的密切接触者，如共同居住，同室工作、学习的人，有可能感染结核菌，应及时到医院去检查排除。

肺结核病人咳嗽、打喷嚏时，应避让他人、遮掩口鼻。肺结核病人不要随地吐痰，要将痰液吐在有消毒液的带盖痰盂里；不方便时可将痰吐在消毒湿纸巾或密封痰袋里。

居家治疗的肺结核病人，应尽量与他人分室居住，保持居室通风，佩戴口罩，避免家人被感染。肺结核病人尽量不去人群密集的公共场所，如必须去，应佩戴口罩。

肺结核可防可治。加强营养，提高人体抵抗力，有助于预防肺结核。

2. 出现肺结核症状应及时到医院就诊

肺结核的常见症状是咳嗽、咳痰，如果这些症状持续2周以上，应高度怀疑得了肺结核，要及时到医院或当地结核病定点医疗机构就诊。肺结核还会伴有痰中带血、低烧、夜间出汗、午后发热、胸痛、疲乏无力、体重减轻、呼吸困难等症状。

艾滋病毒感染者、免疫力低下者、糖尿病病人、尘肺病人、老年人等都是容易发病的人群，应每年定期进行结核病检查。

3. 坚持全程规范治疗

肺结核治疗全程为6～8个月，耐药肺结核治疗全程为18～24个月。

患者要坚持完成全程规范治疗，绝大多数病人是可以治愈的。肺结核病人如果不规范治疗，容易产生耐药肺结核。病人一旦产生耐药，治愈率会降低，治疗费用也会加大，对社会危害性也会增加。

在县（区）级结防机构检查和治疗肺结核，可享受国家免费政策。肺结核诊治优惠政策不受户籍限制。

> **知识链接**　　**其他呼吸道传染病**
>
> 呼吸道传染病是指由病毒、细菌、支原体等病原体，通过呼吸道传播、感染的疾病。根据病原体侵犯的部位不同可以表现为鼻炎、咽炎、喉炎、气管炎、支气管炎和肺炎等。除前述的流行性感冒、新型冠状病毒肺炎、肺结核外，呼吸道传染病还有人感染高致病性禽流感、白喉、麻疹、流行性脑脊髓膜炎、猩红热、百日咳等。
>
> 下呼吸道感染是全球第四位疾病死亡原因。

6.2.6　艾滋病毒（艾滋病）

艾滋病全称是获得性免疫缺陷综合征（AIDS），它是由艾滋病病毒即人类免疫缺陷病毒（HIV）引起的一种病死率极高的恶性传染病。艾滋病毒感染者，视个人情况可在受到感染2～15年后发病。

与艾滋病毒感染者的血液、乳汁、精液、阴道分泌物等体液发生交换就可感染艾滋病毒。艾滋病毒也可以在怀孕和分娩期间由母亲传给孩子。一般日常接触不会使人们受到感染。目前世界上还没有疫苗可以预防艾滋病，也没有治愈这种疾病的有效药物或方法。

艾滋病一直居中国法定传染病报告死亡数第一位（2020 年 18819 人），与其他国家相比，中国艾滋病疫情处于低流行水平，但疫情分布不平衡，性传播是主要传播途径。

1. 感染艾滋病的危险因素

人们感染艾滋病毒的一些高危行为和情况有：发生无保护的肛交或阴道性交；已感染其他性传播疾病，如梅毒、疱疹、衣原体、淋病和细菌性阴道炎等；注射吸毒时共用受到污染的针头、注射器和其他注射器具及药品注射液；接受不安全的注射、输血、组织移植及未充分消毒的切割或穿刺医疗程序；卫生人员等不慎被针具刺伤。

2. 艾滋病的预防

（1）性交时正确使用安全套可大大减少感染艾滋病、性病的危险。

（2）接受检测并治疗艾滋病毒等性传播感染，以防止进一步出现传播。

（3）拒绝吸毒。

（4）确保所需要的任何血液和血液制品都经过艾滋病毒检测。

（5）如果已感染艾滋病毒，为了自身健康请尽快开始抗逆转录病毒药物治疗，这样可以防止将艾滋病毒传给性伴侣、婴儿（如已怀孕或在哺乳）。

（6）在发生高危行为之前采用暴露前预防方法，如果在工作场所和非工作场所已经出现受到艾滋病毒感染的危险，请提出暴露后预防要求。

3. 用于预防的抗逆转录病毒药物

如果艾滋病毒停止繁殖，就能够延长人体免疫细胞的寿命，并保护人体不受感染。抗逆转录病毒药物的有效治疗可使病毒载量（体内病毒数量）出现下降，大大降低将病毒传给性伴侣的危险。如果艾滋病毒阳性者的配偶一方接受有效抗逆转录病毒药物治疗，那么通过性途径将病毒传给其艾滋病毒阴性一方的危险可降低 96%。

世界卫生组织建议对所有艾滋病毒感染者终生进行抗逆转录病毒的药物治疗。

对艾滋病毒阴性伴侣开展暴露前预防，就是使没有受到艾滋病毒感染的人员每天服用抗逆转录病毒药物，以防止染上艾滋病毒。

艾滋病毒暴露后预防措施，系指在获得艾滋病毒暴露后的 72h 内使用抗逆转录病毒药物，以防病毒感染。暴露后预防包括咨询、急救护理和艾滋病毒检测，并施以 28d 抗逆转录病毒药物治疗及后续关怀。

知识链接

梅 毒

梅毒是由梅毒螺旋体引起的一种传染病，可引起神经、心血管等多系统损害，甚至威胁生命。梅毒可通过胎盘传染胎儿，导致自发性流产、死产或先天梅毒等。感染梅毒可促进艾滋病的传播。梅毒可通过性、血液和母婴途径传播，传播途径与艾滋病基本一致，感染梅毒后只要及早发现并进行规范治疗是可以治愈的。

6.2.7 其他传染病

1. 手足口病

手足口病是由肠道病毒［以柯萨奇 A 组 16 型（CoxA16）、肠道病毒 71 型（EV71）多见］引起的急性传染病，多发生于学龄前儿童，尤以 3 岁以下年龄组发病率最高。

手足口病是我国发病率最高的丙类传染病之一，2021年报告发病数为135万人。

病人和隐性感染者均为传染源，主要通过消化道、呼吸道和密切接触等途径传播。主要症状表现为手、足、口腔等部位的斑丘疹、疱疹。如果得了手足口病，绝大多数情况下7～10d可以自行痊愈，不会留下后遗症，皮肤上也不会留下疤痕。

预防手足口病的关键是注意家庭及周围环境卫生，讲究个人卫生。饭前便后、外出后要用肥皂或洗手液洗手；不喝生水，不吃生冷的食物；居室要经常通风；要勤晒衣被。流行期间不带孩子到人群密集、空气流通差的公共场所，要避免接触患病儿童。

流行期可每天晨起检查孩子的皮肤（主要是手心、脚心）和口腔有没有异常，注意孩子体温的变化。儿童出现发热、出疹等相关症状要及时到医疗机构就诊。

居家治疗的患儿避免与其他儿童接触，以减少交叉感染；父母要及时对患儿的衣物进行晾晒或消毒，对患儿粪便及时进行消毒处理。

2. 狂犬病

狂犬病是由狂犬病毒引起的一种急性传染病，主要在动物间传播。人类主要通过带病毒的犬、猫等动物咬伤或抓伤后感染，全球99%的狂犬病其传染源为病犬。

狂犬病毒在伤口处停留的时间大约为12h，随后侵入机体组织。一旦被狂犬咬伤，越早处理越好。预防狂犬病的措施主要有以下几种：

（1）家养犬、猫应当接种兽用狂犬病疫苗，以控制狂犬病的除传染源。

（2）教育儿童不要玩弄不熟悉的动物，即使它们表现得很友好。被犬、猫咬伤要及时向家长或老师报告，以便及时获得伤口处理和疫苗接种。

（3）避免家养宠物与野生动物和流浪动物的接触。不要随意招惹猫、狗等动物，和野生动物保持一定距离，不能把野生动物当成宠物养。

（4）人被犬、猫抓伤、咬伤后，应当立即冲洗伤口。用肥皂水或清水彻底冲洗伤口至少15min，彻底冲洗后用2%～3%碘伏（酒）或75%乙醇涂擦伤口。

（5）应尽快到医院接受规范的暴露后预防处置，注射抗狂犬病免疫球蛋白（或血清）和人用狂犬病疫苗。

3. 血吸虫病

血吸虫病是一种严重危害人群身体健康的重大传染病。2021年底全国血吸虫病流行县（市、区）451个，达到消除、传播阻断的分别为339个、100个，呈低度流行水平。

（1）在血吸虫病流行区，应当尽量避免接触疫水。不在有钉螺的湖水、河塘、水渠里进行游泳、戏水、打草、捕鱼、捞虾、洗衣、洗菜等活动。因生产、生活和防汛需要接触疫水时，要采取涂抹防护油膏，穿戴防护用品等措施。

（2）接触疫水后，应当及时进行检查或接受预防性治疗。如无法避免接触疫水后，要及时到当地医院或血吸虫病防治机构进行检查或接受预防性治疗。

（3）血吸虫病控制。在血吸虫病流行区坚持以控制传染源为主的防治策略，强化综合治理。对家畜定期开展筛查，实行圈养舍饲，推进以机代牛。推广和建设无害化厕所和船舶粪便收容器，对粪便进行无害化处理。

根据疫情和钉螺分布，实施有螺河道、水系治理，开展兴林抑螺、土地整治、农业工程灭螺、小型环境改造工程，压缩钉螺面积，严控涉河湖畜禽养殖污染。

> **知识链接　　　　　　　　　　　地　方　病**
>
> 　　地方病是由生物地球化学因素、生产生活方式等原因导致的呈地方性发生的疾病。
> 　　我国《地方病预防控制工作规范（试行）》要求对碘缺乏病、水源性高碘危害、地方性氟中毒（饮水型、燃煤污染型）和地方性砷中毒（饮水型、燃煤污染型）、大骨节病、克山病等地方病，进行监测与调查、干预与管理。
> 　　我国曾是地方病流行较为严重的国家，病情重、危害大、分布广，全国各地都不同程度地遭受疾病危害。

6.3　职业病的预防

6.3.1　职业健康保护行动

职业病是指企业、事业单位和个体经济组织等用人单位的劳动者在职业活动中，因接触粉尘、放射性物质和其他有毒、有害因素而引起的疾病。中国《职业病分类和目录》将职业病分为职业性尘肺病及其他呼吸系统疾病、职业性皮肤病、职业性眼病、职业性耳鼻喉口腔疾病、职业性化学中毒、物理因素所致职业病、职业性放射性疾病、职业性传染病、职业性肿瘤和其他职业病等10大类，132种。

职业健康保护行动是《健康中国行动（2019—2030年）》中第9项专项行动，其宗旨是依据《职业病防治法》和相关文件规定，针对不同职业人群，倡导健康工作方式，落实用人单位主体责任和政府监管责任，预防和控制职业病危害；完善职业病防治法规标准体系；鼓励用人单位开展职工健康管理；加强尘肺病等职业病救治的保障。

职业健康保护行动主要包括劳动者个人、用人单位和政府三个方面的内容。作为劳动者个人行动，主要包括七个方面：倡导职业健康工作方式；树立职业健康意识；强化职业病防治法律意识，知法、懂法；加强劳动过程防护，严格按照操作规程进行作业，自觉、正确地佩戴个人防护用品；提升急性职业病危害事故的应急处置能力；加强防暑降温措施；除了企业职工外，加强长时间伏案低头工作或长期前倾坐姿人员、教师、交通警察、医生、护士、驾驶员等特殊职业人群的健康保护等。

6.3.2　预防职业病

2021年，全国共报告各类职业病新病例15407例，其中职业性尘肺病高达11809例，职业性耳鼻喉口腔疾病为2123例。《国家职业病防治规划（2021-2025年）》提出：深化源头预防，严格监管执法，强化救治措施，推动健康企业建设，加强人才培养，推动科技创新，推进信息化建设，加强宣教培训等8项主要任务。

1. 劳动者享有职业卫生保护的权利

《中华人民共和国职业病防治法》明确规定，劳动者依法享有职业卫生保护的权利。用人单位应当为劳动者创造符合国家职业卫生标准和卫生要求的工作环境和条件，并采取措施保障劳动者获得职业卫生保护。劳动者享有下列职业卫生保护权利：

（1）获得职业卫生教育、培训。

（2）获得职业健康检查、职业病诊疗、康复等职业病防治服务。

（3）了解工作场所产生或者可能产生的职业病危害因素、危害后果和应当采取的职业病防护措施。

（4）要求用人单位提供符合防治职业病要求的职业病防护设施和个人使用的职业病防护用品，改善工作条件。

（5）对违反职业病防治法律、法规及危及生命健康的行为提出批评、检举和控告。

（6）拒绝违章指挥和强令进行没有职业病防护措施的作业。

（7）参与用人单位职业卫生工作的民主管理，对职业病防治工作提出意见和建议。

用人单位应当保障劳动者行使前款所列权利。因劳动者依法行使正当权利而降低其工资、福利等待遇或者解除、终止与其订立的劳动合同的，其行为无效。

2. 工作环境中存在的危害因素

职业病危害因素包括：职业活动中存在的各种有害的化学、物理、生物因素及在作业过程中产生的其他职业有害因素。

工作岗位可能存在有毒有害的化学物质，如粉尘、硫化氢、一氧化碳、氯气、氨气、苯、铅、汞等重金属，也可能存在有害的物理因素，如噪声、振动、高低气压、电离辐射等。劳动者过量暴露于上述有害因素，会对健康造成损害，严重时会引起职业病，如煤工尘肺、矽肺、石棉肺、铅中毒、苯中毒、镉中毒、锰中毒、汞中毒、职业性肿瘤等。工作中过量接触放射性物质则会引起放射性职业病。

3. 劳动者要避免职业伤害

劳动者必须具有自我保护的意识、自我防护知识和技能，要主动了解工作岗位和工作环境中可能存在的职业危害因素，积极采取防护措施，避免职业损害。

劳动者必须树立安全意识，严格遵守各项劳动操作规程，掌握个人防护用品的正确使用方法，例如防护帽或者防护服、防护手套、防护眼镜、防护口（面）罩、防护耳罩（塞）、呼吸防护器和皮肤防护用品等。在工作期间全程、规范使用防护用品。

要熟悉常见事故的处理方法，掌握安全急救知识。一旦发生事故，能够正确应对，正确逃生、自救和互救。

长期接触职业性有害因素，必须参加定期的职业健康检查，如果被诊断得了慢性职业病，必须及时治疗，避免继续大量接触或调换工作。

4. 高温中暑的预防

高温中暑是指由高温气象条件（地市级以上气象主管部门所属气象台站向公众发布的日最高气温35℃以上的天气）直接引起人员出现轻症中暑或重症中暑的临床症状。

轻症中暑临床表现为：头昏、头痛、面色潮红、口渴、大量出汗、全身疲乏、心悸、脉搏快速、注意力不集中、动作不协调等症状，体温升高至38.5℃以上。

65岁以上老年人、婴幼儿和儿童、慢性病和精神疾病患者、从事户外工作及户外体育运动项目的人员等是中暑的高危人群。

高温引起的不适、疾病或死亡是可以预防的。

（1）凉爽通风的环境是防止高温引发的不适、疾病、甚至死亡的最好保护措施。

（2）当气温达到32℃及以上时，应尽量留在室内并保持通风；避免正午出行，或长时间在户外停留。

（3）多喝凉水及不含乙醇的饮料，增加液体的摄入量。

（4）不要把婴幼儿和儿童单独留在车里。

（5）认真执行《防暑降温措施暂行办法》的相关规定。

实训 6.1　成年人健康基本生理指标的测定

【实训目标】

（1）理解人体体温、血压、呼吸频率和脉搏等健康基本生理指标知识。

（2）学会人体体温、脉搏和血压等生理指标的测定。

【知识准备】

（1）血压是人体重要的生命体征，健康血压有助于维持健康心跳，情绪激动、紧张、运动等因素对血压都有影响。血压单位在临床使用时采用毫米汞柱。血压测量是了解血压水平、诊断高血压、指导治疗、评估降压疗效及观察病情变化的主要手段。

测量血压有诊室血压、动态血压和家庭血压三种方法。常规诊室血压是目前高血压诊断、分级和指导治疗的最常用的标准方法。动态血压监测则通常由自动的血压测量仪器完成，测量次数较多，无测量者误差，可避免白大衣效应，并可测量夜间睡眠期间的血压。家庭血压适用于老年人、妊娠妇女、糖尿病、可疑白大衣性高血压、隐蔽性高血压、难治性高血压、预测预后、改善治疗依从性、长时期血压变异和降压疗效评估等。

成年人的正常血压为收缩压＜140mmHg，舒张压＜90mmHg。诊室血压读数＜120/80mmHg，被认为是健康血压。家庭血压读数＜115/75mmHg，则认为是健康血压。收缩压达到120～139mmHg 或舒张压达到 80～89mmHg 时，称血压正常高值。

（2）体温是反映人体健康状况重要的生理指标，体温变化通常标志着疾病的发生、发展和转归。体温是指机体深部的平均温度，不同部位进行检测，测得的结果也不同。从操作便利性及稳定性角度考虑，临床上通常用口腔温度、直肠温度和腋窝温度来代表体温。腋窝测量体温安全、方便、更卫生，是目前临床最常使用的测温部位。

成年人的正常腋下体温为 36.4～37.3℃，平均为 36.8℃。早晨略低，下午略高，24h 内波动不超过 1℃。老年人体温略低，月经期前或妊娠期妇女体温略高；运动或进食后体温略高。

体温高于正常范围称为发热，见于感染、创伤、恶性肿瘤、脑血管意外及各种体腔内出血等。体温低于正常范围称为体温过低，见于休克、严重营养不良、甲状腺功能低下及过久暴露于低温条件下等。

（3）正常成年人安静状态下，呼吸频率为 16～20 次/min，随着年龄的增长逐渐减慢。呼吸频率超过 24 次/min 称为呼吸过速，见于发热、疼痛、贫血、甲状腺功能亢进及心力衰竭等。呼吸频率低于 12 次/min 称为呼吸过缓，见于颅内高压、麻醉药过量等。

（4）成年人正常脉搏为 60～100 次/min，女性稍快；儿童平均为 90 次/min，婴幼儿可达 130 次/min；老年人较慢，为 55～60 次/min。脉搏的快慢受年龄、性别、运动和情绪等因素的影响。

【实训准备】

（1）在进行判断前，需要掌握人体健康基本生理指标评价的参考标准。

（2）体温测量设备：水银体温计。

（3）血压测量设备：

① 血压计。建议采用合格的台式水银血压计、电子血压计、动态血压计。台式水银血压计用于诊室血压测量，上臂式电子血压计用于家庭血压测量。

② 听诊器。应使用高质量的短管听诊器，常规采用膜式胸件，当听低频率柯氏音时建议采用钟式胸件。

（4）环境条件。适当空间，适宜温度，环境安静，无噪声。

【实训步骤】

任务 1　测量腋下体温

先将体温计度数甩到 35℃以下，擦干被测者腋下的汗液。

再将体温计水银端放在腋下最顶端后夹紧，协助被测者屈臂过胸夹紧，防止滑脱。10min 后取出读数。

任务 2　测量脉搏

将食指、中指和无名指指腹平放于手腕桡动脉搏动处，力度适中，以能感觉到脉搏搏动为宜。

一般可以测量 30s，脉搏异常者测量 1min。计 1min 搏动次数。

任务 3　测量呼吸

将手放至患者的诊脉部位似诊脉状，观察被测者的胸腹部，一起一伏为一次呼吸，测量 30s。

任务 4　台式水银血压计标准测压程序

（1）稳定受测者情绪，确定正确体位。受测量者在测血压前 30min 内避免剧烈活动、禁止吸烟和饮咖啡或酒，排空膀胱。安静休息 5min 以上。测压时保持安静，不讲话，不活动肢体。坐位测量需要准备适合受测者手臂高度的桌子，及有靠背的椅子。特殊情况下可以取卧位或站立位；老年人、糖尿病人及常出现体位性低血压情况者，应测立位血压。

（2）打开血压计开关，检查水银柱液面是否与刻度 0 点平齐。台式水银血压计一般每半年定期校准 1 次。

（3）受测者上肢裸露，袖带紧贴皮肤缚于上臂。将袖带紧贴缚在被测者的上臂，袖带的下缘应在肘弯上 2.5cm，气囊至少应包裹 80%上臂，松紧度为能塞进 2 个指头。绑缚好的袖带与心脏同一水平。立位血压测量血压计应放在心脏水平。

（4）触及肱动脉搏动，将听诊器体件置于肱动脉上。听诊器应当平坦紧贴放置，不能过分用力压，否则会导致动脉变形，产生杂声。听诊器的膜件不要接触衣服、袖带和橡皮管，避免摩擦声。

（5）右手以均匀节奏向袖内注气，观察水银柱上升高度，使气囊内压力达到动脉搏动音消失后，再升高 20~30mmHg，然后松开放气旋钮，使气囊匀速缓慢放气，下降速度为每搏心跳2~4mmHg。心率缓慢者，放气速率应更慢些。

（6）血压读数的确定。在放气过程中两眼平视水银柱凸面，当听到第一次肱动脉搏动声响（柯氏音第1声）时，水银柱凸面的垂直高度为收缩压；当随水银柱下降，声音突然变小，最终消失时（柯氏音第5声），水银柱所示数值为舒张压。获得舒张压读数后，快速放气至零。但儿童、孕妇、老年人及一些特殊疾病（严重贫血、甲状腺功能亢进症、主动脉关闭不全）者，舒张压的第Ⅴ时相柯氏音无法判断，因此以变声（第Ⅳ时相柯氏音）作为舒张压的数值。

（7）测量完毕，记录血压值。记录血压值时选择最近的2mmHg刻度值，不宜选择整数10mmHg偏爱数值。血压末数值应以0、2、4、6、8（mmHg）表示。

（8）应间隔1~2min重复测量，取2次读数的平均值记录。如果收缩压或舒张压的2次读数相差5mm Hg以上，应再次测量，取3次读数的平均值记录；每次测压3遍，取其平均值为本次血压值。

（9）整理血压计。血压测量完毕，将气囊排气，卷好袖带，平整地放入血压计盒中。向右侧倾斜血压计约45°，使水银柱内水银进入水银槽后关闭开关。

一般情况下，家庭自测血压的血压值低于诊所测量的血压，家庭自测血压的平均值135/85mmHg，相当于诊所测量血压的140/90mmHg。非同日多次家庭自测血压的平均值≥135/85mmHg，可考虑诊断为高血压。最好结合诊所测量血压诊断高血压。

实训6.2　超重与肥胖人群体重管理方案制定

【实训目标】
（1）清楚保持健康体重的重要性，了解超重与肥胖的分类、分期标准。
（2）能进行生活方式风险评估。
（3）能对0~1期超重或肥胖服务对象提出生活方式干预建议。

【实训准备】
（1）在进行判断前，需要掌握超重和肥胖的主要症状与体征。
（2）准备和调整相关器械，如身高体重计、皮尺等，设计相关问卷。
（3）研读《体重控制保健服务要求》（GB/T 34821—2017）、《超重或肥胖人群体重管理专家共识及团体标准》。
（4）熟悉超重与肥胖的营养健康干预措施。

【实训步骤】
任务1　询问：基本信息与病史
（1）超重或肥胖史。超重或肥胖起始时间、持续时间、减重史（减重方法、持续时间、减重次数、减重效果）。
（2）超重或肥胖相关疾病。
（3）其他相关信息。

任务2　检测评估
（1）基本体质检查，依据WS/T 424—2013测量身高、体重、腰围、臀围、体脂率等数据，测量体脂肪率、内脏脂肪指数等。

（2）依据《成人体重判定》（WS/T 428—2013）、《学龄儿童青少年超重与肥胖筛查》（WS/T 586—2018）等，计算体重指数，评估肥胖分级。

（3）超重或肥胖分期。超重或肥胖分为4期，具体如下：

0期：超重，无超重或肥胖相关疾病前期或相关疾病。

1期：超重，伴有1种或多种超重或肥胖相关疾病前期；或肥胖，无或伴有1种或多种超重或肥胖相关疾病前期。

2期：超重或肥胖，伴有1种或多种超重或肥胖相关疾病。

3期：超重或肥胖，伴有1种或多种超重或肥胖相关疾病重度并发症。

任务3　生活方式风险评估

（1）膳食营养调查。通过问卷对超重或肥胖患者膳食中的全谷类、蔬菜、水果、优质蛋白、乳制品、加工肉制品、脂肪、添加糖、食盐、乙醇的摄入进行调查，得出膳食营养质量评估。

（2）体力活动。体力活动评估从运动强度和时长两方面进行，具体如下：

① 体力活动缺乏：几乎没有任何体力活动或运动。

② 体力活动不足：每周中等强度有氧运动时间少于150min或高强度有氧运动少于75 min，或者等量的中等强度和高强度相结合的有氧运动。

③ 体力活动适宜：每周中等强度有氧运动时间150～300min或高强度有氧运动75～150 min，或者等量的中等强度和高强度相结合的有氧运动。

④ 体力活动充足：每周中等强度有氧运动时间大于300min或高强度有氧运动大于150 min，或者等量的中等强度和高强度相结合的有氧运动。

任务4　制定0～1期服务对象的体重管理方案

（1）治疗建议。

① 正常体重：保持良好的饮食和运动习惯，防止体重增加。

② 0期：建议通过减少膳食热量、增加体力活动、改变行为习惯等生活方式干预，将体重控制到正常范围。

③ 1期：建议通过减少膳食热量、增加体力活动、改变行为习惯等生活方式干预，将体重控制到正常范围；肥胖者经过3～6个月的单纯控制饮食和增加运动量处理仍不能减重5%，甚至体重仍有上升趋势者可考虑配合使用减重药物。

（2）体重管理目标。见表6-11。

表6-11　超重或肥胖患者体重管理目标

诊断			体重管理目标	
超重肥胖分期	体质指数/（kg/m^2）	伴发疾病		
0期	24.0～28.0	无	预防体重增加减轻体重	预防肥胖相关疾病
1～3期	≥ 28.0	无	减轻体重预防体重增加	预防肥胖相关疾病

续表

诊断			体重管理目标
超重肥胖分期	体质指数/（kg/m²）	伴发疾病	
1~3 期	≥24.0	代谢综合征	减重 10%	预防 2 型糖尿病
		糖尿病前期	减重 10%	预防 2 型糖尿病
		2 型糖尿病	减重 5%~15%或更多	降低糖化血红蛋白值，减少降糖药的用药量，减轻糖尿病症状
		血脂异常	减重 5%~15%或更多	三酰甘油降低，HDL-C 升高，LDL-C 降低
		高血压	减重 5%~15%或更多	降低收缩压和舒张压，减少降压药用量

（3）膳食指导建议。

① 饮食调整的原则是在控制总能量基础上的平衡膳食。一般情况下，建议能量摄入每天减少 300~500kcal，严格控制食用油和脂肪的摄入，适量控制精白米、面和肉类，保证蔬菜、水果和牛奶的摄入充足。

② 主要方法。

a. 低脂-低热量饮食法：食物热量计算和合理的搭配，即低摄入，增加热量消耗。

b. 膳食纤维饮食法：通过增加膳食纤维增加饱腹感从而减少食物摄入。

③ 编制特定人士减重的一日营养食谱。

（4）运动指导建议。

① 有氧运动：建议超重或肥胖者每天累积达到 60~90min 中等强度有氧运动，每周 5~7d。

② 抗阻运动：抗阻肌肉力量锻炼隔天进行，每次 10~20min。

③ 个性化建议：根据自身健康状况及个人偏好，合理选择运动方式并循序渐进。

（5）行为习惯改变建议。

① 每天记录体重、饮食和运动情况，定期测量腰臀围。

② 避免久坐、三餐规律、控制进食速度、不熬夜、足量饮水、避免暴饮暴食、减少在外就餐、减少高糖/高脂肪/高盐食物。

③ 积极寻求家庭成员及社交圈的鼓励和支持。

④ 必要时接受专业减重教育和指导。

实训 6.3　糖尿病患者膳食营养指导

【实训目标】

（1）能评估糖尿病患者的营养健康风险。

（2）能指导糖尿病患者的食物选择。

（3）能编制适合 2 型糖尿病患者一级预防的营养食谱。

（4）能提出 2 型糖尿病患者生活方式干预建议。

【实训准备】

（1）研读《成人糖尿病患者膳食指导》（WS/T 429—2013）、《妊娠期糖尿病患者膳食指导》（WS/T 601—2018）、《中国 2 型糖尿病防治指南（2017 年版）》。

（2）收集 2 型糖尿病患者膳食营养处方。

（3）设计基本病情、饮食和行为调查表。

（4）明确不同类型、级别人群糖尿病患者的膳食原则。

【实训步骤】

任务 1　营养评估

（1）收集患者病情、饮食和行为、运动等信息资料。

（2）进行糖尿病患者营养健康风险评估。

（3）了解营养相关的糖尿病危险因素。

（4）填写"糖尿病患者营养健康评估表"。

任务 2　确定一级预防工作目标

糖尿病前期患者应通过饮食控制和运动以降低糖尿病的发生风险，并定期随访及给予社会心理支持，以确保患者的生活方式改变能够长期坚持下来；定期检查血糖；同时密切关注其他心血管危险因素（如吸烟、高血压、血脂异常等），并给予适当的干预措施。

具体目标为：

（1）使超重或肥胖者 BMI 达到或接近 24，或体重至少下降 7%。

（2）每天饮食总热量至少减少 400～500kcal。

（3）饱和脂肪酸摄入占总脂肪酸摄入的 30% 以下。

（4）中等强度体力活动至少保持在 150 min/周。

任务 3　膳食指导处方的制定

糖尿病膳食指导处方的制定是以计算能量和宏量营养素为基础，配合食物交换份法安排一日餐次，应用膳食原则选择食物。

（1）计算每天营养需要量。按照代谢状态，以能量和营养素需要量为基础，计算每天所需蛋白质、脂肪、碳水化合物、膳食纤维量并提供丰富的维生素及矿物质。

（2）计算每天食品交换份份数。按照计算总能量除以 90 得出所需总交换份数。参考食物交换份表分配食物（标准 WS/T 429—2013 附录 C、WS/T 601—2018 附录 C），把各类食物份数合理地分配于各餐次。

（3）根据膳食原则及交换份选择食物（表 6-12）。

表 6-12　常见糖尿病膳食推荐交换份分配表及营养素含量

能量		交换份数	食物种类和重量/g							三大营养素/g		
MJ	kcal		谷类	畜禽类、水产品	蛋类	豆制品	蔬菜	水果	奶	植物油	蛋白质	脂肪	碳水化合物
4.60	1100	12	125	50	50	25	500	200	250	10	51.3	28.8	152
5.02	1200	13	140	50	50	25	500	200	250	15	52.5	33.8	164
5.44	1300	14.5	150	75	50	25	500	200	250	15	57.3	39	172
5.86	1400	15.5	175	75	50	25	500	200	250	20	59.2	47	192

续表

能量		交换份数	食物种类和重量/g								三大营养素/g		
MJ	kcal		谷类	畜禽类、水产品	蛋类	豆制品	蔬菜	水果	奶	植物油	蛋白质	脂肪	碳水化合物
6.28	1 500	16.5	200	75	50	25	500	200	250	20	61.2	47.2	212
6.69	1 600	17.5	200	90	50	25	500	200	250	25	63.9	54	212
7.11	1 700	19	225	90	50	25	500	200	250	25	65.9	54.2	232
7.53	1 800	20	250	100	50	25	500	200	250	25	69.7	55.4	252
7.95	1 900	21	275	100	50	25	500	200	250	25	71.7	55.6	272
8.37	2 000	22	300	100	50	25	500	200	250	30	73.7	60.8	292

注：全天食盐使用量控制在 5g 以内。

任务 4　制订个体糖尿病患者教育和管理计划

（1）教育管理的流程。①评估：资料收集，包括病情、知识、行为、心理；②发现问题：找出患者在知识和行为上主要存在的问题；③制定目标：确定经教育后患者在知识和行为上所能达到的目标；④列出计划：根据患者情况，体现个体化和可行性；⑤实施：采用具体教育方法和技巧对患者进行教育；⑥效果评价：反馈频度、内容，制定下一步教育方案。

（2）糖尿病教育的基本内容。①糖尿病的自然进程；②糖尿病的临床表现；③糖尿病的危害及如何防治急慢性并发症；④个体化的治疗目标；⑤个体化的生活方式干预措施和饮食计划；⑥规律运动和运动处方；⑦饮食、运动、口服药、胰岛素治疗及规范的胰岛素注射技术；⑧SMBG 和尿糖监测（当血糖监测无法实施时），血糖测定结果的意义和应采取的干预措施；⑨SMBG、尿糖监测和胰岛素注射等具体操作技巧；⑩口腔护理、足部护理、皮肤护理的具体技巧；⑪特殊情况应对措施（如疾病、低血糖、应激和手术）；⑫糖尿病妇女受孕必须做到有计划，并全程监护；⑬糖尿病患者的社会心理适应；⑭糖尿病自我管理的重要性。

思考题

1. 慢性病高风险人群特征有哪些？
2. 简述成人肥胖症的干预原则。
3. 简述成人糖尿病患者膳食指导。
4. 简述预防心血管病的主要健康行为。
5. 癌症早期危险信号有哪些？预防癌症有哪些健康行为？
6. 以乙型肝炎为例，说明传染病的防控原则。
7. 如何预防艾滋病？
8. 预防职业性伤害的主要措施有哪些？

主要参考文献

诸骏仁等，2016. 中国成人血脂异常防治指南（2016年修订版）[J]. 中国循环杂志，31（10）.
顾东风等，2020. 中国健康生活方式预防心血管代谢疾病指南[J]. 中国循环杂志，35（03）.
葛可佑，2020. 公共营养师（基础知识）[M]. 北京：中国劳动社会保障出版社.
国家卫生健康委疾病预防控制局，2021. 中国居民营养与慢性病状况报告（2020年）[M]. 北京：人民卫生出版社.
国家心血管病中心等，2021. 国家基层高血压防治管理指南2020版[J]. 中国医学前沿杂志(电子版)，13(04).
杨月欣，2020. 公共营养师（三级）[M]. 2版. 北京：中国劳动社会保障出版社.
杨月欣，2020. 公共营养师（四级）[M]. 2版. 北京：中国劳动社会保障出版社.
《中国高血压防治指南》修订委员会，2019. 中国高血压防治指南2018年修订版[J]. 心血管防治杂志，19（1）.
《中国人群身体活动指南》编写委员会，2021. 中国人群身体活动指南（2021）[M]. 北京：人民卫生出版社.
中国营养学会，2014. 中国居民膳食营养素参考摄入量（2013版）[M]. 北京：科学出版社.
中国营养学会，2019. 中国肥胖预防和控制蓝皮书[M]. 北京：北京大学医学出版社.
中国营养学会，2022. 中国居民膳食指南（2022）[M]. 北京：人民卫生出版社.
中华人民共和国国家卫生和计划生育委员会，2015. 中国临床戒烟指南（2015年版）[M]. 北京：人民卫生出版社.
中华人民共和国卫生和计划生育委员会，2017. 中国公民健康素养：基本知识与技能释义（2015年版）[M]. 北京：人民卫生出版社.
临床营养中心，2018. 超重或肥胖人群体重管理专家共识及团体标准[J]. 中华健康管理学杂志，12（3）.
中华医学会健康管理学分会等，2021. 超重或肥胖人群体重管理流程的专家共识（2021年）[J]. 中华健康管理学杂志，15（04）.
中华医学会糖尿病学分会等，2022. 国家基层糖尿病防治管理指南（2022）[J]. 中华内科杂志杂志，61（03）.
中华医学会心血管病学分会等，2020. 中国心血管病一级预防指南[J]. 中华心血管病杂志，48（12）.